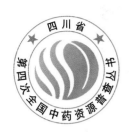

四川省中医药民间知识

sichuan sheng zhongyiyao
minjian zhishi

主编 方清茂

四川科学技术出版社

图书在版编目（CIP）数据

四川省中医药民间知识 / 方清茂主编. -- 成都：四川科学技术
出版社, 2022.12

ISBN 978-7-5727-0783-4

Ⅰ.①四… Ⅱ.①方… Ⅲ.①中国医药学—基本知识 Ⅳ.①R2

中国国家版本馆CIP数据核字(2023)第002865号

四川省第四次全国中药资源普查丛书

四川省中医药民间知识
SICHUAN SHENG ZHONGYIYAO MINJIAN ZHISHI

主　　编　方清茂

出 品 人　程佳月
责任编辑　戴　玲
封面设计　韩建勇
责任出版　欧晓春
出版发行　**四川科学技术出版社**
　　　　　成都市锦江区三色路238号　邮政编码 610023
　　　　　官方微博 http://weibo.com/sckjcbs
　　　　　官方微信公众号 sckjcbs
　　　　　传真 028-86361756
成品尺寸　210 mm×285 mm
印　　张　15.5　字数310千　插页2
印　　刷　成都蜀通印务有限责任公司
版　　次　2022年12月第1版
印　　次　2022年12月第1次印刷
定　　价　98.00元

ISBN 978-7-5727-0783-4

邮　　购：成都市锦江区三色路238号新华之星A座25层　邮政编码：610023
电　　话：028-86361770

李青苗　四川省中医药科学院　博士、研究员

李　军　四川省中医药科学院　副研究员

吴　萍　四川省中医药科学院　助理研究员

吴秀清　资阳市食品药品检验检测中心　主任药师

杨正春　四川省中医药管理局

杨殿兴　四川省中医药学会　教授、博士生导师

杨　军　四川省中医药发展服务中心

易进海　四川省中医药科学院　研究员

周　毅　四川省中医药科学院　研究员

周先建　四川省中医药科学院　副研究员

罗　冰　四川省中医药科学院　助理研究员

罗　敏　内江市食品药品检验检测中心　主任药师

罗　霄　成都市食品药品检验研究院　副主任药师

赵军宁　四川省中医药科学院　研究员、博士生导师

姜卫东　四川省药品检验研究院　主任药师

祝世杰　四川省食品药品学校　教授

祝之友　洪雅县中医院　主任医师

祝正银　四川省食品药品学校　教授

胡　平　四川省中医药科学院　副研究员

徐　涛　四川省中医药管理局科技产业处

袁　军　四川省药品检验研究院　主任药师

顾　健　西南民族大学　教授、博士生导师

彭　成　成都中医药大学　教授、博士生导师

舒光明　四川省中医药科学院　研究员

蒋舜媛　四川省中医药科学院　博士、研究员

温川飚　成都中医药大学　教授、硕士生导师

税丕先　西南医科大学　教授、硕士生导师

董洋利　德阳市食品药品安全检验检测中心　副主任药师

裴　瑾　成都中医药大学　教授、博士生导师

谭　睿　西南交通大学　教授、博士生导师

黎跃成　四川省药品检验研究院　主任药师

序 一

中药资源是中医药事业传承和发展的物质基础，是关系国计民生的战略性资源。中华人民共和国成立以来，我国相继组织实施过三次全国性中药资源普查。为履行国家中医药管理局关于组织开展全国中药资源普查，促进中药资源保护、开发和合理利用的职能，国家中医药管理局以项目支撑工作方式组织开展了第四次全国中药资源普查工作。

四川省素有"中医之乡，中药之库"的美誉，四川省委、省人民政府高度重视中医药事业发展，把中医药列为推动全省经济发展重点产业之一。2011年11月11日，四川省在全国率先启动实施了第四次全国中药资源普查（试点）工作。整合全省政、产、学、研等方面的资源，开展各县域中药资源调查、与中药资源相关传统知识调查，中药资源动态监测信息和技术服务体系、中药材种子种苗繁育基地和种质资源库建设，服务四川省中药资源可持续利用、中医药事业和社会经济发展。

由《四川省中药资源志要》《四川省道地药材生产区划》《四川省药用植物原色图谱》《广义中药学导论——中药材大品种与大健康产业发展思路与路径》《四川中药材信息服务与购销指南》《四川省中医药民间知识》等组成的丛书，以第四次全国（四川省）中药资源普查取得的第一手资料为主，参考吸收了全省历次普查成果和相关研究资料，通过系统的研究整理，全面反映了四川省本次普查的最新成果。既有普查工作的实践，又有基础资料的汇集，既有鲜明的专业特点，也有明显的科普特色，极大地丰富了四川省中医药学文献宝库。这套丛书的出版发行，必将对四川及全国的中药资源保护与利用、科研、教学、生产等工作发挥重要的指导作用。

丛书即将付梓，乐为之序！

博士

中国工程院院士
中国中医科学院院长
第四次全国中药资源普查试点工作专家指导组组长
2020年4月

序 二

四川位于中国大陆地势三大阶梯中的第一级和第二级，即处于第一级青藏高原和第二级长江中下游平原的过渡带，横跨青藏高原、云贵高原、秦巴山地与横断山脉四大地貌区。四川得天独厚的地理气候孕育了丰富的中药资源，形成了优质的道地药材，为中医临床用药和中药工业化生产提供了丰富的优质药源。四川中药工业占全省医药工业半壁河山，不仅是四川省的传统特色产业，更是优势产业。根据国家中医药管理局总体部署，在第四次全国中药资源普查试点工作专家组组长黄璐琦院士指导下，四川省于2011年在全国率先启动第四次中药资源普查试点工作。这是进入新世纪后的第一次全国性中药资源"家底勘察"，对于做好中药资源管理、确保中药质量、维护人民健康和发展中医药事业具有十分重要的意义。

四川省第四次中药资源普查已经历时七年，全部工作预计在2020年结束。四川省中医药管理局专门成立了"四川省普查办公室和专家委员会"，由四川省中医药科学院赵军宁研究员作为技术负责人，组织全省力量，全面开展全省183个县市区中药资源普查工作。通过普查工作进一步准确、全面摸清了四川省中药资源的家底。迄今为止，四川省有据可查的中药资源分布数量达7 290种，品质优良、历史悠久的道地药材86种，堪称中国省区市之最。同时，还依托四川省中医药科学院建设中药材种子种苗繁育基地、省级中药资源动态监测中心，依托成都中医药大学建设国家中药种质资源库，为四川作为我国著名"中医之乡，中药之库"的中药产业发展提供了更为强劲的发展动力。

根据最新资源普查成果编辑的《四川省中药资源志要》《四川省道地药材生产区划》《四川药用植物原色图谱》《四川中药材信息服务与购销指南》《四川省中医药民间知识》《广义中药学导论——中药材大品种与大健康产业发展思路与路径》等，不仅可为中医药事业发展提供坚实的科学支撑，也必将对全省乃至全国的中药资源的可持续发展发挥积极的推进作用。

中药资源普查需要跋山涉水，身临其境，是异常艰辛的工作。我在1960年曾参加全国首次中药资源普查，赴四川省甘孜藏族自治州普查，是有亲身体会的。这次四川省在全国统一部署下开展的第四次中药资源普查，在人员的选拔、现代技术方法的运用、资源实况的精细调查分析等方面，都已经达到新时代的先进水平，取得的成果是令人鼓舞的，这正应验了朱熹《观书有感》中的那句名言："问渠那得清如许？为有源头活水来。"中药资源普查，正是"源头活水"，任重道远。在本丛书即将付梓之际，作为四川省第四次中药资源普查顾问、中药资源战线的老同志，我非常高兴为之作序。

万德光

成都中医药大学教授、博士生导师

首届国家级教学名师

全国名老中医药专家

2018年12月

盘古王开天地，始有四川盆地，"蚕丛及鱼凫，开国何茫然！"四川不仅拥有独特的三星堆文明与金沙文明，还有道家文化、治水文化、龙文化、茶文化，中医药文化源远流长。古有黄帝问道峨眉山、青城山，岐伯治病救人于西陵国，彭祖于彭山传播养生术，老子显圣青羊宫，药王孙思邈在峨眉山、青城山采药，唐慎微志向远大编著《证类本草》。中华人民共和国成立后又有蒲辅周等名医进京治病救人，弘扬四川中医文化。

不仅是医家，道家、佛家、儒家也为中医药的传播做出了巨大的贡献。道家中的人物有老子、张道陵、张三丰、严君平、陈抟。在峨眉山、乐山大佛、荣县大佛、宝光寺等地留下了大量佛家治病救人的故事。苏东坡、郭沫若等都有自己的养生心得。

四川省有"中医之乡，中药之库"美誉。自 2011 年四川省第四次全国中药资源普查启动以来，全省目前发现有中草药资源 7 290 种；人工种植中药材面积达 800 万亩^①，其中三木中药材（杜仲、厚朴、黄柏）300 多万亩。植物药产（藏）量在 100 万吨以上，动物药 1 万余吨，矿物药 100 亿吨，居全国第一位。川产道地药材 86 种，包括川芎、川贝母、川附子、川麦冬等，产地明确，品质纯正，疗效好，产量大，在国内外久负盛名。中医药界自古有"无川（药）不成方"的说法。黄连、丹参等 9 个品种种植面积 10 万亩以上；53 个单品种上万亩，其中川芎等 7 个大宗药材人工种植面积全国第一。道地药材川芎、麦冬、泽泻占全国市场份额的 70%~80%。四川省同时重点打造了彭州等 32 个中药材重点县。

中药产业已成为四川省工业化建设的七大重点优势产业之一。国家七部委和四川省共同定期举办的中医药现代化国际科技大会和全国中医药博览会已经成为中医药著名国际品牌。四川省启动实施了中药名企战略，培育发展一批技术先进、核心竞争力强、能带动行业快速发展的大企业、大集团，提高产业集中度和整体竞争力，拉动中药产业全面提升。通过实施名企战略，2020 年，四川省中医药产业实现产值约 500 亿元，培育了好医生康复新液 10 亿元以上的重磅单品 1 个，培育百裕制药"银杏内酯注射液"等 5 亿元以上中成药大品种 3 个，1 亿元以上中成药大品种 21 个，5 000 万元以上中成药大品种 36 个。

本次普查发现中医药民间知识 1 000 多条。中药材不仅仅作为药材使用，同时也用于食品、茶、花卉、祭祀、祈福等方面，成为人们文化生活中重要的组成部分。苦丁茶、俄色茶、白茶、甜茶饮用历史悠久；牡丹、荷花、芍药、桃花老百姓年年观赏；柏树通灵，用于祭祀、祈福；银杏长寿，天师洞千年屹立；沙棘、刺梨被开发为新型饮料，猕猴桃、蒲公英抗癌预防肿瘤。

黄帝有熊氏与岐伯一起创建了中医药理论，几千年沿用至今；老子提出了"道生一、一生二、二生三，三生万物"的宇宙生成理论，老子认为道是宇宙的本源核心，是天、地、人、万

---

①1 亩 =1/15 公顷。

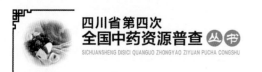

物生生不息的动力源泉，道是一种看不见、摸不着的高能量物质；德就是"一"，是道的能量化、人格化、伦理化，道依靠德去表现，因此，老子要求人们"尊道贵德"。彭祖修身长寿，提倡"保养精气"；张道陵认为生病的原因在于人心不古，治病关键在于"悔过迁善"；药王孙思邈要求医生做到"大医精诚"。

黄帝说"天执一，明三，定二"。几千年来，四川以廿四节气为指导，形成了独特的节日文化，为中医药在"百姓日用而不知"的传承中发挥了巨大的作用。冬至节、腊八节、春节、清明节、端午节、中秋节、重阳节等每个节日都有独特的中医药文化或传统文化内涵。冬至吃羊肉，腊八节喝腊八粥、泡腊八蒜，正月十五玩龙灯，清明节祭祖，端午节划龙舟吃粽子，重阳节登高等传统文化保留至今。

四川的名山大川都与中医药有紧密的联系，峨眉山、青城山、鹤鸣山、老君山、葛仙山、乐山大佛、剑门关，处处都有中医药的美丽传说。峨眉山蒲公采药、青城山孙思邈发现川芎、金头陀、丹景山种牡丹等故事脍炙人口。

四川医家在与疾病的斗争中形成了丰富的药材种植与加工方法、用药经验，对癌症、高血压、高血脂、高血糖、肥胖等都形成了独特的治疗方法与心得，如针灸、按摩、刮痧、拔罐等，更产生了"火神派"等独家疗法。在养生方面，有彭祖导引气功、峨眉十二庄功、静明动功等。

此外，由于古代交通不便，产生了中医药市场，从梓州（今三台县）王昌遇成仙而产生了第一个药市，到后来的成都药市，形成了今天的成都荷花池市场。在四川各地还有松潘、打箭炉、宜宾等地方药市。目前还有米易县、德昌县、会理县、美姑县等保留了端午药市。农历四月二十八，在都江堰大观镇、什邡思古镇、通江县等都有药王会，纪念药王孙思邈。

4 000 多年前《黄帝内经》认为，人体是一个阴阳共存的整体，有形身体的健康依赖于无形的精气神充足与活跃，天德、地炁是人体精气神的能量来源，脾胃是后天身体健康的保障。道生德而为炁，炁的德性又分为仁义礼智信五大类，五炁的五德之性才是生命的根本，仁德炁、义德炁、礼德炁、智德炁、信德炁是构成生命的真谛。"三生万物"，静坐可以养神，韵（运）动可以畅通经络，五味可以养身，三者齐备，健康可保。

三星堆生命树常青，金沙太阳神鸟文明，鹤鸣山仙鹤长鸣，支矶石幾学留名！岐黄源于道兮，必依德而显；"樂"（乐）为"藥"（药）宗兮，经典诵读可以养生。

2021 年 8 月，中共中央办公厅、国务院办公厅印发了《关于进一步加强非物质文化遗产保护工作的意见》。中医药传统知识是非物质文化遗产的重要组成部分。在科技与物质文明高度发展的今天，更需要我们"传承精华，守正创新"，从几千年古蜀文明中吸取宝贵的疾病预防与治疗方法、养生与修身的术技，提升自身的品德与品质，实现《黄帝内经》中所说的"所以能年皆度百岁而动作不衰者，以其德全不危也"，最后成为"寿敝天地，无有终时"的真人。

方清茂

2021 年夏至

编写说明

本书是一本关于四川省各地中医药民间知识的汇编，民间知识反映的是几千年来四川人与自然和谐相处的原始风貌，有别于现代的科学知识。

要学习与实践中医药就必须具有深厚的文化底蕴。本书以四川省的蜀国文明与文化为载体，以中医药为主体，以顺四时之度、养生保健、疾病预防为辅，揭示了中医药与巴蜀文明之间的密切联系，而巴蜀文化中大量保存了中医药健康保健养生的内容，同时不少文化名人，如苏东坡、文同、郭沫若都是中医药的继承者与发扬者。

民间传统节日与廿四节气就是养生方法中顺四时之度的重要体现，而导引、武术、静坐等方法则是强身健体，增强自身体质而"治未病"的保健方法。

岐黄源于道。四川青城山、鹤鸣山等地是道教发源地，东汉时期张道陵在四川将道教发扬光大，成立了"二十四治"。道家的五术包括医、星、相、卜、山，因此，道家中有大量精通医学的人物，如彭祖、黄帝、张道陵、沈义、邢先生、皇甫坦、王含阳、李真果等，留下了大量治病救人的故事。

1973年长沙马王堆3号汉墓出土的帛书版《老子》甲本、乙本均为《德篇》在前，《道篇》在后，与《韩非子解老》、严君平《老子指归》中的篇章顺序一致。说明《老子》原本为《德道经》，通行本是被后人颠倒了篇序。本书引用的《德道经》经文均出自老子《德道经》（熊春锦校注，中央编译出版社，2006年版）。

本书为了恢复文化的原貌，部分文字使用了古代的繁体字，如"悊学"（哲学）、"五臟"（五脏）、"樂"（乐）、"藥"（药）、"道法自然（燃）"，"幾学"（几学）、"炁"（气）、蹻（跷）等。

"臟"与"脏"通假。古代最早用"藏"字，"五脏"书写为"五藏"，后来在"藏"字上面加上"艹头"成为"藏"字，再后来，又在左边加上了"月"，成为"臟"，近代简化为"脏"，说明了人体内五脏的退化过程。现代人以肉食为主，"五臟"就变成了"五脏"。本书统一使用"五臟"，而不用"五脏"。

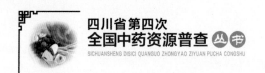

古人认为人是由身体与精神组成的，生命称为性命，性为人的精神系统，而命为人的身体。一性一命乃是人不可缺少的两个组成部分。

古代重视行医者的道德修养与医术，不太重视人体解剖学等技术，民间把治病的方法称为术技，例如医术、武术、杂技。

本书收录的药方与治疗方法仅供参考，旨在提供一些应对疾病的思路，患者应该到医院就医，以医生的处方与治疗方法为准。

四川省还有藏族、彝族、羌族、苗族等民族，他们也具有丰富的民间医药知识，本书也做了简介。

由于编者水平有限，文中若有笔误与有争议之处，欢迎广大读者批评指正！

目 录

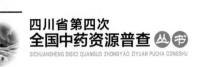

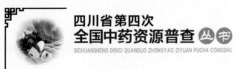

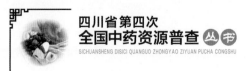

四川省中医药民间知识

第一章 悠久的古蜀文明

第一节　盘古文明

　　"盘古开天地"是我国家喻户晓的神话故事。《三五历纪》："天地浑沌如鸡子，盘古生其中。万八千岁，天地开辟，阳清为天，阴浊为地。盘古在其中，一日九变，神于天，圣于地。天日高一丈，地日厚一丈，盘古日长一丈，如此万八千岁。天数极高，地数极深，盘古极长。后乃有三皇。数起于一，立于三，成于五，盛于七，处于九，故天去地九万里"。《五运历年纪》："元气蒙鸿，萌芽兹始，遂分天地，肇立乾坤，启阴感阳，分布元气，乃孕中和，是为人也。首生盘古，垂死化身；气成风云，声为雷霆，左眼为日，右眼为月，四肢五体为四极五岳，血液为江河，筋脉为地里，肌肉为田土，发髭为星辰，皮毛为草木，齿骨为金石，精髓为珠玉，汗流为雨泽，身之诸虫，因风所感，化为黎氓。"

　　盘古死后，他的身体变成了自然的一部分，其中就包含了中华民族的"天人合一"思想。他口里呼出的气，变成了风和云；他呻吟之声，变成了隆隆作响的雷霆；他的左眼变成了太阳，右眼变成了月亮；手足和身躯，变成了大地和高山；血液变成江河；筋脉变成了道路；头发和胡须，也变成了天上的星星；皮肤和汗毛，变成了草地林木；肌肉变成了土地；牙齿和骨骼，变成了闪光的金属和坚硬的石头、珍宝；身上的汗水，变成了雨露和甘霖。

　　《历神仙通鉴》卷一："元者，本也。始者，初也，先天之气也。此气化为开辟世界之人，即为盘古；化为主持天界之祖，即为元始。"《明成化说唱词话·花关索出身传》："自从盘古开天地，三皇五帝夏商周。"

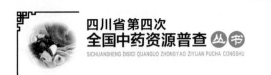
《盘古王表》①是刻于四川盐亭天垣盘垭村的龟碑。相传大约公元前2045前，大禹在盘古王的诞生地天垣盘垭村，于盘母石旁立下一方王表龟碑，记述了从盘古王到大禹四千多年间历代中华帝王的情况，就是后人所称的《盘古王表》（见图1-3）。

清朝末年，盐亭县天垣举溪河畔出了一位穷读书人，叫何拔儒，对大禹立盘古王表的传说深信不疑，并多方寻求解答的钥匙。机会终于来了，清光绪二十八年（1902年），他被清廷颁布的新政选派到日本留学。于是他悄悄地携带着早已临摹在手的天垣龟碑上的《盘古王表》文字出国，在异国他乡向众多国际友人讨论和寻求破译盘古王表的智慧。1906年，何拔儒从国外学成归乡，继续实地对四川5 000多年前的山寨城邦文明和海洋文明遗址进行考察，终于破译了在天垣盘垭村发现的《盘古王表》，并且补上了夏代大禹后的历朝君王。

《盘古王表》的内容如下：

约公元前8000—6390年，五方都有分布的族群。

约公元前6390—6210年，法天法地时期，有点像今天所说的"原始社会"：①盘古；②天皇；③地皇；④人皇；⑤五龙纪；⑥摄提纪；⑦合雒纪；⑧连通纪；⑨叙命纪。

约公元前6210—5770年，叩响自身时期，相当于母系氏族时代：①巨灵氏；②句疆氏；③谯明氏；④涿光氏；⑤钩陈氏；⑥黄神氏；⑦巨神氏；⑧犁灵氏；⑨大隗氏；⑩鬼隗氏；⑪掩兹氏；⑫泰逢氏；⑬冉相氏；⑭盖盈氏；⑮大敦氏；⑯云阳氏；⑰巫常氏；⑱泰壹氏；⑲空桑氏；⑳神民氏；㉑倚帝氏；㉒次民氏。

约公元前5770—5070年，重铸烟火时期：①辰放氏（4代）；②蜀山氏（6代）；③虺傀氏（6代）；④幾遽氏；⑤希韦氏（4代）；⑥有巢氏（8代）；⑦燧人氏（4代）；⑧庸成氏（8代）。

约公元前5070—4170年，立足山海时期，相当于三皇时代：①浑沌氏（7代）；②葛天氏（4代）；③女娲氏；④伏羲氏；⑤赫胥氏；⑥东户氏（17代）；⑦皇覃氏（7代）；⑧启统氏（3代）；⑨吉夷氏（4代）。

约公元前4170—3150年，城邦之美时期，相当于父系氏族时代：①仓帝史皇氏；②柏皇氏（20代）；③中皇氏（4代）；④大庭氏（5代）；⑤栗陆氏（5代）；⑥昆仑氏；⑦西陵氏（5代，文昌、夸父、岐伯、金二伯、嫘祖）。

约公元前3150—2230年，跃起中原时期，相当于五帝时代：①轩辕氏（3代）；②祝涌氏（2代）；③昊英氏（9代）；④古皇有巢氏（7代）；⑤朱襄氏（3代）；⑥阴康氏（3代）；⑦无怀氏（6代）；⑧神农氏（8代）。

约公元前2230—2070年，大同王土时期：①黄帝有熊氏；②颛顼；③帝喾；④尧；⑤舜。

约公元前2070—1600年，夏朝时代：①禹；②启；③太康；④仲康；⑤相；⑥少康；⑦予；⑧槐；⑨芒；⑩泄；⑪不降；⑫扃；⑬廑；⑭孔甲；⑮皋；⑯发；⑰癸。

《盘古王表》将中华民族有文字记载的历史提前了至少3 000年，即公元前6210年。也就是说，盘古王是确有其人，中华民族迄今有着8 000多年的文明历史。

《盘古王表》中的不少氏族在古代的文献与经典中都有记载。1973年长沙马王堆出土的《黄帝四经》中就有大庭氏的记载："黄帝问力黑曰：大董（庭）氏之有天下也，不辨阴阳，不数日月，不志四时。"晋朝的陶渊明在《五柳先生传》中曾写道："无怀氏之民欤？葛天氏之民欤？"证明历史上

---

①《盘古王表》石碑虽然不存在了，但是碑上的文字的拓片仍然存在，拓片上面的文字证明，历史上确有遽氏，被封为幾遽氏。

存在葛天氏与无怀氏。岐伯、金二伯、嫘祖更是四川省盐亭县民间传说中的人物。

四川省盐亭县，古称为西陵国，传说是嫘祖与岐伯故里。四川盐亭金鸡、高灯等地自古以来就流传着许许多多有关嫘祖家世、青少年生活等传说，比如盐亭民间称嫘祖父母为夸父和精卫，都是部落英雄，为国捐了躯，嫘祖自小由舅父岐伯寄养在姨夫姨母家。

又如金二伯射黄帝，在今黄甸有形似金字塔大小的两座山，分别为"大衣落"和"小衣落"。传说古时天象台观天司的金二伯，得知积极推行栽桑养蚕声名远扬的部落首领嫘祖要与中原大部落首领黄帝完婚，并要与其合并。在一些人的怂恿下，曾担任过部落首领的金二伯密谋行刺在西陵的轩辕黄帝。当得知黄帝与嫘祖要往黄甸祭祖，认为这是个好机会，于是就对他犹豫不决的嫂子说："明天早上，鸡扇翅膀的时候就喊我！"他的嫂子心里明白他是要去刺杀黄帝，于是就提前起来，把簸箕拍得噗噗直响，引得家里的鸡直叫唤。金二伯听到鸡叫，急忙拿起弓朝黄甸方向赶去。宗庙里的官员，被金二伯等人误认为是黄帝而被一箭射中。事情败露后，金二伯逃回衣落山，气得把大小衣落山山头的圭影杆全部砍倒，拿着圭影杆和测量标志的衣裤隐藏到别处去了。金二伯逃走之后，事情渐渐平息下来。很多年以后，故乡的人仍不见金二伯回来，为了隐藏事件真相，于是就编造了各种各样离奇的传言。

这个故事，虽然为地方传说，但是在《盘古王表》中西陵氏（盘古原籍）共5代，分别为文昌、夸父、岐伯、金二伯、嫘祖，岐伯、金二伯、嫘祖都是不同时期族长。说明传说也有一定的历史背景，岐伯也可能是四川人。

003

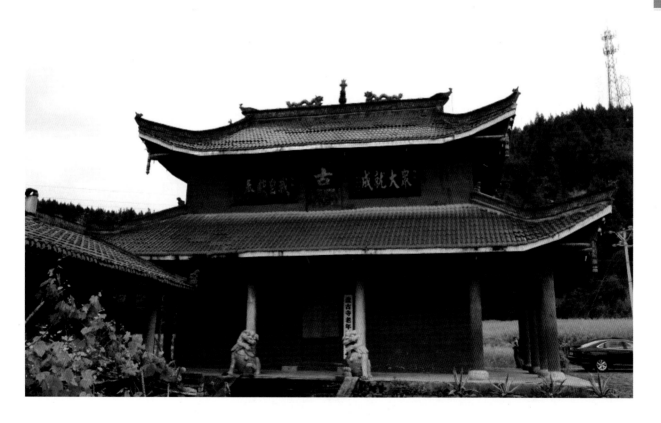

图1-1　四川盐亭县天垣盘垭村盘古庙（方清茂/摄）

四川省中医药民间知识

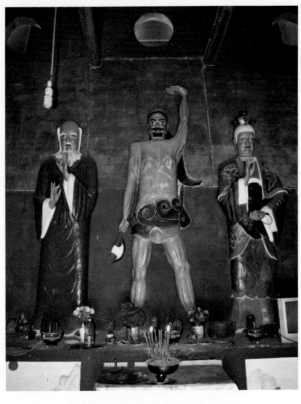

图1-2　四川盐亭县天垣盘垭村盘古庙盘古王塑像（中间）（方清茂/摄）

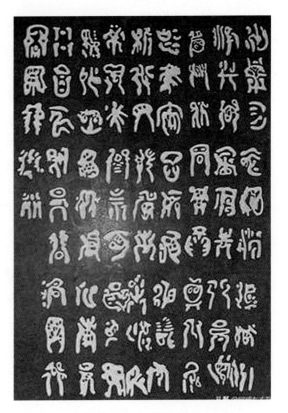

图1-3　《盘古王表》碑文（局部）

　　重铸烟火时期的幾（几）遽氏为中华民族的发展做出了重大的贡献，建立了"幾学方法论"。

　　西方有自然科学，东方则有更古老更好的幾学，称为"幾学方法论"。幾字的篆文（见图1-4）就是人身上肩负着两个"玄"文，幾的变体篆文也是卫戍、戍守玄之有玄的物相粒子与质象粒子的双玄能量韵动波。天人合一的幾学，诞生于公元前5 770年至公元前4 070年人类初开烟火饮食期的幾遽氏。遽氏开创了中国古老的幾学，同时研究质象无相玄与物相有相玄两大领域中的性慧哲学思想与运用，因此被命名为幾遽氏，至今繁衍兴旺。《盘古王表》中幾遽氏证明了历史上确有遽氏，他们是幾学的发明人。中华古老的幾学至少有5 000年以上的历史，包括易经、中医中药学、古代道家的丹道学、墨家的機（机）巧学以及中华古老的教育学、治理学、天文学、地理学、建筑风水学等很多古老而广泛的领域，幾学在易经、黄帝内外经、老子以及墨子等先秦诸子中有广泛的记载和实践，其中墨家机巧学是中华古代科学发明的一颗明珠，墨子在战国时期即创立了以几何学、物理学、光学为突出成就的一整套科学理论。当时百家争鸣，有"非儒即墨"之说，可惜后世由于独尊儒术，墨家学说不利于统治而备受打压，淹没在历史的风尘之中。墨家学派的《墨经》是中国历史上最接近于科学启蒙的著作之一。

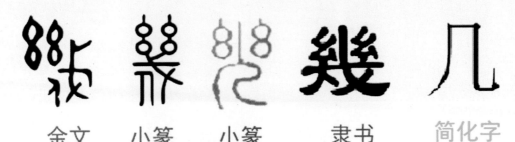

图1-4　幾字的金文、小篆、隶书与简化字

在成都的宽窄巷子附近有一条支矶石街，与宽巷子是平行的。支矶石街得名于存放于此街严真观中的一块石头——支矶石（见图1-5），但是，支矶石在1958年就被移到成都文化公园里去了。传说它是织女用来垫织布机的石头。

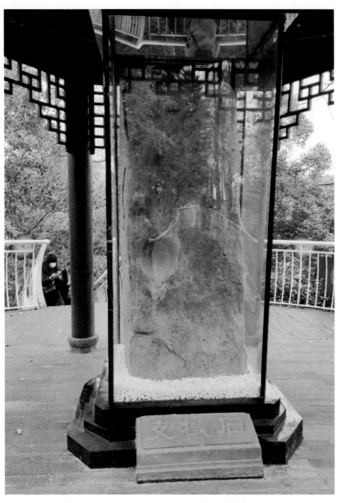

图1-5 成都文化公园支矶山上保存的支機石（支矶石）

支矶石个头不大，其貌不扬，却有着神秘的传说，它隐藏了中国文化的一个秘密。支矶石的秘密就在于它的"矶"字在读音相同的情况下有不同的写法（见图1-6），第一个版本是简化字"支矶石"，第二个版本是"支機石"，第三个版本是"支（磯）石"，第四个版本是"知幾石"。最后这个版本就准确反映了读音的内涵。

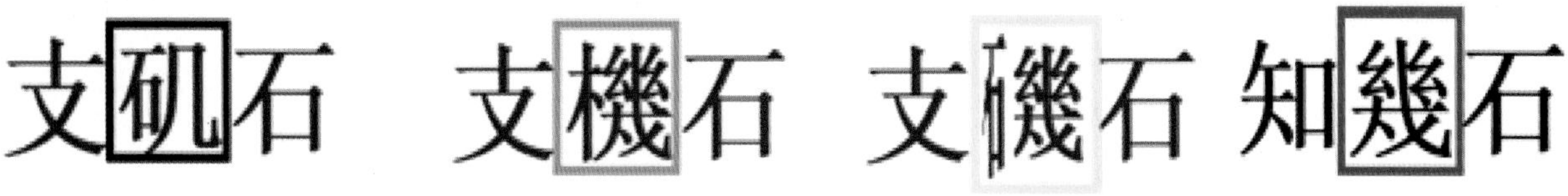

支**矶**石　支**機**石　支**磯**石　知**幾**石

图1-6 支矶石的四种写法

"知几"最早的出处乃是《易经》，《周易·系辞》曰："子曰：'知几其神乎'，君子上交不谄，下交不渎，其知几乎。几者，动之微，吉之先，见者也，君子见几而作，不俟终日。"

支矶石的含义就是告诉人们不能忘记"幾学"，要研幾而知幾（支矶）。

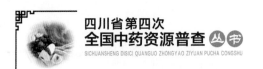

幾学，超越了古代玄学（包括东西方古今各种宗教）只研究精神世界而与现代科学互相隔绝"老死不相往来"的局限，真正回归了老子"玄之有玄，众眇（妙）之门"的本意。老子的本意，前一个玄指"有"之弦，即物理化学可见可观的现实世界，现代科学已经接近的超弦、夸克、高能物理、超微观世界及天文学超宏观世界。后一个玄指无之弦，精神文明的世界，古代丹道、近代精炁音光神的微观世界，现代科学尚未完全把握的暗物质暗能量的世界。开展两个玄（弦）的同步研究，研究老子玄（弦）之有玄（弦）的真正本义，就是幾学。

"幾学方法论"包含目析法、喻析法、譬析法和幾析法四种方法论。其中目析法、喻析法、譬析法，实质是比西方纯外求法的物相论证方法更具有自然性的东方式的物相"逻辑推理，实验证伪"认知方法。幾析法则是西方文化所缺如的、将物相和质象同步把握、慧识与智识相结合进行运用的具有东方文化特色的认知方法论。中国古代慧识悊[①]学期，对人文的应用是内取诸身，外取诸物。在实现天人合一的过程中，进入无为而治境界，了解与掌握天地自然的规律与秩序法则，在质象学领域产生突破，再向外延伸，通过眼、耳、鼻、舌、身、意建立物相学系统，从而达到内外协同、内外一体的文明形态。这一文明形态，是16世纪之前中国的科技发展始终能站在世界民族之林前列的重要保障。

第二节　女娲文明

女娲是中华民族的母亲，华夏民族人文先祖，福佑社稷之正神。她抟土造人，并化生万物，使天地不再沉寂，是古老相传的大母神。

传说古时天漏不止，水患无穷，民不聊生。女娲为解水患而炼五彩石补天。漏天补好之际，曾有一碎石掉于四川省雅安市天全县（见图1-7）。因石头呈紫色，石上又隐约可见"紫石"二字，并且石头落下来后，雨就停了，天不再漏雨，当地百姓便把此石看作神石，视为吉祥之物，并将此地取名为"紫石"，此石所在的乡名叫"紫石乡"。

雅安被称为"雨城"。《天全州志》记载，天全境内有座山叫天全山，自古历来多雨水，而天全山刚好立于大小漏天之间。现如今的芦山飞仙关入口处，旧名叫"漏阁"，古称"漏天"，俗称"天漏"，易漏为全，故名天全。

天穿节又名"补天节"，是元宵之后的第一个汉族传统节日，时间有正月二十、二十三等说法。明杨慎《词品》云："宋以前正月二十三日为天穿日，言女娲氏以是日补天，俗以煎饼置屋上，名曰补天穿。今其俗废久矣。"宋代天穿的次日为"穿地"日，有水中摸石习俗。《词品》的记载说明宋代以前已有正月二十三为天穿日的说法，应该也是由女娲补天的神话形成的节俗。

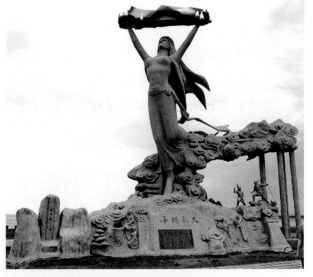

图1-7　四川省天全县女娲补天塑像

[①] 古代"悊"与"哲"通假，在金文时期使用的是"悊学"，汉代以后变为"哲学"，反映了"悊学"由心慧识滑落为意识口才的"哲学"的变化过程。

第三节　三星堆文明

　　三星堆位于四川省广汉市三星堆镇。三星堆文化的命名，是基于1933年至1980年、1981年的若干次考古调查和发掘所获资料。自从1933年华西大学博物馆葛维汉、林名均的首次发掘，到1949年以后才对三星堆一带展开考古调查与发掘。

　　1980年11月至1981年5月，四川省文管会、省博物馆和广汉县文化馆在三星堆进行发掘，发现房屋基址18座、灰坑3个、墓葬4座、玉石器110多件、陶器70多件及10万多件陶片。年代从距今4 500±150年，延续至距今3 000年左右，即从新石器时代晚期至相当于中原的夏朝、商朝时期。

　　三星堆最具震撼力的发现是1986年夏发掘的两个"祭祀坑"和20世纪80年代末至90年代初发掘并确认的三星堆古城址的东、西、南三面城墙。大批考古新发现，极大地丰富了三星堆文化的内涵，同时也引起了"三星堆文化"概念的发展演变。

　　1986年以前，通常把三星堆文化作为早期蜀文化看待。1986年两个"祭祀坑"发现后，出土上千件青铜器、金器、玉石器、象牙以及数千枚海贝，加上后来发现的三星堆古城址，这些重大考古新发现立即突破了以前的认识，使学术界最终充分认识到：三星堆文化（不包括三星堆遗址一期文化）是一个拥有青铜器、城市、文字符号和大型礼仪建筑的灿烂的古代文明。

　　三星堆祭祀坑的大量出土物中，最引人注目的是两棵大铜树和一个大型铜人立像。

　　三星堆文明的产生不是孤立的。三星堆的青铜铸造技术和玉石工艺，就是中原夏商文化与蜀文化交流融会、互补互融的产物。不过，蜀人在文化的互补互融中创造出了自身的有特色的文化，例如在接受中原的礼器、酒器的铸造技艺之外，产生了自己独特的神器造型艺术。

　　尽管三星堆文明在其起源、形成和发展过程中，受到中原文明较多的影响，传承了中原青铜器和陶器中的某些形式，但从整体上看，仍然具有明显的自成体系的结构框架，因此是中国文明的起源地之一。

　　三星堆青铜神树共有8棵，属夏代晚期青铜器，

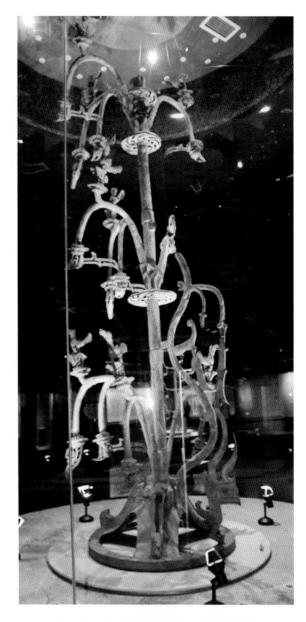

图1-8　三星堆青铜神树（方清茂/摄）

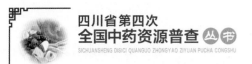

中国首批禁止出国（境）展览文物。1986年出土于四川广汉三星堆遗址，收藏于四川三星堆博物馆。

其中一号大神树高达3.96米，树干残高3.84米。有3层，每层有三根树枝，树枝的花果或上翘，或下垂。三根上翘树枝的花果上都站立着一只鸟，鸟共9只，称为"凤鸟"（又称为太阳神鸟）（见图1-8）。

青铜神树每层为三枝桠，枝桠端部长有果实，一果枝上扬，果上站立一鸟，两果枝下垂（见图1-9）。在枝头上，垂着像吊钟一样的花，在《丹经》就叫"金花"，一共有21朵。在树桠和果托下分别铸有火轮。在树的一侧，有一条龙援树而下，龙身呈螺旋状马面头，剑状羽翅（见图1-10）。

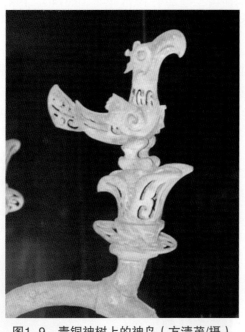

图1-9　青铜神树上的神鸟（方清茂/摄）

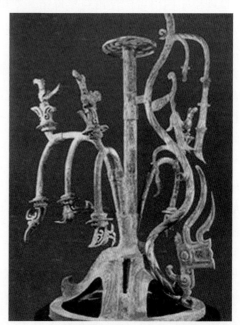

图1-10　青铜神树下部的龙头（方清茂/摄）

这棵青铜神树不是一般的树，它应该被称为"通天神树"或者"生命神树"。世界上古代文明古国有不少类似的"生命神树"，如古埃及卡巴拉生命树。只不过，卡巴拉生命树是一棵倒向的树，如果倒过来看，就具有与三星堆生命神树异曲同工之妙，生命神树上都是硕果累累，见图1-11。

这棵树向上与向下的花果像喻生命双修中性修的成果和命修的成果，意为"还丹成熟"的景象。明代张三丰真人有一首"无根树"的诗，就描述了这个硕果累累的景象："无根树，花正圆，结果收成滋味全。如朱橘，如弹丸，护守提防莫叫闲。"

这棵树是真的吗？在哪里呢？中国文化是"修之身"[①]文化，应该在身体里面去找，它就在我们每一个华夏子孙的身内。树的底部就在会阴穴，树干就是人体的中脉。熊春锦先生在《德道行天下》中对三星堆的这棵树进行了详细的解读，它就是古代道德根文化"明明德"修身教学的最宏大的教具，是用"目"内观发现的人体内存在的有质无形的现象。

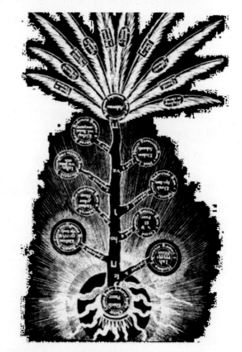

图1-11　古埃及卡巴拉生命树（倒观）

①　"修之身"出自老子《德道经》第十七章"修之身，其德乃真"。

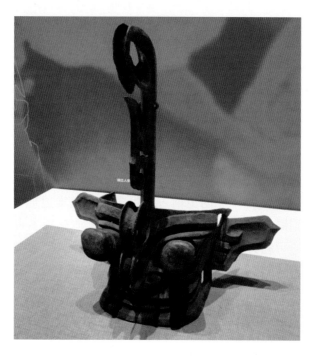

图1-12 三星堆头像（双眼中间凸起的部分为目）（方清茂/摄）

三星堆反映了古蜀人超级的视觉能力，具有第三只眼，古代称为"目"，见图 1-12。《三字经》说："三光者，日月星。"《盘古开天地》说"盘古的左眼化为太阳，右眼化为月亮"。双眼之间的眉心位置还有一只眼，就是"星光"，如同二郎神的"第三只眼"，见图 1-13。

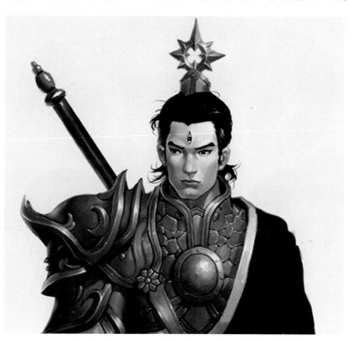

图1-13 二郎神（杨戬）

二郎神，又称二郎显圣真君、灌口二郎、二郎真君、灌口神、清源妙道真君等，是民间传说的神祇人物。多认为他是一位与水利、农耕、防止水灾有关的神。二郎神居于四川省都江堰市（原名灌县），都江堰有二王庙（古称二郎庙），所以有些说法里灌江口即都江堰。由于《封神演义》的影响，据说二郎神杨戬力大无穷，变幻莫测，又能有七十二变（八九玄功）。他的武器是三尖两刃枪，武功绝伦，座下有神兽哮天犬，额间有第三只神眼。这第三只眼又称为天眼，邪恶无处可逃。

第四节　金沙文明

　　金沙遗址是我国先秦时期最重要的遗址之一，年代大致在商代晚期至春秋早期（约公元前1 200—公元前650年），它与成都平原的史前古城址群、三星堆遗址、战国船棺墓葬共同构建了古蜀文明发展演进的四个不同阶段。金沙遗址的发现，极大地拓展了古蜀文化的内涵与外延，对蜀文化起源、发展、衰亡的研究具有重大意义，特别是为破解三星堆文明突然消亡之谜找到了有力的证据。可以说再现了古代蜀国的辉煌，复活了一段失落的历史，揭示了一个沉睡了3 000多年的古代文明。

　　金沙遗址出土的30多件金器是该遗址出土文物中最具独特风格和鲜明特色的。这些金器包括金面具、金带、圆形金饰、蛙形金饰、喇叭形金饰等。除了金面具与三星堆青铜面具在造型风格上基本一致以外，其他各类金饰均为金沙遗址所独有，都是用金片、金箔锤打而成，种类非常丰富（见图1-14）。

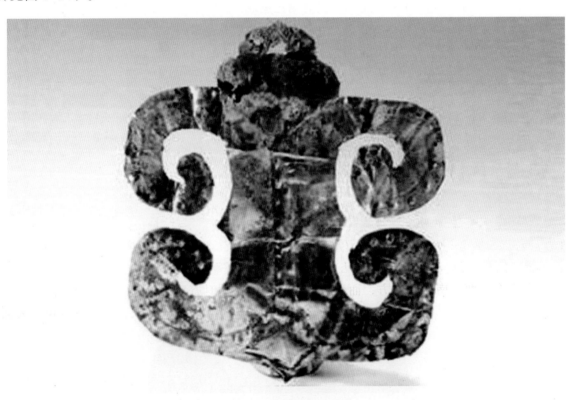

图1-14　金沙遗址金饰

　　太阳神鸟金饰呈圆形，器身极薄。图案采用镂空方式表现，内层分布有十二条旋转的齿状光芒；外层图案由四只飞鸟首足前后相接，四只神鸟围绕着旋转的太阳飞翔，中心的太阳向四周喷射出十二道光芒，体现了远古人类对太阳及鸟的强烈崇拜，所以又被称为"四鸟绕日"，是古蜀国黄金工艺辉煌成就的代表（见图1-15）。十二道太阳光芒与四只神鸟的"十二"与"四"是中国文化经常使用的数字，诸如十二个月、十二消息卦、十二生肖、四季、四方、四象等，表达了先民们对自然规律的深刻认识。成都很多地方均使用太阳神鸟的标志，如天府广场，宽窄巷子等，均体现了金沙遗址的文化内涵。

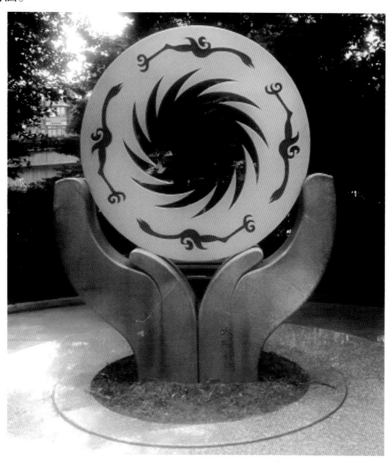

图1-15　金沙遗址太阳神鸟（方清茂/摄）

老子在《德道经》中高瞻远瞩地提出了人类社会发展的衍化学说，就是社会发展依次从道治社会经过德治社会，到仁治社会、义治社会、礼治社会，最后到愚治社会。《德道经》第一章："故失道而后德，失德而后仁，失仁而后义，失义而后礼。夫礼者，忠信之薄，而乱之首也。"仁、义、礼、智、信是"德一"分散变成的五种能量，分别对应于木、金、火、水、土五行。仁、义、礼、智分布于东、西、南、北四方，而信德分布于中央，同时寄旺于四方。五德对应的颜色为青色、白色、红色、黑色、黄色。《黄帝内经·素问》"金匮真言论第四"："东方青色，入通于肝；……南方赤色，入通于心；……中央黄色，入通于脾；……西方白色，入通于肺；……北方黑色，入通于肾。"

金、银、铜、铁、锡是古代常用的金属。太阳神鸟是黄金做的，通天神树是青铜做的。这里边有着深刻的文化内涵。在古代印度，就有"黄金时代""白银时代""红铜时代""黑铁时代"的说法。金沙太阳神鸟既然是黄金做的，就说明当时社会处于"黄金时代"，就是老子所说的"仁治时代"，相应于古代中原地区的尧舜时代，约公元前4 000年。这个时代，信德能量完全未减少，民风淳朴，君王都可以推位让贤。仁德本应该是青色，但是因为中间的信德能量太强而表现出黄色，因此，用黄金做太阳神鸟。

我国后来出现的都是四象图（青龙、白虎、朱雀、玄武），而太阳神鸟中为什么四只都是鸟

（朱雀）？太阳神鸟中间就是老子《德道经》中所说的"信德"，四只神鸟推测是当时信德以能量的形式均匀地分布于四方而没有缺失，因而四只都是神鸟；而后来信德能量缺失，其他东方、西方、北方三个方位出现了青龙、白虎与玄武的"三象"，只有南方因为"火生土"而保留了一只神鸟（见图1-16）。

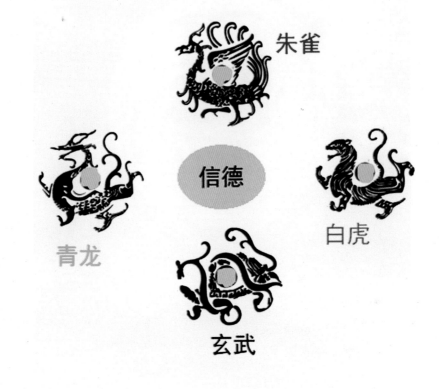

图1-16　四象图

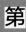

独特的盆地文化

第一节　道家文化

一、老子显圣青羊宫

《蜀王本纪》记载：老子在函谷关为关令尹喜著《德道经》，临别曰："子行道千日后，于成都青羊肆寻吾。"时隔三年，老君降临青羊肆，尹喜如约前来，老君显现法相，端坐莲台，尹喜敷演道法。自此以后，青羊宫便成为神仙聚会、老君传道的圣地，距今已有3000多年历史，是中国道教最重要的五大宫观之一。青羊宫中轴线上主要建筑有山门（灵祖殿）、混元殿、八卦亭、三清殿、斗姥殿、皇楼殿、唐王殿等。山门庄严宏伟，重叠飞檐，龙、虎雕饰镶嵌在飞檐壁柱上，雕刻细致典雅，金字横匾"青羊宫"高悬，据说为清朝一个华阳县令的墨迹，笔力遒劲。

青羊宫外面有一块古朴大气的大影壁，上面有四个大字 —— "道法自然"。"道法自然（燃）"，出自老子《德道经》第六十九章"人法地，地法天，天法道，道法自然"。老子气势磅礴地用一句话，将天、地、人，乃至整个宇宙的生命规律精辟阐述出来。同时，老子还指明了修身明德的次第，要想修身就必须从尊敬地母、热爱地球、慈容万物、虚心处下做起。人生的目标就是提升自己的道光德能，像太阳一样燃烧自己，发出光明，照亮宇宙。

坐落在三清殿与混元殿之间的八卦亭，是青羊宫一座标志性的建筑物。它布局紧凑，精巧大方，整体建筑共三层，建于重台之上，亭座石台基呈四方形，亭身呈圆形，象征古代天圆地方之说。立在外檐八角角端之上的八根盘龙柱，是八卦亭的艺术精华所在，八条金龙，盘绕柱上，气势磅礴，在八卦亭外檐东、西、南三方的龙柱上有红底金字的三副联语。整座亭共雕有八十一条龙，象征老子八十一化。另有六十四卦，这是根据道教阴阳八卦的学说而设计的，也是道教教理"天圆、地方、阴

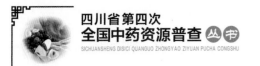

阳相生，八卦交配成万化"的哲理象征，故取名"八卦亭"。

注："然"与"燃"通假，"然"的本意为"燃烧"，下面的部分是"火"而不是"水"，如同"煮"字。

八卦亭朝南的门柱上有一副奇字楹联，每个奇字由多字组成，上联由"身宝""身丹""丙火""木石土""命心""千万""自家水"7个字组成；下联由"正青""人道寸""人法心""至成""水天井""人在内""九真"7个字组成。用简体字书写就是"玉炉烧炼延年药，正道行修益寿丹"（见图2-1）。

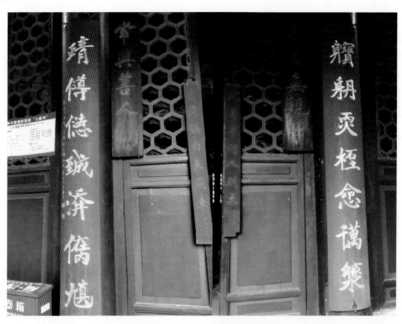

图2-1　成都青羊宫八卦亭修身奇字对联（方清茂/摄）

仅仅一个 $^{自家}_{水}$（药）就道出了人健康长寿的秘诀之一。这个"药"字表示人体内之精，即自己身体中的津液。"上药三品，精、气、神"。精是上药的第一品，各人自身都有，是防病、治病的最好药物。古人认为，常吞口中津液，能长寿。

口腔内的舌系带两侧有两个穴位，左为金津，右为玉液，具有清泻热邪、生津止渴的功效。中医用于治疗口疮、舌强、舌肿、呕吐、消渴等症。

三清殿前有两只铜铸青羊，左侧为单角青羊，右侧为双角青羊。其中单角青羊包含了十二生肖的特征，有鼠耳、牛身、虎爪、兔背、龙角、蛇尾、马嘴、羊胡、猴头、鸡眼、狗肚、猪臀，被誉为"镇宫之宝"。民间相传这对铜羊为青帝侍童所化，只需抚摸羊身上与自己患病相应的部位，便能减轻病痛（见图2-2）。

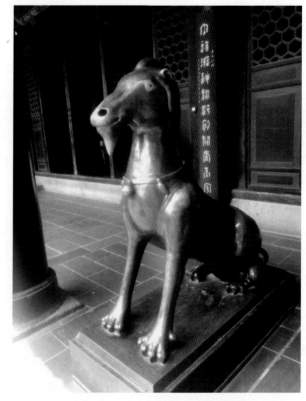

图2-2　成都青羊宫单角青羊（方清茂/摄）

老子为我们留下了中华文明的道德经典灵文——《德道经》。《德道经》与《易经》《黄帝四经》三部经典是祖先留给我们的宝贵精神财富，是"修身、齐家、治国、平天下"的总纲，"阴符宝字愈三百，道德灵文止五千；古今上仙无限数，尽从此处达真诠！"（见图2-3、图2-4）。

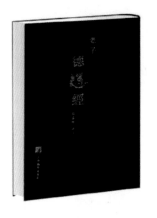

图2-3　老子《德道经》
（根据长沙马王堆出土版本整理）

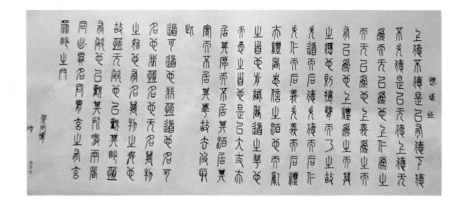

图2-4　《德道经》双一章（方清茂/摄）

老子高屋建瓴地提出了宇宙生成理论"道生一，一生二，二生三，三生万物，中炁以为和"，"道者，万物之主也"。道是宇宙的本源核心，是天、地、人、万物生生不息的动力源泉，是宇宙的结构模式和运行规律。"道生之而德畜之"。道是一种看不见、摸不着的高能量物质，它充满着宇宙太空，养育滋润着天、地、人、万物。德是道的外显，是道的载体和表现形态。万物都是道所生，德所养，因此"万物尊道而贵德"。万物都是由看得见的有相物质（阳）与看不见的无相物质（阴）所组成，万物的生成与发展更有赖于"德一"之炁的滋养与中和。宇宙万物都是由虚无的道所化生，由"德一"能量所蓄养而形成。形而下之器物的生成，物能具形，器能成物，全都是因为道生德养。

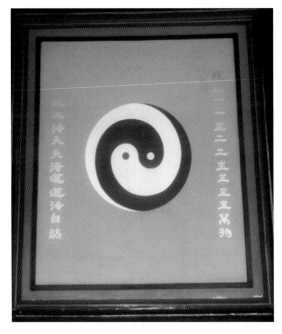

图2-5　成都青羊宫太极图（方清茂/摄）

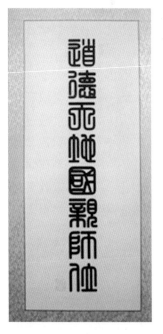

图2-6　道德天地国亲师之位（方清茂/摄）

对人来说，德是道的能量化、人格化、伦理化。道体现于人就是德。道生德而为炁。炁又分为"仁义礼智信"五大类，分属于"木金火水土"五类物理特性。五炁的五德之性，才是生命的根本，

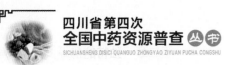

仁德炁、义德炁、礼德炁、智德炁、信德炁，才是生命的真谛。这五德之炁，分别主宰着人体的肝、肺、心、肾、脾五脏和他们所属的子系统。人类健康从根本上而言，都是与本身五种德性品格和其中能量的强弱含量多少直接相关（见图2-7）。

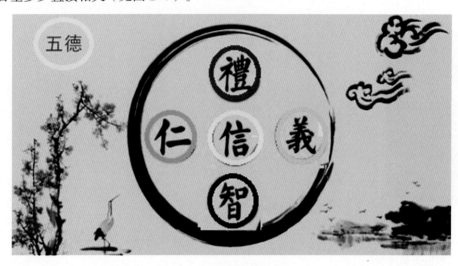

图2-7　仁义礼智信五德

人通过德的品格而获得德的能量，所以万物光明正确的生存之路是运用尊道贵德的原则自律、修养和实践道德。尊道贵德，顺之则昌，逆之则亡。人品德下降，失德甚至丧德，就必然会发生亚健康与疾病。老子总结了导致人生病的一百种思想与行为等内因，同时提出了预防生病的行为准则，就是《太上老君说百病崇百药》。

《太上老君说百病崇百药》

老君曰：救灾解难，不如防之为易；疗疾治病，不如备之为吉。今人见背，不务防之而务救之，不务备之而务药之。故有君者不能保社稷，有身者不能全寿命。是以圣人求福于未兆，绝祸于未有。盖灾生于稍稍，病起于微微。人以小善为无益，故不肯为；以小恶为无损，故不肯改。小善不积，大德不成；小恶不止，以成大罪。故摘出其要，使知其所生焉，乃百病者也：

喜怒无常是一病。忘义取利是一病。好色坏德是一病。专心系爱是一病。

憎欲令死是一病。纵贪蔽过是一病。毁人自誉是一病。擅变桌可是一病。

轻口喜言是一病。快意逐非是一病。以智轻人是一病。乘权纵横是一病。

非人自是是一病。侮易孤弱是一病。以力胜人是一病。贷不念偿是一病。

威势自胁是一病。语欲胜人是一病。曲人自直是一病。以直伤人是一病。

恶人自喜是一病。喜怒自伐是一病。愚人自贤是一病。以功自与是一病。

名人有非是一病。以劳自怨是一病。以虚为实是一病。喜说人过是一病。

以富骄人是一病。以贵轻人是一病。以贫妒富是一病。以贱讪贵是一病。

谗人求媚是一病。以德自显是一病。败人成功是一病。以私乱公是一病。

好自掩意是一病。危人自安是一病。阴阳嫉妒是一病。激厉旁悖是一病。

多憎少爱是一病。评论是非是一病。推负着人是一病。文拒钩锡是一病。

持人长短是一病。假人自信是一病。施人望报是一病。无施责人是一病。

与人追悔是一病。好自怨诤是一病。骂詈虫畜是一病。蛊道厌人是一病。

毁訾高才是一病。憎人胜己是一病。毒药鸩饮是一病。心不平等是一病。

以贤喷嗋是一病。追念旧恶是一病。不受谏谕是一病。内疏外亲是一病。

投书败人是一病。谈愚痴人是一病。烦苛轻躁是一病。摘揑无理是一病。

好自作正是一病。多疑少信是一病。笑颠狂人是一病。蹲踞无礼是一病。

丑言恶语是一病。轻慢老少是一病。恶态丑对是一病。了戾自用是一病。

好喜嗜笑是一病。喜禁固人是一病。诡谲谀谄是一病。嗜得怀诈是一病。

两舌无信是一病。乘酒歌横是一病。骂詈风雨是一病。恶言好杀是一病。

教人堕胎是一病。干预人事是一病。孔穴窥视是一病。借不念还是一病。

负债逃窃是一病。背向异辞是一病。喜抵捍戾是一病。调戏必固是一病。

故迷误人是一病。探巢破卵是一病。刳胎剖形是一病。水火败伤是一病。

笑盲聋暗是一病。教人嫁娶是一病。教人摘揑是一病。教人作恶是一病。

含祸离爱是一病。唱祸道非是一病。见便欲得是一病。强夺人物是一病。

老君曰：能念除此百病，则无灾累，痛疾自愈，济度苦厄，子孙蒙佑矣。

老君崇百药

老君曰：古之圣人，其于善也，无小而不得。其于恶也，无微而不改。而能行之，可谓饵药焉。

所谓百药者：

体弱性柔是一药。行宽心和是一药。动静有礼是一药。起居有度是一药。

近德远色是一药。除去欲心是一药。推分引义是一药。不取非分是一药。

虽憎犹爱是一药。好相申用是一药。为人愿福是一药。救祸济难是一药。

教化愚敝是一药。谏正邪乱是一药。戒救童蒙是一药。开导迷误是一药。

扶接老弱是一药。以力助人是一药。与穷恤寡是一药。矜贫救厄是一药。

位高下士是一药。语言谦逊是一药。恭敬卑微是一药。不负宿债是一药。

憨慰笃信是一药。质言端悫是一药。推直引曲是一药。不争是非是一药。

逢侵不鄙是一药。受辱不怨是一药。推善隐恶是一药。推好取丑是一药。

推多取少是一药。称叹贤良是一药。见贤自省是一药。不自彰显是一药。

推功引苦是一药。不自伐善是一药。不掩人功是一药。劳苦不恨是一药。

怀实信厚是一药。覆蔽阴恶是一药。富有假乞是一药。崇进胜己是一药。

安贫不怨是一药。不自尊大是一药。好成人功是一药。不好阴私是一药。

得失自欢是一药。阴德树恩是一药。生不骂詈是一药。不评论人是一药。

好言善语是一药。灾病自咎是一药。苦不假推是一药。施不望报是一药。

不骂畜牲是一药。为人祝愿是一药。心平意等是一药。心静意定是一药。

不念旧恶是一药。匡邪弼恶是一药。听谏受化是一药。不干预人是一药。

忿怒自制是一药。解散思虑是一药。尊奉老者是一药。闭门恭肃是一药。

内修孝悌是一药。蔽恶扬善是一药。清廉守分是一药。好饮食人是一药。

助人执忠是一药。救日月蚀是一药。远嫌避疑是一药。恬淡宽舒是一药。

尊奉圣制是一药。思神念道是一药。宣扬圣化是一药。立功不倦是一药。

尊天敬地是一药。拜谒三光是一药。恬淡无欲是一药。仁顺谦让是一药。

好生恶杀是一药。不多聚财是一药。不犯禁忌是一药。廉洁忠信是一药。

不多贪财是一药。不烧山木是一药。空车助载是一药。直谏忠信是一药。

喜人有德是一药。赴与穷乏是一药。代老负担是一药。除情去爱是一药。

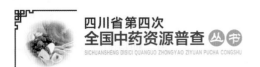
慈心悯念是一药。好称人善是一药。因富而施是一药。因贵而惠是一药。

老君曰：此为百药也。人有疾病，皆有过恶。阴掩不见，故应以疾病，因缘饮食、风寒、湿气而起，由其人犯违于神，致魂逝魄丧，不在形中，体肌空虚，精炁不守，故风寒恶炁得中之。是以圣人虽处幽暗，不敢为非；虽居荣禄，不敢为利。度形而衣，量分而食，虽富且贵，不敢恣欲；虽贫且贱，不敢犯非。是以外无残暴，内无疾病，可不慎之焉。

老子指出，要想心身健康还必须修身，"修之身，其德乃真"（见图2-8）。

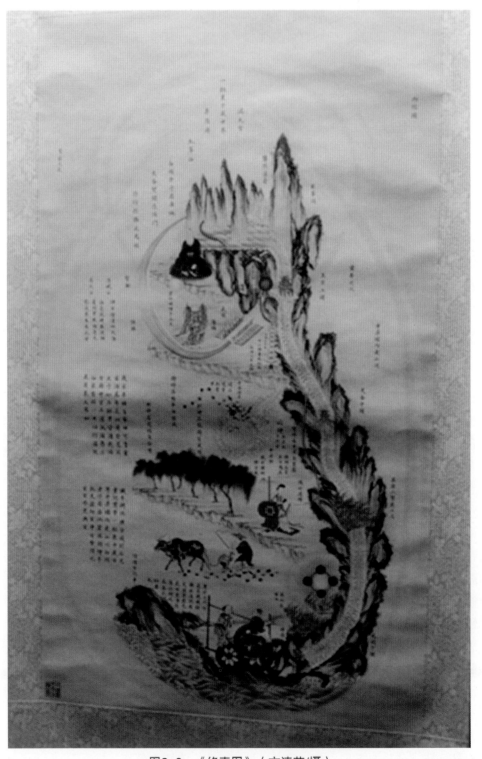

图2-8　《修真图》（方清茂/摄）

二、 张道陵创道教

张道陵，字辅汉，沛国丰（江苏丰县）人，东汉建武十年（公元34年）正月十五日生。为汉朝开国功臣张良（字子房，江苏丰县人）之八世孙，史书又称其名为张陵。他七岁时即能诵《德道经》，并能达其要旨。长成后身材高大魁梧，古籍中描绘其形象为庞眉文额，朱顶绿睛，隆准方颐，目有三角，伏犀贯顶，垂手过膝，使人望之肃然起敬。他生性好学，天文地理，河洛谶纬，皆极其妙；诸子百家，三坟五典，所览无遗。先前为往来吴越之地的一大儒，从其学者有千余之众。永平二年（公元59年）赴"直言极谏科"而中之，汉明帝时任巴郡江州令（今重庆），不久退隐北邙山中（今河南洛阳附近），修持炼形合气、辟谷少寝长生之道。建初五年（公元80年）诏举贤良，方正不应诏，复征为博士，封冀县侯，三诏不就。后入吴，又爱蜀中溪岭深秀，遂入蜀隐于鹤鸣山，修神丹符咒之术。

永寿二年（公元156年）九月九日至云台山，见绝岩下桃熟，命王、赵二弟子投身取之，遂亦下传其真道。后以余丹①及印、剑、都功符箓授子衡曰："吾遇太上亲传至道，此文总领三万都功，正一枢要，世世一子绍吾之位，非吾宗亲子孙不得传。"是与王长、赵升天云台山白日飞升。

张道陵在蜀汉之境设二十四治，为布化行道的机构，凡入道者交五斗米为信，后人因称其教为"五斗米道"。因张陵为该教第一代天师，故教徒尊称其为"祖天师"，人们又称其教为"天师道"。张天师尊老子为教祖，奉《老子五千文》为最高经典，并自撰《老子想尔注》发挥老子的道家思想。以"道"为最高信仰，将"道"和老子相提并论，宣称德即是"一"，"二散为气，聚形为太上老君"。

《仁寿县志》记载：四川仁寿古称陵州，是世界上唯一以道教创始人张道陵名字命名的地方，也是世界上最早的张道陵祠所在地，更是张道陵得道成仙的地方。据史籍记载：张道陵公元142年从江苏老家来到四川的鹤鸣山，143年在青城山，144年在古称陵州的四川仁寿开凿盐井。

据张道陵《老子想尔注》记载：道教在建立之初就信奉三官大帝，并将其作为主要神灵祀奉和朝拜。如果有人犯错，即被责令进入静室向三官大帝忏悔。严重违犯禁令者，即要写出三份忏悔文书，一份放于山上（上呈天官），一份埋之于地（中呈地官），一份投之于水（下呈水官）。史称为《三官手书》。

早期天师道在行化时有一个非常重要的地方，称为"靖室"。此靖室亦称静室，这个神秘的房间和基督教会中的告解室有类似的功能。

陆修静在《道门科略》中说："奉道之家，靖室是致诚之所。其外别绝，不连他屋。其中清虚，不杂余物。开闭门户，不妄触突。洒扫精肃，常若神居。唯置香炉香灯章案书刀四物而已。"前来祈求的信士会被专人引导进入靖室，天师道中的祭酒会为信士讲解《老子五千文》，又命人为其施以符水法咒，信士本人则需要把自我罪过誊写在纸上，取三份，"其一上之天，著山上，其一埋之地，其一沉之水"，以此为禀报天地水三官的文疏，祈求神明能够帮助信士本人消除身中灾障。

"忏悔"可使心身清净而达到宁心安神，使人保持精神愉悦。"忏悔"（悔过迁善）是中华文化的重要内容。不论是儒释道哪一家的思想中，都不缺乏对自我反省的要求。孔子强调"三省吾身"，佛家借清规戒律来涤荡身心，这都是忏悔的不同表现形式。在道家中，忏悔的内容主要集中在两个方面，一是适于普通大众阅读的劝善书，二是法师在坛场上使用的各种章表文辞。

后人根据《太上感应篇》（见图2-9），提出了"功过格"的概念，即人们可以根据每天善行、恶行的多寡自行记录在册。《太上感应篇》中提到，每日有司过之神会根据人们的功过来做福寿上

---

① 余丹：张道陵及家人服食后剩余的丹。

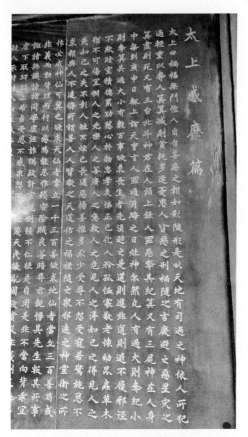

图2-9 《太上感应篇集释》

的计算，"凡人有过，大则夺纪，小则夺算。其过大小，有数百事，欲求长生者，先须避之"。有了这等畏惧后，人们才会因此去反思自己行为的对错，这便是适用于每一个普通大众的忏悔形式。忏悔的意义不在于去计算自己做了多少错事，而在于能够从每一日的计量中明白错的根源是什么，从而为之后的行为提供规范，敲响警钟。

老子《德道经》说"善，人之宝也"。《太上感应篇》中又言"一日有三善，三年天必降之福……一日有三恶，三年天必降之祸，胡不勉而行之"。道教的忏悔不是单纯地希求神明能够赦免罪过，而是鼓励人们更加以善行的力量来改变因曾经的错误而造成的恶果，从而积功累行，证圣成真。

《清静经》曰"常能遣其欲，而心自静，澄其心，而神自清。自然六欲不生，三毒消灭"。唯有做到身心真一，消除因遍染六尘而造成的身心口的妄为，才能以清静之体而感格①神明。所以道教倡导的忏悔不仅仅是一种悔过，其更像是一种涤荡身心的洁净过程。

在通过向神明忏悔而祈求消灾灭障的仪式过程中，起到关键作用的便是奉于天地水三官的"三官手书"。天官赐福、地官赦罪、水官解厄，道教对三官大帝的信仰可以溯源到远古时期，而人们在虔诚礼拜神明的过程中进行自我忏悔往往也是产生信仰力量的源泉。而书写并上奏"三官手书"，便是要求信士对自我的行为进行悔过，并上报给神明，通过真心忏悔而得到神明的赦免。

三、陈抟邛崃高卧

陈抟（871—989年），字图南，自号扶摇子，号"白云先生""希夷先生"，中国道教思想家、哲学家、内丹学家、太极文化传人、宋代理学先师。宋太宗端拱二年（989年）农历七月二十二日，仙逝于华山，享年118岁。

传说唐懿宗咸通十二年（871年），陈抟出生于普州崇龛县（今四川安岳龙西）龙台驿灵山观。后晋天福丁酉（937年），返西蜀，拜邛州天庆观高道何昌一为师，学锁鼻术（即胎息内养气功）。何昌一系吕洞宾传人。陆游《老学庵笔记》云："予游邛州天庆观，有陈希夷诗石刻，云：'因攀奉（陪同）县尹尚书水南小酌，回舍甓，特叩松扃（jiōng，柴门）谒高公。茶话移时，偶书二十八字。道门弟子图南上。'"其诗云："我谓浮荣真是幻，醉来舍甓谒高公。因聆玄论冥冥理，转觉尘寰一梦中。"文同（1018—1079年）在《丹渊集·书邛州天庆观希夷先生诗后》一文中记载如下："希夷先生陈抟，字图南，后晋天福中来游蜀。闻是州天师观都威仪何昌一有道术，善锁鼻息飞精，漠然一就枕，辄越月始寤。遂留此学，卒能行之。后归关中，所修益高，蜕老而婴，动如神人。"同时拜麻衣道者为师，从事《易》学研究，活动于天庆观、鹤鸣山老君阁等处。后晋末年（947年），游峨眉山讲学，号"峨眉真人"。

《陈抟及其后学研究》认为太极图（见图2-10）是陈抟所传出，原叫《无极图》，刻在华山之上。

陈抟晚年遗嘱《自赞铭》："一念之善，则天神、地祇、祥风、和气，皆在于此；一念之恶，则

---

① 感格意为感悟加格物，《大学》谓"致知在格物"。

妖星、厉鬼、凶荒、札瘥，皆在于此。是以君子慎其独。"

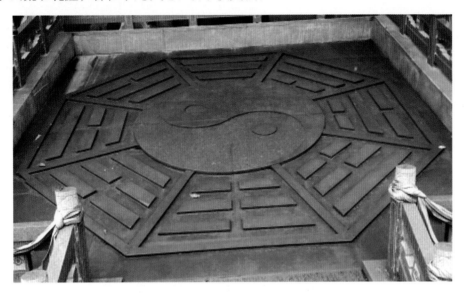

图2-10 太极八卦图（方清茂/摄）

四、严君平卖卜

严君平原本姓庄，名遵，字君平，后来汉书忌讳汉明帝刘庄的名，将其改名为严遵。根据史料记载，他曾隐居于四川省蓬溪县金鱼山，卖卜于今郫都、成都、彭州、邛崃、广汉、绵竹等地，50岁后归隐、著述、授徒于郫都平乐山，宣讲《老子》。他培养出了得意弟子扬雄。依老子哲学思想，严遵著书十余万言，写出了一生最重要的几部黄老著作——《老子注》二卷、《老子指归》十四卷（两书本为一书，被后人拆分）和《易经骨髓》（《周易骨髓诀》），使老子（李耳）的道家学说更加系统条理化，得以发扬光大。《老子指归》（见图2-11）的道论与哲学思想为扬雄、王弼、成玄英等人所继承，成为魏晋玄学所提出的"贵无""自然为本"的本体论与重玄学的萌芽。

大学者魏颢在《李翰林集序》中说："自盘古开天地，天地之气昆于西南。剑门上断，横江下绝。岷峨之曲，则为锦川。蜀之人无闻则已，闻则杰出。是生君平、相如、王褒、扬雄，纵有陈子昂、李白，皆五百年矣。"

君平卜筮于成都人民公园后的君平街，他说："卜筮者贱业，而可以惠众人。有邪恶非正之问，则依蓍龟为言利害。与人子言依于孝，与人弟言依于顺，与人臣言依于忠，各因势导之以善，从吾言者，已过半矣。裁日阅数人，得百钱足自养，则闭肆下帘而授《老子》。"

西汉时期著名文学家、思想家扬雄，年轻时曾拜严君平为师，非常钦佩他的德行。当时的益州牧李强很仰慕严君平，扬雄就告诉李强，严君平生性清高，不会向人卑躬屈膝，要备礼去拜见他。李强后来发现，严君平果真如此。当时的权臣王凤也想结交严君平，但严君平对他闭门不见。曾有富人问他隐居的原因，他的回答是，做官纯粹是自寻烦恼。后来，那个富人要送给他一些车马衣粮，他都推辞掉了，还说富人是在以不足补有余。富人听了，不以为然。严君平解释道："你的家人日夜操劳，积累家财万贯，你还从未感到满足。我现在以卜筮为业，不用下床就有人送钱来，现在还余着数百钱，没有可用的地方，当然是我有余而你不足了。"说得富人哑口无言。严君平恬淡泊然，活到90多岁才去世。严君平的一生已经深得黄帝、老子思想的精髓，并且践行终身。《黄帝内经》云："恬淡虚无，真气从之。"老子《德道经》云："名与身孰亲？身与货孰多？得与亡孰病？……故知足不辱，知止不殆，可以长久！"

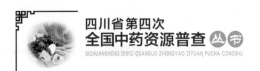
四川省中医药民间知识

《蜀中广记·严遵传》中说：汉张骞出使大夏（现阿富汗北部），历尽艰辛，走到河的尽头。回来时船上载了块大石头，送给严君平看。严君平观察很久后说：去年八月，客星侵犯牛郎星、织女星，难道会是这块石头吗？它是天上织女的支机石啊！张骞惊奇地说：我顺着河源走到尽头，见到一个女子在织锦，一个男的在役牛。我问他们的地名叫啥，女的说这里不是人间，你怎么会来呢？你把这块石头带回去，问西蜀严君平，他会告诉你到了什么地方。所以我带了石头回来请教你。

广汉《汉州志》中郭印的《卜台记》中说：汉州雁桥东，有真君卜台，高丈余，若印形。相传州治多火灾，真君凿井于市，上应七星，构指南方，以压胜之，故称仙井。真君之德荫庇广汉尤厚。自昔至今，越千百年，卜台、仙井，湮没久矣。后州人往往逢灾，太守王公，乃如其说，汰故湮井，于是灾悼不作，民皆安堵。便筑台修祠，绘真君像于其上。

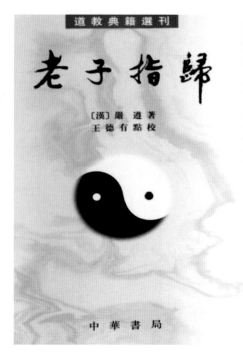

图2-11　《老子指归》

五、抱朴子蜀中炼金丹

葛洪（284—364年），东晋道教学者、著名炼丹家、医药学家。字稚川，号抱朴子，丹阳郡句容（今江苏句容）人。三国方士葛玄之侄孙，曾受封为关内侯，后隐居罗浮山等地炼丹。著有《肘后方》等著作。

南充市金城山又名金粟山、金山，传说藏金粟数万石于广福门内金库中。山上有"神仙洞"，传说东晋道学家葛洪曾在此修道著书，每逢阳光灿烂之日，便将经书一一摊开，放在洞顶巨石上晒，以求得到真经，故名"晒经石"。

内江市葛仙寺（见图2-12）位于东兴区椑木镇光明村3组。葛仙寺又名小脚仙，为佛教寺院；寺内有葛仙洞，相传因葛洪在此炼丹而得名。

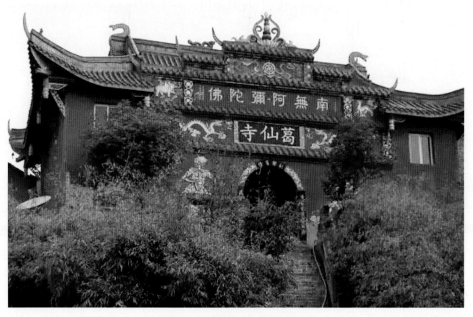

图2-12　四川内江市葛仙寺

022

六、张三丰鹤鸣山修炼

鹤鸣山又称"鹄鸣山"，系邛崃山脉东麓青城山脉的南侧支峰，与青城山天师洞相距仅30公里。这里山势雄伟，林木繁茂，双涧环抱，形如展翅欲飞的立鹤。

明《广舆记》载："鹤鸣山穴中有石鹤，千年一鸣，鸣则仙人出。周时马成子修炼于此，石鹤一鸣；汉张道陵登仙于兹，石鹤再鸣；明张三丰得道于斯，石鹤又鸣。"

殿内有迎祥观，是明时龙虎山道士奉旨为迎接张三丰回朝时创建。张三丰于明初由宝鸡金台观经成都青羊宫来到鹤鸣山，永乐时，成祖多次遣派使者来迎请他回朝，张三丰不意仕宦，皆避而不见。

明永乐初年，成祖遣尚书胡濙于名山遍访张三丰，不见。胡至鹤鸣山，题咏《访张三丰》："交情久矣念离群，独向山中礼白云。"永乐十五年（1417年），成祖复遣江西龙虎山道士吴伯理手捧御书专程来鹤鸣山迎接，不见张三丰。永乐十八年（1420年），伯理于迎祥观后建一楼阁以迎张三丰，匾曰"迎仙"，迎仙阁遂以得名。

鹤鸣古柏位于迎仙阁后岩。清《邛州志》中记载：阁后山岩，有一古柏，高三十多米，数围，极其粗壮，古柏枝繁叶茂，相传为张三丰手植，后人称为"三丰柏"（图2-13）。相传，当年有一对千年玄鹤曾栖息于古柏顶部第四层枝上，终日昂首挺立，怡然自得。

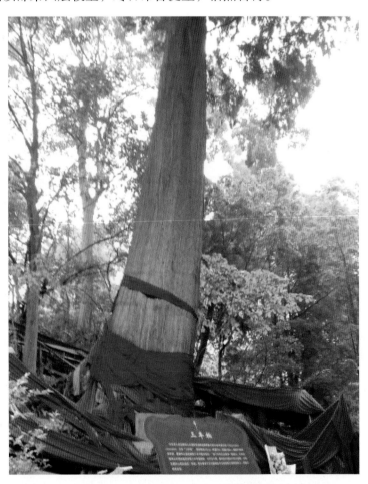

图2-13　鹤鸣山三丰柏（方清茂/摄）

鹤鸣双涧由雾中金刚山发源分流而来，至鹤鸣山前，汇合成斜江上游。在鹤鸣山东西两侧，即东涧和西涧，昔时为县中八景之一，今尚存。清同治《大邑县志》卷十二载："鹤鸣双涧，在鹤鸣山天

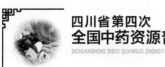
柱峰下，一名双龙涧，太清宫踞其巅，中有大穴，流水相通，东涧水涨，则浊水透入，西涧仍清；西涧水涨亦如之，因号龙池。"因此，双涧又被称为"龙池"。相传，此水通龙泉古井，东涧水涨，西涧自闭，东涧水浊，西涧仍清。反之，西涧水涨，东涧自闭，西涧水浊，东涧仍清。张道陵在此传道时，用"符水"为人治病，即是此水。

明代张三丰在此修道，到临邛沽酒，留下《鹤鸣山》诗一首："道士来时石鹤鸣，飞神天谷署长生。只今两涧潺浚水，助我龙吟虎啸声．沽酒临邛入翠微，穿岩客负白云归。逍遥廿四神仙洞，石鹤欣然啸且飞。"

鹤鸣山北面传说有雾中山茶和八功德水。宋代诗人陆游在蜀州做官时品尝此茶，赋诗一首："少逢重九事豪华，南陌雕鞍拥钿车。今日蜀中生白发，瓦炉独式雾中茶。"张三丰在鹤鸣山居住时，听人讲鹤鸣山的茶唯白鹤停歇过的那棵才是好茶。张三丰找到歇过白鹤的茶树并打上记号，第二天采下树叶制成茶，抓一点放进碗里，用开水冲泡后，看见茶叶慢慢张开，变成一只一只像在飞的白鹤。突然从茶碗中飞出一只白鹤，变成一个童颜鹤发的老头，飘然不见了。张三丰就采这棵茶树籽，种遍鹤鸣山，制成茶不献官，却把茶叶分送给山民，治好了不少人的疑难怪病。据说，清代有位皇帝，三十多岁头上长出几根白发，令御医在一年之内使其白发转青，否则，要砍头问罪。御医用尽药方，仍不见效。有天晚上，他梦见一个和尚指着西方，比着八字。经僧人解梦，是说西方道教圣地西蜀晋原县（今四川省大邑县）开化寺后山上长的茶树，制出的茶叶能除病益寿，八字指山中那股八功德泉水。明代状元、新都学者杨升庵赞此有"一清、二冷、三香、四柔、五甘、六净、七不噎、八除病"的特点，因此为名。泉水泡雾山茶，皇帝喝了，白发就能转青。御医照此办理，皇帝服用后，果然白发转青。皇帝册封八功德水为神水，御定雾中山茶为贡茶（见图2-14）。

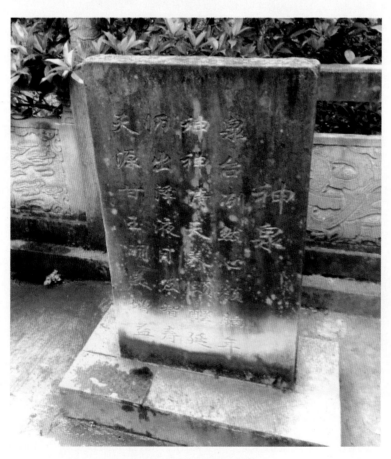

图2-14　鹤鸣山神泉

七、王法进剑阁修真

《云笈七签》一百一十五卷：王法进者，剑州临津县人也。孩孺之时，自然好道，家近古观，虽无道士居之，其嬉戏未尝轻侮于尊像，见必敛手致敬，若有凛惧焉。十余岁，有女官自剑州历外邑，过其家，父母以其慕道托女官以保护之，与授《正一延生箓》，名曰法进，而专勤香火，护持斋戒，亦茹柏绝粒，时有感降。是岁三川饥歉，斛斗翔贵，死者十有五六，多采山芋野葛充饥，忽有二青童降于其庭，宣上帝之命曰："以汝宿禀仙骨，归心精诚，不忘于道，今以青童召汝，受事于玉京也。"法进即随青童腾身凌虚，径达太帝之所，命以玉杯霞浆赐之，饮讫，帝谓之曰："人禀五行之大体，天地之和气，得为人形，复生中土，甚不易也。而天运四时之气，地禀五行之秀，生五谷百果以养于人。而人不知天地养育之恩，轻弃五谷，厌舍丝麻，使耕农之夫、纺织之妇身勤而不得饱，力竭而不免寒，徒施其劳，曾不爱惜，斯固神明所责、天地不容也。近者地司岳渎日有奏，言人厌贱米麦，不贵衣食之本。我已敕太华之府收五谷之神，令所种不成，下民饥饿，因示责罚，以惩其心。世愚悠悠，曾未觉悟，旋奉太上所敕，以大道好生不可因彼恶民以害众善。虽天地神明罪之，愚民亦不知过之所起，因无忏，请首原之路，虚受其苦耳。汝当为无上侍童入侍天府，今且令汝下于世谕下民，使其悔罪，宝爱桑蚕，贵敬农事，惜五谷百果，知大道之养人，厚地之育物，宗奉正道，崇事神明，至于水火之用不可厌弃，衣食之养，俭己约身。皆能行此明戒，天地爱之，神明护之，风雨顺调，家国安泰，此乃增益汝之阴功也。"即命侍女披琅笈珠韫，出灵宝清斋告谢天地法一卷，付之传行于世曰："世人可相率幽山高静之处置斋悔谢，一年之内，春秋两为，春则祈于年丰，秋则谢于道力，如此则宿罪可除，谷父蚕母之神为置丰衍也。龙虎之年，复当召汝矣。"命青童送还其家，已三个月也，所受之书，即今灵宝清斋告谢天地之法是也。其法简易，与灵宝自然斋大率相类，但人间行之，立成征效，苟或几席器物小有轻慢浊污者，营奉之人少有不公心者，即飘风骤雨，坏其坛筵，迅霆吼雷，毁其器用。自是三川梁汉之人岁皆崇事，虽愚朴之士、狂暴之夫，罔不战栗兢戒，肃恭擎跽，知奉其法焉。或螟蝗旱潦害稼伤农之处，众诚有率勉于修奉之处炷香告玄，旦夕响应，必臻其祐，与不虔不信之徒立可较其征验矣。巴南谓之清斋，蜀土谓之天功斋，盖一揆矣。法进以天宝十一年壬辰岁云鹤迎之而升天，此乃亦符龙虎之运神人之言矣。

第二节 治水文化

水患是影响古代人民生活的主要灾难之一，老子在《德道经》中提出了"上善治水"的思想。四川历史上，就有大禹治水的传说及李冰父子修都江堰等水利工程的壮举。

一、大禹治水

关于都江堰水利工程的建设，经历代专家考证认为是大禹肇其端，开明继其后，李冰总其成。史载，大禹为鲧之子，姒姓，名文命，号高密（一说字密），出生于古汶山郡广柔县（今北川羌族自治县禹里镇）。因平治洪水有功，舜帝禅位，开创夏朝，世称夏禹。死后葬于会稽（今浙江绍兴）。

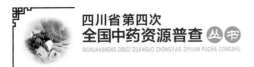

"岷山导江，东别为沱"是其首功。大禹是中国古代勤政爱民的帝王典范（见图2-15）。

相传，尧、舜、禹为中国上古三大明君。帝尧时，洪水滔天，天下百姓生命倒悬，深陷于愁苦之中。尧帝命鲧治理洪水。鲧采用"堵"的办法，"逢洪筑坝，遇水建堤"，"九年而水不息，功用不成"，反使人民受到更大灾难，因此被"摄行天子之政"的舜诛杀于羽山。然后任命鲧的儿子大禹来治水。禹治水的第一个功绩是"岷山导江，东别为沱"。他在岷江出峡处附近（今四川都江堰市境内）进行疏导，在岷江东侧今成都平原上依水度势，开凿一条叫沱江（大约在今柏条河走向上）的新河分流减灾，消除了成都平原的水患。大禹是第一个治理岷江的贤人，都江堰人为了感谢大禹治水的功绩，在玉垒山下修建了"禹庙"供奉大禹（见图2-16）。

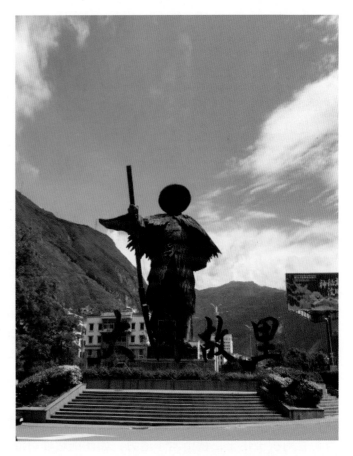

图2-15　四川汶川县大禹故里像（方清茂/摄）

大禹是四川人的记载，最早见于战国时代的《竹书纪年》："帝禹夏后氏，母曰修己，出行，见流星贯昴，梦接意感，既而吞神珠。修己背剖，而生禹于石纽。"司马迁《史记·六国年表》说"禹兴于西羌"。魏晋皇甫谧也在《帝王世家》中注解道："孟子曰，禹生石纽，西夷人也。传曰：禹出西羌，是也。"1979年，国家启动

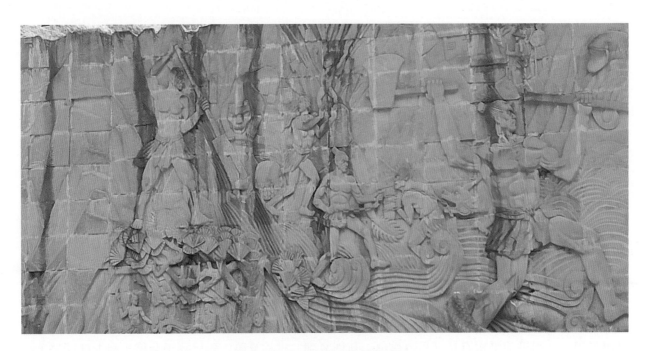

图2-16　大禹治水（方清茂/摄）

《中国民族民间文艺集成》工作，调研中发现了原流行于汶川一带的"花灯戏"，剧目中有《大禹治水》，歌颂大禹治水三过家门而不入，唱词中的"耶格西"即大禹的羌族名字。石纽究竟在哪里呢？汉代学者、川人扬雄在《蜀王本纪》中说："禹本汶山郡广柔县人。"唐代顾胤在《括地志》中说："石纽山在汶川县治西七十三里。"今天阿坝藏族羌族自治州禹里镇境内，山崖壁立。禹里镇石纽、刳儿坪。现在汶川县境内仍然保存着历史典籍中所记载的禹王宫、禹王庙、洗儿池、禹迹石纹等众多的遗迹。距禹里镇15公里的羊龙山腰，还有一个村落叫禹碑岭，村中有一个石碑被一棵大树包裹，相传那里是大禹三过家门不入的地方。

二、都江堰

李冰是秦朝时期蜀郡（今成都一带）太守，著名的水利工程专家。李冰治水，就是采用的"道法自然""天人合一"的道家思想。

都江堰由分水鱼嘴、飞沙堰、宝瓶口、镇水神兽等组成。把分水鱼嘴、飞沙堰、宝瓶口联合起来，就使得岷江在这里成功地实现了分流，也就达到了既消除西面水患、又消除东面旱灾的目的，一举两得，功德无量（见图2-17）。

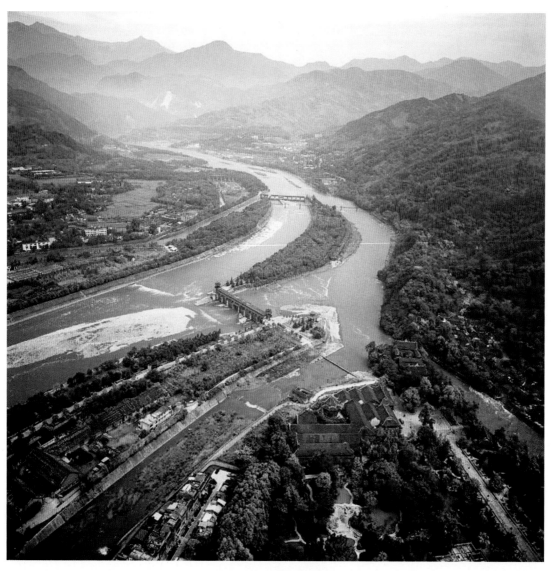

图2-17　都江堰鱼嘴

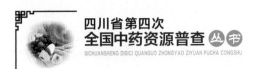
分水鱼嘴，是人工筑起的一条纵向的大堰，因为头部像鱼头，所以称为"鱼嘴"。它的作用在于把上游流下来的江水分为内、外两条（堤左西面的为外江，是岷江的主流；堤右东面的为内江，是灌溉东面田地的总渠）。分水鱼嘴筑成以后，使得岷江水得以分流，既可以使干流外江的水量不致太大，从而大大降低了洪水季节泛滥成灾的危险，同时又使东面内江能灌溉田地，免除了成都平原旱灾的产生。鱼嘴的分水量有一定的比例，大致是外江占四成，内江占六成。为了避免洪水季节内江也产生涝灾，又修筑了飞沙堰。

飞沙堰的修筑方法与鱼嘴分水堰相同，过去是用特大竹箱装满卵石而堆筑成功的。这条堰的难点与关键，在于它的高度必须正好适宜，才能使内江的水位在达到一定高度后，江水会漫过堤堰而流入外江。在内江水位过高、水量特大、水速过急时，更会把堤堰冲垮，内江的水直泄外江，更可以确保内江整个灌区的安全。这条堤堰所以取名为飞沙堰，还因为它与宝瓶口配合，能产生排沙作用。

宝瓶口工程，是整个都江堰工程的第一步，也是最关键的一步，李冰首先得把阻碍江水东流的玉垒山劈开。李冰在富有经验的民工们的建议下，创造性地采用了火烧山岩、让岩石爆裂的方法，使得工程进度加快，最终把玉垒山劈开了20米左右宽的大口。因为它的形状像瓶口，就命名为宝瓶口。

为了控制内江的水量，李冰还刻了3个石人。《华阳国志·蜀志》载，李冰"于玉女房下白沙郡作三石人，立于水中，与江神要，水竭不至足，盛不没肩"。如果水位浅到石人的脚部，用于灌溉的水量就有可能不足，也就预示着会发生旱灾；如果水位升到石人的肩部，就表示水量已经过多，预示着会发生洪灾。

三、郎木寺

郎木寺位于四川、甘肃交界的若尔盖县，自古就是川、甘、青等地各族民众朝拜黑虎女神的圣地。四川若尔盖达仓郎木寺内，最受民众尊崇的是传说中的老祖母郎（藏语虎）木（藏语女性）原来居住的洞穴，那是圣地中的圣地，又名仙女洞。洞外地下涌出的泉水，水质清冽、异常甘甜，因流水下游几百米处，如两条活灵活现的白龙从百米高的巉岩上飞入溪流饮水，所以此江名为"白龙江"，按藏文意译叫白水河。

郎木寺分为两部分，一个为四川达仓郎木寺，也叫作格尔底寺，虎穴、仙女洞、郎木寺大峡谷以及肉身佛舍利都位于四川一侧境内；另一个是甘肃的寺院，也叫赛赤寺，通往天葬台的方向，两个寺院隔着小溪相互守望（见图2-18、图2-19、图2-20）。

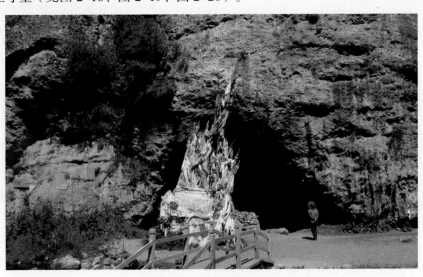

图2-18　郎木寺仙女洞

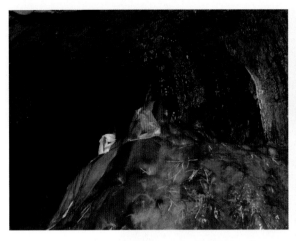

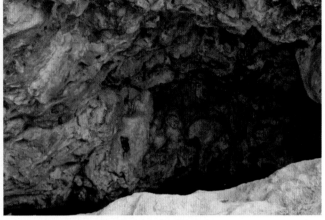

图2-19 郎木寺仙女洞郎木石像　　　　　　图2-20 郎木寺仙女洞石壁上的十二生肖

　　白龙江峡谷的入口就在格尔底寺内最深处，可以徒步或者骑马进入游览，峡谷周围怪石林立，景观奇幻秀美，峡谷里有几片小草原可以野餐，还有"仙女洞""老虎洞""中阴洞"等充满宗教奇幻故事的景观。

　　仙女洞是峡谷内的一座石灰岩溶洞，洞内就是传说中降伏恶虎的神女班丹郎木的居所。必须弯身才能钻进去，据说干过坏事、作恶多端的世人进不去。溶洞里面宽敞，可以直立行走，在里边最高处，钟乳岩石形成一尊如坐着的石佛，外观酷似仙女模样，藏民称为吉祥天母，经常前来磕头跪拜、祈求平安，郎木寺得名即从此来。进到洞里的人，喜欢用钟乳石上的滴水洗头、洗脸，并在一块从岩壁上凸出的膝盖式的光滑的石头上来回摩擦腰、腹，这样就能消除胃病与腰疼。洞中还有个"中阴洞"，钻入这个洞内再出来，就可以脱胎换骨。溶洞的外面岩壁上，有双眼睛泉，缓缓渗出的神水，洗眼可治眼疾、保护眼睛、不得眼病，且更加明亮（见图2-21、图2-22、图2-23、图2-24）。

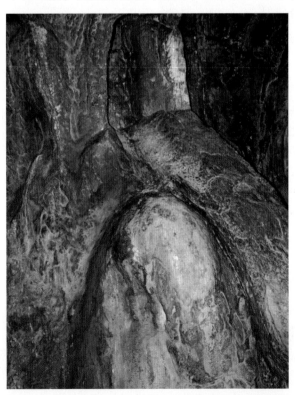

图2-21 仙女洞内凸出的光滑的可以治疗胃病与腰疼的石头

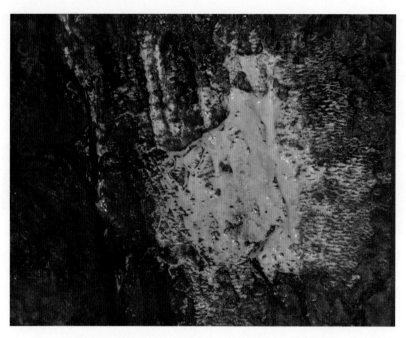

图2-22　仙女洞内光滑可以"美容祛斑"的石壁

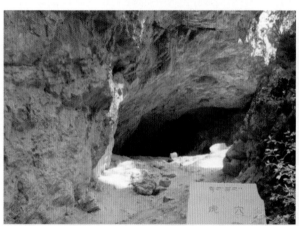

图2-23　郎木寺虎穴

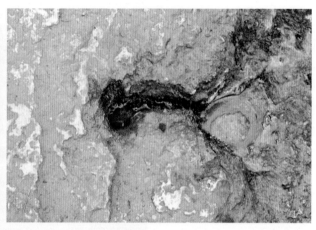

图2-24　郎木寺洗眼泉

第三节　中医药文化

　　"天府之国"四川，物华天宝，人杰地灵。这里孕育了一代又一代中医药名家，积淀了浓厚的中医药文化。绵阳出土的经络漆人，成都老官山出土的经穴漆人与医书，都体现了四川中医药辉煌的历史。

　　四川自古名医辈出，从公元前206年到1911年，医史记载的四川著名医家就达1 000余人。从医祖岐伯的传说、寿星彭祖，到唐代的昝殷，宋代的史崧、唐慎微，清代的郑钦安、唐宗海。中华人民共和国成立后，四川名中医冉雪峰、蒲辅周、萧龙友、杜自明、李重人、沈仲圭、叶心清、王朴诚、王伯岳、龚志贤、任应秋、方药中等奉调进京，组建中国中医研究院，成绩斐然。此外，四川中医学家李斯炽、李仲愚，中药学家凌一揆、万德光，伤寒专家邓绍贤，妇科专家卓雨农，针灸专家薛鉴明、蒲湘澄，儿科专家胡安伯，痔漏专家黄济川，内科专家吴棹仙等无不各有精专，建树卓越。还有王静安、吴佩衡、李孔定、王成荣、刘敏如、杨天鹏、曾进光、熊雨田、冯志荣、肖正安、陈治恒、张发荣、彭履祥、徐俊先、陈怀炯、陆干甫、傅灿冰、杨洁莹、王渭川、文琢之、徐廷翰、汪新象、宋鹭冰、郑怀贤、刘梓衡、褚成焱、吴康衡、杨介宾、陈绍洪、廖品正、旦科、张世民、艾儒棣、冯志荣、刘方柏、孙同郊、李培、陈天然、胡天成、钟以泽、曹吉勋、熊大经、王明芳、王明杰、王晓东、张毅、李廷谦、杨家林、祝之友、张晓云、雷勇、梁繁荣等一大批中医名家，灿若星辰（见图2-25）。

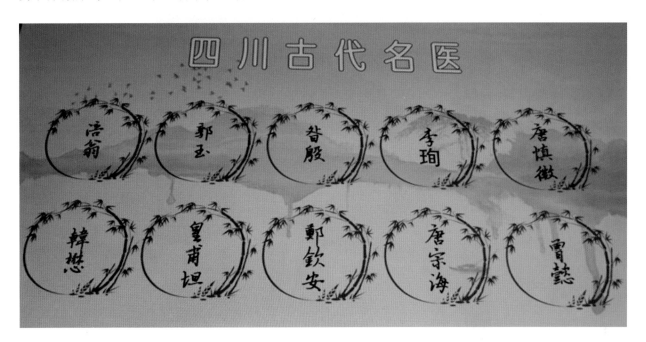

图2-25　四川古代名医

一、绵阳双包山经络漆人

涪翁，西汉末、东汉初涪县（今四川绵阳）人。其真实姓名及生卒年均不详。据《后汉书·郭玉传》载，当时涪江边上有一位老人，人们不知他叫什么名字，因他在涪江上打鱼为生，人们称他为涪翁。涪翁为人治病不取报酬，见有病人就用石针为其诊治，即刻便能治愈。他曾传下了有关针灸方面的《针经》《诊脉法》等著作，并把医术传给了弟子程高，程高又传给了弟子郭玉。后来郭玉成为东汉时期的一代名医。

1993年出土于四川绵阳双包山汉墓的经络漆人，被命名为"涪水经脉木人"。漆人的头、胸、背、手部用红色描绘有人体经脉十余条，年代应该在针灸铜人之前。遍布于漆人全身的经脉循行径路，在黑漆肤色的烘托下，清晰分明，容易辨识。迄今为止，这不仅在中国，也是在世界上所发现的最古老的标有经脉流注木质人体模型。据考证，此墓葬建于汉文帝与汉景帝（公元前179年—公元前141年）的西汉早期，即公元前2世纪左右。

经络漆人的特点在于其左右两侧的手厥阴脉直上头顶而在督脉上交会终止，其在侧头部与四条阳脉（手阳明及手太阳、手少阳、足太阳）相切而形成了四个交会点，最后终止于督脉上的"通天"或

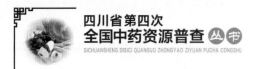

"百会"而成为又一个交会，从而构成了"三阳五会"（见图2-26）。

据《史记·扁鹊仓公列传》记载，扁鹊秦越人给虢太子治疗"尸厥"之症时，就采用了针刺"外三阳五会"的方法。经络漆人提供了解读古代经脉医学与破译虢太子脉案的密码。

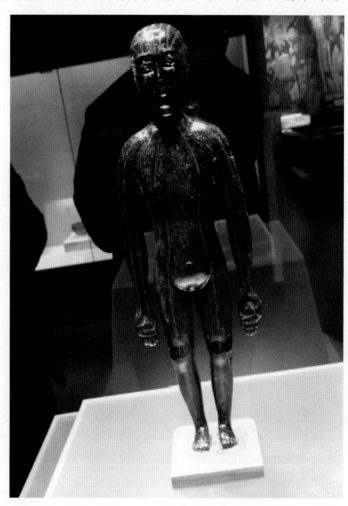

图2-26　绵阳双包山经络漆人示意图

二、老官山经穴漆人与医书

2012年，成都市金牛区天回镇土门社区卫生站东侧的"老官山"汉代古墓出土了大量的竹简和漆人等医学文物。从竹简中整理出医书10种，包括《脉诊》《六十病方》《诸病》《十二经脉》《别脉灸经》《刺数》《脉数》等。这些出土的医学文物具有独特的文献价值、重要的医学史价值和医学价值。《六十病方》中首次出现了"蜀椒"，是川产道地药材最早的文字记载。蜀椒就是四川产的花椒，历史上都认为四川产的花椒质量最优。特别是汉源花椒，气味浓香，称为"贡椒"，汉源历来被认为是花椒的道地产区。

老官山经穴漆人比1993年四川绵阳市双包山发现的一尊木漆人更为精致、完整。老官山经穴漆人高约14厘米，直立裸身，五官清晰，双手臂垂直放于两侧，五指并齐，掌心向前，双脚平行站立。通体刷黑漆，表面用白色线条描绘了清晰可见的经络路线，并刻有圆点标示穴位，尚能辨认的穴位有117个。此外，在不同部位还阴刻"心""肺""肾""盆"等小字，反映出当时人们对经络的精准认识。它是我国迄今发现的最早、最完整的经穴人体模型（见图2-27）。

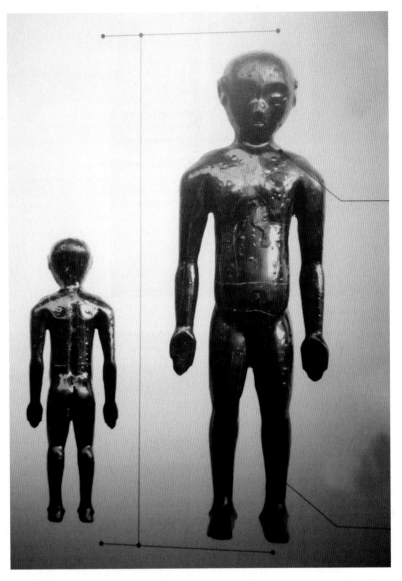

图2-27　成都老官山经穴漆人（左）与绵阳双包山经络漆人（右）对比图

三、藏医药

藏医药有近两千三百年的历史，是藏族人民通过长期的实践，不断积累、完善而形成的具有完整理论体系、独特治疗方法和浓郁民族特色的医药学体系。在历史上藏医药形成南北两派，甘孜藏族自治州是藏医药发祥地之一，南派藏医药的故乡。甘孜藏族自治州德格县是"南派藏医药"的主要发祥地。德格藏医药具有五大突出特色：第一，擅长治疗脾胃（消化系统）疾病（藏医称为"培根病"）。第二，对高原性风湿病、水肿病、高血压等疾病有一套独特而较完整的治疗方法。第三，配方药味多，一般在20~25味，多达70味，甚至100余味，属大型、特大型方剂，如"甘露丸""七十味珍珠丸"等。第四，擅长使用"清热药物"治疗温热病。第五，擅长使用"放血疗法"，配合药物治疗疾病。

阿坝藏族羌族自治州的旦科老师是川西北地区有名的藏医，在甘肃、青海都有很大的影响力。藏医院主要依托著名藏医药专家、藏医主任医师旦科多年的经验，继承和发展了他的学术成果，进而为广大藏族群众的健康服务。旦科从事藏医药临床工作30余年，善于接受新事物，主张

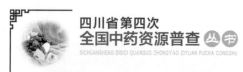

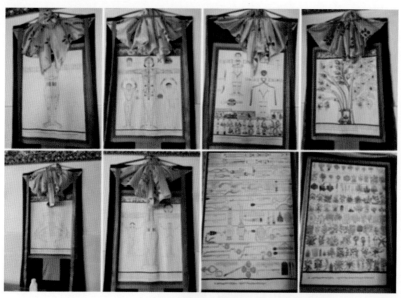

图2-28　藏医唐卡

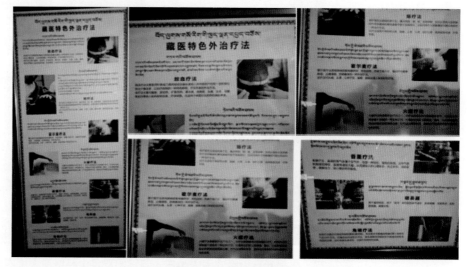

图2-29　藏医特色疗法

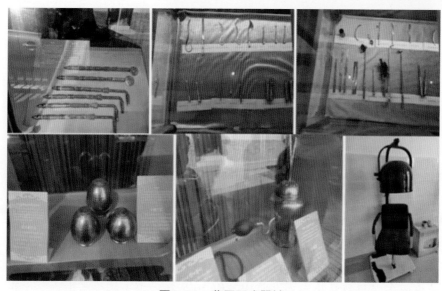

图2-30　藏医医疗器械

借鉴中医药学的精华，结合传统藏医学的特点发展藏医学理论。他坚持不懈地致力于藏医理论研究，翻译整理出大量的古今藏医著作、文献和有关资料，其中一些研究成果填补了安多地区藏医药研究的空白。他先后编纂了17万字的《藏医临床经验》、20万字的《藏医验方汇集》及《藏药方剂1 500种》，同时组织编写了藏医中专教材13本，计70多万字。其中，《藏医验方汇集》一书由四川民族出版社出版。旦科精于藏医内、外科，擅长治疗内科杂症及慢性骨髓炎、骨

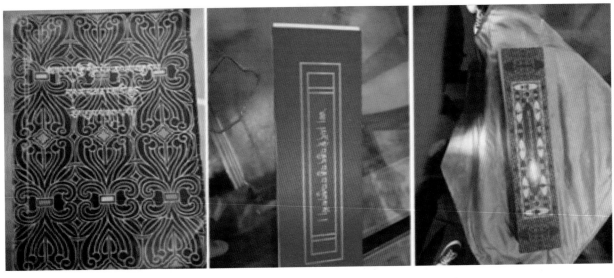

图2-31　雅江县藏医古籍资料

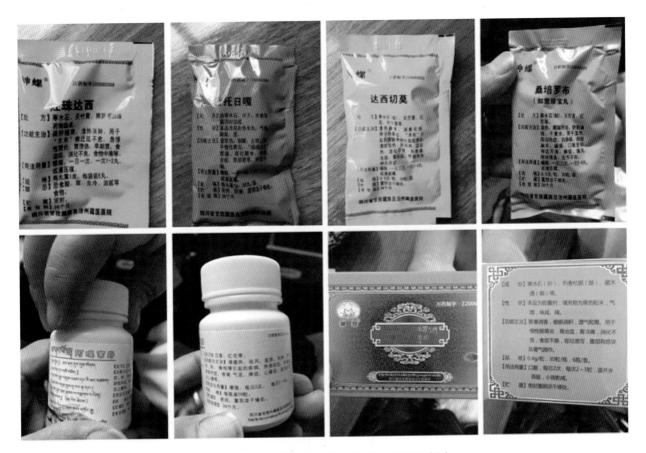

图2-32　新龙县藏医院藏药制剂（何兴金/摄）

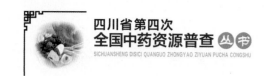
结核等，并研制出了 8 种治疗妇科病、慢性骨髓炎、肺心病、消化系统疾病的新型特效藏成药，深受患者的欢迎。旦科在藏药的研制方面也取得了显著成就。1985 年，在他的主持指导下，对名贵藏药"七十味珍珠丸"进行了炼制试验工作，经多次反复试验，于 1986 年 6 月炼制成功。首批生产 3 万粒，投资 5 万元，经济收入达 12 万元。"七十味珍珠丸"投入市场销售长盛不衰，受到各族群众的好评，取得了明显的社会效益和经济效益，荣获四川省中医药管理局科技进步三等奖。1988 年 10 月，又陆续炼制出名贵藏药"珍宝芒觉丸""仁青芒觉丸"等，填补了安多民族地区名贵藏药制剂生产的空白。目前这些药物在藏族聚居区广泛使用，很多藏医在旦科老师研究的基础上衍生出了很多治疗不同疾病的使用方法，临床上解决了很多患者的病痛，继承和发扬了藏医药文化。

甘孜藏族自治州石渠县于 1991 年成立了石渠县藏医院，2014 年成立了石渠县藏医药研究所。医院占地面积 14 940 平方米，设有省级重点专科藏医肝胆病专科和州级重点专科风湿病专科及藏医内科、藏医外科、外治科、藏医妇科、藏医儿科、治未病科、康复理疗科等临床科室，同时设有一个教学教研室和藏医药研究室及藏医药浴室，年平均诊治病人 2 万多人次。石渠县藏医院设有符合 GPP 标准的藏药制剂室，主车间（净化车间）748 平方米，制剂室辅助车间 1 065 平方米。制剂室可生产散剂、丸剂、胶囊剂、片剂、散剂等剂型，主要生产麦旁达西、高原补身王等 100 余种产品。另外，藏医院建有著名藏医药专家居·麦旁纪念馆，纪念馆里存有历代藏医师像 24 座，居·麦旁藏医著作及四部医典、藏医经典 280 部，藏医曼唐（医药挂图）80 幅，藏医手术器械 200 种，藏医药材 200 多种。

四、羌医药

羌族是我国 56 个民族中具有悠久历史的少数民族之一。作为古代羌族的后裔，现今的羌族主要生活在四川省阿坝藏族羌族自治州西北部的茂县、汶川县、理县、松潘县及绵阳市的北川羌族自治县等。几千年来，羌族人民在长期的生产实践和与疾病作斗争中创造出来的羌医药体系，广泛流传民间，深受群众的信赖和喜爱，为本民族预防和治疗疾病做出了贡献。

神农尝百草。炎帝神农氏，被羌族人视为宗神。羌医羌药主要是以家传或师带徒的方式，通过言传口授、药方对换等方法传授。习业者在实践中逐步认识药物，熟悉药性，掌握药物的生长特性、采集季节、炮制加工技术和内外治疗方法等实际经验，使得医药合一的羌医羌药在民间世代传授。羌医常用的治疗方法有挑刺、放血、打通杆、针灸、推拿、按摩、刮痧、拔火罐。羌医用药具有独特风格，其药物组合多为个人经验积累，无应用的统一标准和固定原则，善用单方、验方、秘方治疗疾病。在药物的使用上，多系本地野生药物，干鲜并用，多数不需炮制而直接使用，具有新鲜、味浓、治疗效果好等特点，只有外用药物和剧毒药物才进行加工炮制。

早在公元 2 世纪初期，羌族就懂得了用羚羊角、鹿胎、麝香、鸡胆等治疗疾病。陶弘景在《本草经集注》的注释和补充中，明确阐述了川西少数民族地区的药物有 20 余种，如："寺格"（羌活），产于茂州（茂县）、威州（汶川县）。此外，对大黄、当归、黄芪等品种的产地和功效都有详细记载。清《茂州志》在山川纲中记有"五味山盛产五味子"，《茂州志》收载的药物有：羌活、独活、崇迪（大黄）、天麻、葛白（贝母）、雪莲花、冬虫夏草等。

五、彝医药

早在 3 000 多年以前，就有了彝医药。彝医药在彝族人的世代繁衍生息中发挥了重要作用。彝医药是继苗药、藏药之后，我国第三大民族医药，已被列入第三批国家非物质文化遗产名录。作为全国最大的彝族聚居区，凉山的彝医药更是自成体系，在用药方法、药物剂型和品种方面有着鲜明的民族性和地域特色。《造药治病书》发掘于凉山彝族自治州甘洛县，原名此木都且（译音），意为"造药治病解毒"。该书共收载疾病名称 142 个，药物 201 种。其中植物药 127 种，动物药 60 种，矿物药和其他药物 14 种。所载病名多为凉山彝族当地的常见病和多发病，所收药物大都产于当地。

凉山彝族自治州以彝医为代表的民族医药历史悠久，独具特色，优势明显，彝族医药具有完整理论体系和药材门类基础。凉山彝族自治州先后出版了《彝医植物药》《彝族医药》《彝族毕摩苏尼医药及适宜技术》等十余部彝医药著作，6 项彝医适宜技术纳入全省民族医药适宜技术推广项目，2021 年四川省彝医医院落户凉山，拥有阿子阿越等名医。

六、苗医药

兴文县是四川省的苗族县，苗族民间有"千年苗医，万年苗药"的说法。苗医的诊法简单实用，药物品种繁多，包括植物、动物和矿物等 1 000 多种。苗医对药物的应用原则来源于生活实践和几千年的用药经验，具有鲜明的民族特色，所用药物疗效很高，且与传统中医有许多不同。由于苗族人民生活的地方蛇虫较多，而且古时征战较多，因此，苗医药对于跌打损伤、蛇伤等具有较好的功效。2009 年兴文县苗医药研究所成立。2020 年，兴文苗医药被四川省中医药管理局列入四川四大（藏、彝、羌、苗）民族医药之一。

兴文县苗医药研究所编辑了《兴文县苗医百草集》《兴文县苗族百膳集》《四川苗医药特色疗法》及《苗医药简史》等专著。同时，根据苗医药理论，结合兴文实际，整理并编写了 5 种特色苗药适宜技术，举办了苗医药适宜技术培训班，向全县各乡镇卫生院、村卫生室进行推广运用。

苗医药研究所研发了特色苗药"苗一息通散"，推出了保健用的苗药浴包、净屋香苗药灸条等产品，以及极具民族特色的苗药香包。兴文县苗医药研究所现在已获得了 15 项专利，推广适宜技术 11 项，指导申报非物质文化遗产项目 11 项，申报在研制剂 32 种，拥有苗医药特色体验项目 29 项。

第四节 龙文化

　　自贡市是恐龙之乡。自贡灯会独具特色，大门一般都是二龙戏珠的图案。《荣县志》记载："正月人日后，各祠皆燃火树，各门首皆点红灯，谓之天灯，喻人寿年丰之意。兼仿古人礼鸣金执铤，以驱瘟疫，谓之狮灯场市。""新年火甚盛……而楼台为甲观，乡人通命曰亭。一城数亭，一亭各式，其高数重，构栋雕楼，临春组合，彩笺书画，嵌灯如星，一亭燃四五百灯，辉丽万有。西人来观，亦欣然京沪所不见也。"说明清道光以后的灯会已崭露头角，其场景已甚为壮观，灯彩已甚为绚丽，较之京城大邑亦毫不逊色（见图2-33、图2-34）。

　　自贡龙灯会历史悠久。龙分为布衣龙灯、大龙灯、草龙灯、板凳龙灯等不同的"龙"种进行表演。布衣龙灯，一般由十二三人组成阵式，有舞龙的"武阵"和唱念猜字的"文阵"。套路变化多，"龙"体灵活。大龙灯，一般龙身在15节左右，每节内能点火烛。龙头重有15余公斤，舞动时每节由一人执柄，常做"之"字形或"S"形舞动，灯火连成一片，甚为壮观。草龙灯，主要是用自贡地方特产"芦草"编制而成，由5~7人舞动，灵活逼真。板凳龙灯，是在板凳一头扎"龙头"，另一头扎"龙尾"，多是兄弟俩共舞，才能配合默契，显"龙"之机敏。

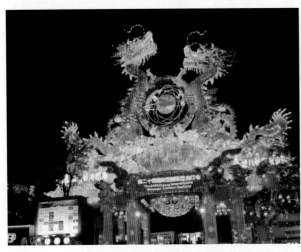
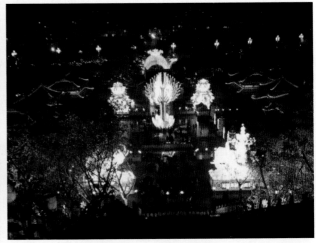

图2-33　荣县灯会大门（钟定良/摄）　　　　　图2-34　荣县灯会（苏伯安/提供）

　　绵阳市盐亭县可以说是龙的故乡。该县歧伯镇之北、西、南为梓江，梓江发源于江油市北之龙门山，因水出龙门，其水必隐龙蛇，遂有梓江沿岸之地名，如豢龙乡、梓流、梓盐、鳌鱼、高团（鱼）、龙顾井（龙过境）之名。梓江多梓树，先民视梓树为龙蛇化身，作社树加以崇拜。2016年10月27日，作者到盐亭县乡镇的途中，发现盐亭的很多地名都以"龙""凤"命名。晚上，研读《盐亭县志》，在看盐亭县地图时，发现以"龙"命名的地方太多了，有45个，列举如下：延龙山、观龙河、龙前、龙潭、麟龙、龙桥、卧龙山、龙顾、龙宝、回龙、龙江、巨龙、黄龙、华龙、龙树、云龙、石龙、龙骨、龙门、马龙、龙台、二龙场、龙牧、龙潭（2）、来龙（2）、飞龙、罐龙、龙泉（2）、双龙、龙盘、龙象、龙坪、龙头、五龙（2）、鸣龙、佛龙、九龙、峰龙、会龙、骑龙、龙山、青龙、玉龙（2）、金龙等。盐亭县真是龙的故乡，这些地名也极大地丰富了龙的词语。这些

地名充分表现出盐亭县是龙族活动的范围。盐亭还有独特的龙舞，如草龙、蚕龙、桃子龙等（见图2-35）。

眉山市彭山区彭祖山每年端午节也有舞龙的习俗，板凳龙为其特色。彭祖山采氙场有一条栩栩如生的石刻盘龙（见图2-36、图2-37）。

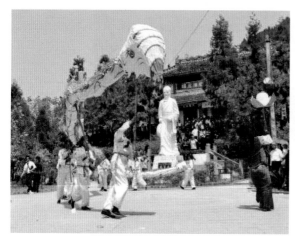

图2-35　盐亭蚕龙

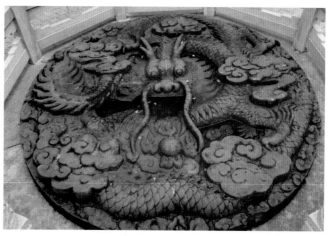

图2-36　彭祖山盘龙（方清茂/摄）

039

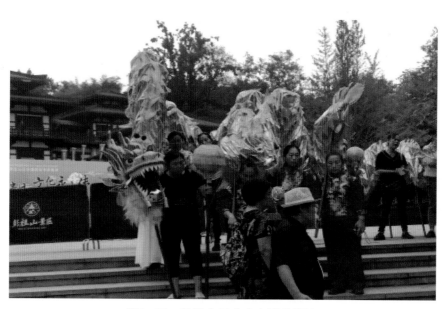

图2-37　彭祖山舞龙（方清茂/摄）

以舞龙的方式来祈求平安和丰收是全国各地的一种习俗。达州石桥火龙是达州市达川区石桥镇的民俗文化活动。该地闹春已延续千年，整个活动贯穿了请龙、龙点睛、龙请水、烧火龙、送龙等民俗风情，为的是防止火灾、减少瘟疫，同时祈求风调雨顺、五谷丰登。火龙用竹篾做成龙的躯体，再裱上白纸，涂上颜色，绘上鳞、角、爪，龙首至龙尾长达数十米，浑然一体。相传，古时石桥一带旱灾连年，有一年的元宵节，东方天空突然流光四溢，半空飞来一条金黄色的火龙，口吐祥云。随后大雨滂沱，维持了数天，人们喜笑颜开、载歌载舞度过了旱灾后第一个欢乐的元宵节。人们感激火龙，所以每年都在元宵节舞动火龙，巡游村寨。元宵节晚上，数条火龙走街串巷，家家居民用硝磺、柴炭等原料配制成烟花，尽情地对火龙燃放，火花四溅，让人喝彩不已（见图2-38）。

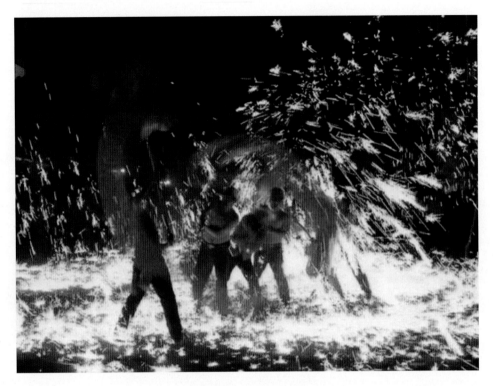

图2-38　达州石桥火龙

第五节　茶文化

　　四川自古就有丰富的茶文化，茶圣陆羽留下了"扬子江中水，蒙顶山上茶"的佳话。蒙顶山，又叫蒙山，为青藏高原到川西平原的过渡地带，位于号称"天漏"的雅安市雨城区和名山区之间，最高峰上清峰，海拔1 456米。蒙顶山因"雨雾蒙沫"而得名，这里因常年雨量在2 000毫米以上，古称"西蜀漏天"。

　　蒙顶山是世界茶文明的发祥地，世界茶文化的发源地，是我国历史上有文字记载人工种植茶叶最早的地方。从现存世界上关于茶叶最早记载的王褒《童约》和吴理真在蒙山种植茶树的传说，可以证明四川蒙顶山是茶树种植和茶叶制造的起源地。唐代《元和郡县志》载："蒙山在县南十里，今每岁贡茶，为蜀之最。" 宋代《宣和北苑贡茶录》记载，当年蒙顶山进贡的两种名茶"万春银叶"和"玉叶长春"就榜上有名。清代《陇蜀余闻》记载："每茶时，叶生，智矩寺僧辄报有司往视，籍记其叶之多少，采制才得数钱许。明时贡京师仅一钱有奇。"蒙顶贡茶从唐至清，一千多年里岁岁入宫，年年进贡，以供皇室"清明会"祭天祀祖之用。这种专用茶采自茶祖吴理真种下的七株仙茶。到清代时，蒙顶五峰被辟为禁地，七株仙茶被石栏围起来，辟为"皇茶园"，至今留存。在民间，蒙山茶历来被看作祛疾去病的神来之物。因此，历史悠久的蒙顶茶被称为"仙茶"，蒙顶山被誉为"仙茶故乡"（见图2-39）。蒙泉井位于皇茶园旁，又名"甘露井"，侧立"古蒙泉"二碑，石栏镌刻二龙戏珠，为甘露大师种茶时汲水处。县志载"井内斗水，雨不盈，旱不涸，口盖之以石"，取此井水烹茶则有异香。

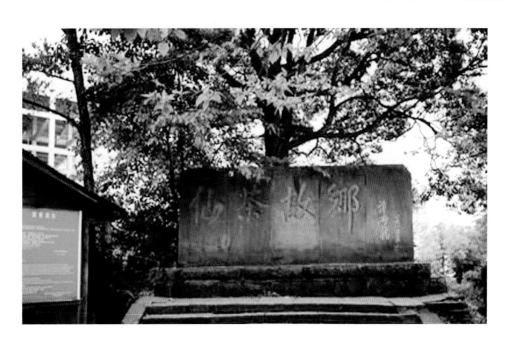

图2-39　蒙顶山古茶树

四川还有喝药茶的习惯，例如夏天喝的青城山产苦丁茶（见图2-40）、白茶、老鹰茶、金银花茶等都十分普遍。盐亭县茶亭乡是岐伯的故里，茶亭人以饮茶闻名，当地人喜欢喝茶，还有特别的药茶，又称为"岐伯茶"，相传是岐伯在"药谷"研究医药时发明的。

盐亭县药茶使用的中药材有：桔梗、枇杷、香龙（牛至）、金银花、菊花、槐花、泡参、板蓝根、栀子、地骨皮、红花、金钱草、橘子、橙子、柑子、柚子、刺梨、枣子、桑柏、乌梅、李子、樱桃、冬桃、杏子、楸子、青叶、麦芽、莲子、首乌、桎花、紫荆花、薄荷、紫苏、萝卜、绿豆、三参（泡参、党参、人参），这些茶能够治疗多种疾病和保健强身，故至今得以流传。

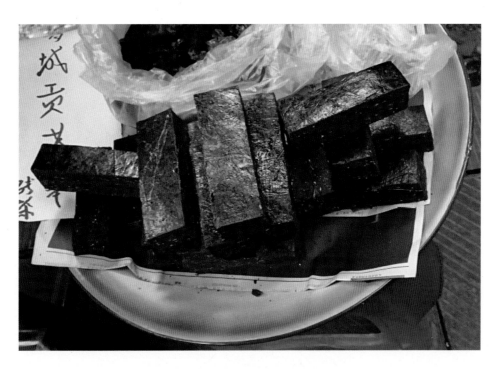

图2-40　青城山苦丁茶（方清茂/摄）

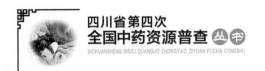

第六节 酒文化

　　四川酒是我国酒文化百花园中的一朵奇葩，川酒享有很高的美誉度。"三星堆"遗址中发现，3 500 年前至 3 000 年前的大量陶酒器横空出世，从酿造、贮藏到饮用的酒器亦应有尽有，说明当时的川西地区就有了相当高的酿酒水平。

　　经过多年的发展，逐渐形成了川酒品牌"六朵金花"：五粮液、郎酒、泸州老窖、沱牌曲酒、全兴大曲、剑南春。

　　宋代宜宾姚氏家族私坊酿制，采用大豆、大米、高粱、糯米、荞子五种粮食酿造的"姚子雪曲"是五粮液的雏形。古蔺郎酒因取郎泉之水酿酒，故名"郎酒"。"浓香鼻祖，酒中泰斗"——泸州老窖是中国古老的名酒之一。唐代诗人陈子昂说"射洪春酒寒乃绿"，沱牌曲酒产于素有"观音故里，诗酒之乡"美称的四川省射洪市。成都出土的"水井坊"证明了全兴大曲的悠久历史。剑南春是中国传统名酒，产于四川省绵竹市。早在唐代绵竹就产闻名遐迩的名酒——"剑南烧春"，相传李白为喝此美酒曾在这里把皮袄卖掉买酒痛饮，留下"士解金貂""解貂赎酒"的佳话。苏东坡称赞此酒"三日开瓮香满域""甘露微浊醍醐清"。

黄帝与中医药

　　黄帝有熊氏，是五帝之一。黄帝是熊姓。在黄帝之前都是无为而治国，老子说"无为而无不为"。黄帝开启了有为治理国家，因此，在姓氏前面加了一个"有"。就像幾遽氏一样，本来姓"遽"，因为建立了幾学，因此被称为"幾遽氏"。

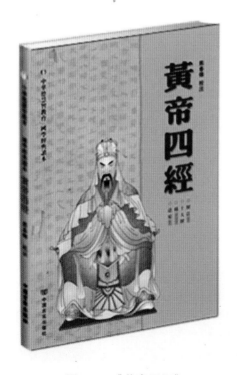

图3-1　《黄帝四经》

　　"修身治国平天下"，是黄帝悊（哲）学思想的灵魂。黄帝时代的文化经典，包括悊（哲）学、阴阳、政治、军事、天文、历法、五行、医经、修身、内功、按摩、杂占等著作，包括《黄帝四经》《黄帝铭》《归藏》《黄帝君臣》《杂黄帝》《力牧》《黄帝泰素》《黄帝说》《黄帝》《封胡》《风后握奇经》《鬼容区》《玄女经》《阴符经》《蚩尤》《行军秘术》《黄帝内经》等。《黄帝四经》是黄帝文化的精华，1973年在长沙马王堆出土（见图3-1），翻开了中华民族道德文化和历史文化研究史上的灿烂篇章，使我们民族道德文化的主干和分支完全展现在整个民族和世界人民面前。《黄帝内经》记载了黄帝与岐伯君臣对话而论述养生与治病的内容，指出了"天德"与"地气"是人生命之源，健康之根。黄帝指出，"德"就是"一"，"德"除了具有思想品德属性之外，更重要的是作为人健康长寿的一种能量，"所以能年皆度百岁而动作不衰者，以其德全不危也"（《素问·上古天真论》），"天之在我者德也，地之在我者炁（气）也，德流气薄而生者也"（《灵枢·本神》）。四川省洪

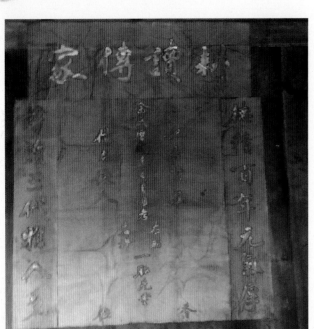

图3-2　积德——洪雅县堂屋家训

雅县的家训中的一副对联"德积百年元气厚，书读三代雅人多"，右联就充分说明了"德"是炁（气）的根本（见图3-2）。

黄帝时代的人民开展了大量的发明创造，如指南车、车、孥、釜、甑、冠冕、灶、水井、宫室、棺。此外，黄帝妃子嫘祖发明了种桑养蚕，仓颉发明了文字，宁封发明了陶器。

黄帝虽然贵为天子，但是仍然虚心问道，留下了大量的传说。他问道三山五岳，曾经到过峨眉山、青城山、崆峒山等地，修身求真，得到了丰富的真言口诀，并且身体力行，实现了"修身齐家治国平天下"的目标，最后在鼎湖跨龙升天。

第一节　峨眉山问道天皇真人

峨眉山有大量关于黄帝访问与受道于天皇真人的传说（见图3-3）。九老洞与仙峰寺合称"九老仙府"，为峨眉山十景之一。

为什么叫九老洞呢？明崇祯年间翰林院侍读学士胡世安《登峨眉山道里纪》记载："最奇者莫如九老仙人洞，昔黄帝访广成子天皇真人游此，遇一叟洞外，询'有侣乎？'答以'九人'，今名以此。"洞里塑立了财神爷赵公明之像。九老洞之玄妙，与黄帝、九老和赵公明有关（见图3-4）。

轩辕黄帝在峨眉山向天皇真人（也写作天真皇人）问道，最早的记载见于东晋鲍靓所辑《三皇经》："皇人住峨眉山北绝岩，苍玉为屋""皇人者，泰帝之使，在峨眉山

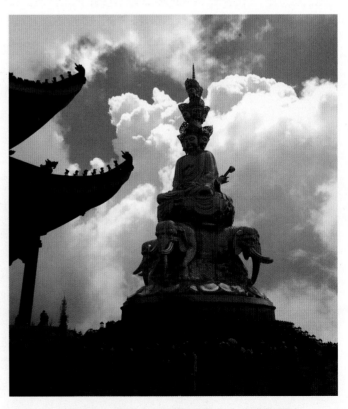

图3-3　峨眉山金顶普贤真人（方清茂/摄）

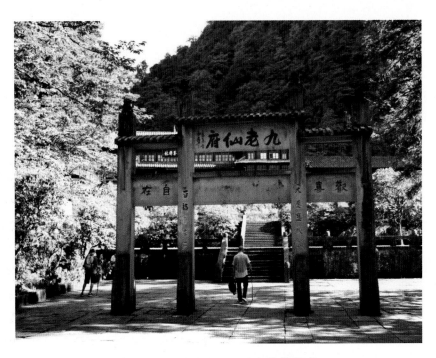

图3-4 峨眉山九老洞（方清茂/摄）

授黄帝真人五牙之法"。差不多同时期的《五符经》也载有基本相同的文字："皇人住峨眉山北，绝岩之下，苍玉为屋，黄帝往受三一五牙经。"其后，鲍靓的女婿、东晋最著名的道教理论家葛洪，将这则传说写进了他的名著《抱朴子》卷十八："黄帝……到峨眉山见天真皇人于玉堂，请问真一之道。"北齐魏收编纂的《魏书·释老志》也收录："道家之源，出于老子……授轩辕于峨眉，教帝昝于牧德。"

再往后，唐宋时期的道教典籍，都引用这一传说。如北宋张君房辑《云笈七签·天尊老君名号历劫经略》："轩辕氏兴，以上皇元年十月五日，老君（天真皇人李耳的别称）下降于峨眉之山，授黄帝《灵宝经》……又至上皇三年七月二十九日壬子，天真皇人下授黄帝六壬式图、六甲三元遁甲造式之法。"

《真文经》："昔天皇真人峨眉山中告黄帝曰：一人之身，一国之象也。神犹君也，血犹民也，能知治身，则知治国矣。夫爱其民，所以安其国。吝其气，所以全其身。民散则国亡，气竭则身亡。"

宋太宗曾有赠峨眉山题词："天真皇人论道之地，楚狂接舆隐逸之乡。"

清人蒋超在《峨眉山志·志余》中对此颇为不平："峨眉自黄帝问道天皇，未有佛祖与之分席也，今乃无羽流。宋皇坪、轩辕观全成虚莽，唯纯阳一殿，乃明代衡阳赫公所建，欲为天皇存饩羊之意……"

第二节　青城山问道宁封真人

青城山位于四川省都江堰市西南，古名"天仓山"，又名"丈人山"。青城山主峰老霄顶海拔1 260米。祖师殿位于青城山天仓峰，背靠轩辕峰，面对白云溪。始建于晋代。

青城山在历史上有诸多的称谓。先秦时期称为"清城都""丈人山"，秦时称作"渎山"，两

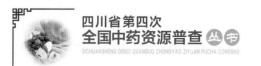
汉和三国时称为"汶山"或"天谷山"，两晋、隋唐直至开元十八年（731年）前称为"清城山"，后称"青城山"。关于"丈人山"的来历，有一个与仙人有关的故事，载于宋朝张君房所辑《云笈七签》卷七十九。传说，黄帝时期，黄帝因与北方的蚩尤作战时不利，便来到青城山向仙人宁封讨教。宁封送给黄帝一本《龙跻（蹻）经》，教黄帝以龙跻飞行之术。后来，黄帝战胜了蚩尤，统一了华夏民族。为了表达对仙人宁封的感谢，黄帝封宁封为五岳丈人，其所居住的青城山亦被称作"丈人山"。如今青城山上的轩辕峰、访宁桥和龙隐峡栈道就是此传说的遗迹（见图3-5、图3-6、图3-7、图3-8）。

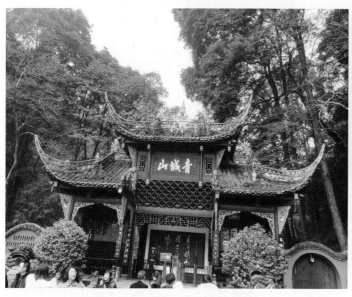

图3-5　青城山大门（方清茂/摄）　　　　图3-6　青城山访宁桥（方清茂/摄）

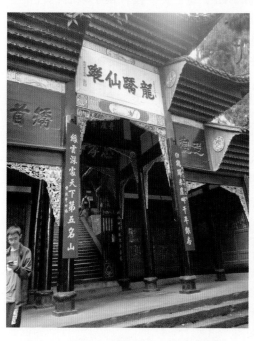

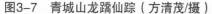

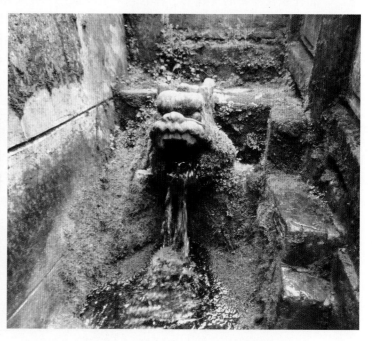

图3-7　青城山龙蹻仙踪（方清茂/摄）　　　图3-8　青城山丈人泉（方清茂/摄）

我国第一个发明制陶的人是谁呢？据古籍记载，此人名叫宁封子，是黄帝身边的一个能工巧匠。宁封子，又称龙跻真人，为古代仙人。据《列仙传》载，他原为黄帝的陶正。在他烧陶的时候，有神人过其处，为其掌火，能出五色烟，久则以教封子，封子积火自烧，随烟上下。后授黄帝以《龙跻经》，被皇帝封为五岳丈人。

第三节 问道缙云山

缙云山位于重庆市北碚境内，素有"川东小峨眉"美誉。传说黄帝在缙云山采药炼丹，飞升成仙。重庆《缙云志》说："缙云山出于禹别九州之前，曾是黄帝合药炼丹之地。"

缙云山上有不少关于黄帝的古迹和传说，其中最有名的一个就是"轩辕洞"。从名字上就与黄帝（号轩辕）直接有关。《巴县志》记载，"缙云山上二里，有山曰白云，峭削难登。有轩辕洞，幽邃窈深，旱久风出，声如雷，必雨，土人以此为卜阴晴焉。"

第四节 《黄帝内经》与经典诵读①

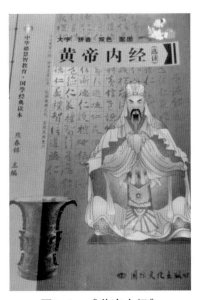

图3-9 《黄帝内经》

人类对物、形与器采用慧观、智观和宏观、微观，以"内取诸身，外取诸物"和"近取诸身，远取诸物"的方式，进行研究探索，分别构成了道医学、中医学与西医学。传统中医学，是以形、器为基，以物为整体，以德为本，而以德和道为归宿的一门人体科学。因此，《黄帝内经》（见图3-9）是古代圣贤"内取诸身"的修身明德的产物，它强调的就是"内观""内求"。

《黄帝内经·灵枢》当中有这样一句话："雷公曰：请授道，讽诵用解。"七个字，就解决了中国古文化掌握的方法，那也就是请求老师传授大道、知识、文化，学生接受以后按照"讽诵用解"的方式学习。"讽"，就是出声地朗读、诵读、讽诵。"用解"，将其用于在体内实践，进行解密、破解。方法很简单。

其中的原理就是老子所说的"音声相和"，就是要用好这个音，在用音的同时，激励、激活而产生光，启动体内的肾气、灵蛇能量，营养体内的精气神。音的作用，有开穴位、治疗等功效。用音产生的光内照，就能够出现和保持住慧观和图文思维的能力。而且，《黄帝内经》本身就告诉我们如何去学好中医。"细子得受，通于九针六十篇，旦暮勤服之，近者编绝，久者简垢，然尚讽诵弗置，未尽解于意矣"。就是说，雷公得到了《黄帝内经》当中有关篇章以后，他早上和晚上都勤苦地进行诵读。在早期学习的时候，因为反复翻阅，串编竹简的绳子都磨断了。读得久的竹简上面，都蒙上了手上的油垢，竹简都变得油亮了。就像我们用电脑一样，时间久了，键盘都被手摸得发亮，所以出现"久者简垢"的现象，但他还是不停止，继续讽诵。"讽诵用解"四个字，实际上就解答了我们现在很多人不愿意诵读，认为自己不能够理解，读了没价值、没有意义的错误认识。

<hr>

① 本节根据熊春锦著《东方治理学》改编，中央编译出版社，2015年版。

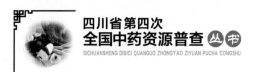
因为古人的行文、文字、语言的设置，全都是"上善治水"，用音波来激活人体内的水，使音频震荡，使体内气流能够大量地富集，而向右脑运动，开启我们右脑的慧识之门，使我们右脑放电和左脑放电，能够在大脑中央（古代道家称为"洞房"）形成生物耀斑，最后转换固定形成一个屏幕。在早期，可能在眼前闪现的是白云，像星光一样跳动，像放电一样闪闪烁烁，不稳定。但是当能量充足以后，自己的生命之水和肾水能量都充足了以后，就一定会转换成为一个圆形的屏幕或者一个方形的屏幕。这个时候，图像就会出现在脑屏幕里面，那么自己的记忆力就会大大提高，像照相机一样的记忆速度很快就会出现，很可能就会过目不忘。

所以，将道德的心灵、右脑的慧识和左脑的智识完整结合，这个"三生万物"才是人类的绝学。要把握这个绝学并不遥远，就在我们自己每个人的体内，只要我们去诵读就能产生。老子在《德道经》中说"音声相和"，音是在声的后面产生的。诵读过程中产生了震荡或者产生了震荡的频率就是音，只是需要另一个更深层次的听闻知觉才能听到这个音。在初期，只是感应到震荡，震荡的背后有音，只是人们难以发现。但是，一旦把握住音，那么"乐"就会产生。这个"乐（樂）"能够对自己的生命起到全面调理作用，治病的作用都潜藏在里面。古代的文字都挺有意思，人们不诵读经典，不掌握内观诵读，自己身体里面的"乐"没办法调动时只好外求，跑到山里面去采草，"樂"加个草字头"艹"就成了"藥"，不怕苦就开始依赖药来熬着吃。

其实，在《黄帝内经》里很少提到药，只记载了 13 个中医处方。这是为什么？因为那个时候人们还是通过诵读产生乐（樂），通过"樂"来调节自己的心身达到健康。原始人类，通过口里面出来的声产生一股能量流，同时在中脉上产生能量流，这个就是音。所以我们唱歌讲究气沉丹田，能从丹田里发出震荡，那么音才持久。音就在声的背后，只是耳朵难以听到，而且科学家也发现，音还有不同的频率。不同的人，音的频率不同。一般在 250 赫兹以上才是一个接近健康的人。有人发出的音波非常高，最高可以达到 1 000 赫兹，甚至 1 000 赫兹以上。

诵读过程中还会产生光。光是怎样产生的？实际上，光就是用自己左眼的太阳之光、右眼的月亮之光和自己印堂天目的星星之光，内收在自己的松果腺体内，来返观内照自己。在经典诵读的时候，能够用这个方法去关注自己的体内，关注上、中、下三丹田和阴跷（蹻）位置，在里面观出文的图像，观甲骨文、篆文这些字；一旦能够将其观出来，那么大脑的图像思维能力也就同步产生了。

第四章

岐伯与四川

岐伯是中医药始祖、与炎黄二帝同时代的历史人物，曾与黄帝共论人的养生之道，后人根据他与黄帝之间的问答，编写了中华第一部中医学巨著《黄帝内经》。

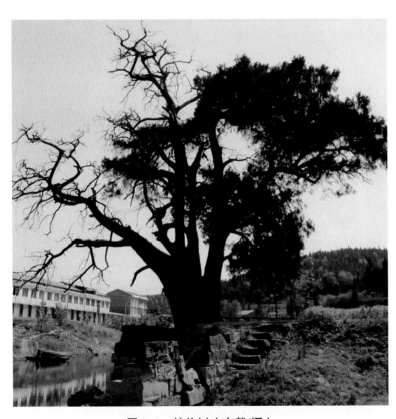

图4-1　岐伯树（李戴/摄）

传说，三皇五帝时期，今四川省盐亭县岐伯镇一带属于古岐舌国。在这里，出生了中华医祖——岐伯。在茶亭街的弥江岸边，生长着一棵千年巨树——岐伯树，这棵树相传为岐伯所植。这棵岐伯树，树围达7米，5个大分枝，5人才能合抱（资料里是八人合抱）。面河的半侧没再长新的枝叶，面湾的半侧却是枝繁叶茂，形成了"一半枯一半荣，半树枯荣"的景观（见图4-1）。

《盐亭县志》记载：盐亭岐阳坝，古称"岐伯坝"。该坝背依高山，三面环水，坝边弥江岸上有一株一干五枝的千年古柏，古称"岐柏树"。树下有一小巧的石庙，内塑岐伯神像。此树对岸的回龙山上，明代时曾建有岐伯庙。在盐亭

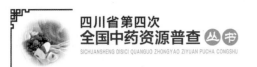

柏梓、安家和里坪一带，人们历来喜爱种一种分权柏树。此种柏树的虬枝似龙、蛇，恐与氏羌人以龙（蛇）图腾崇拜有关。至今，这一带仍生长着许多的"歧"形多权柏树，有双权、五权、七权柏，数量有1000多株，此种柏树，又被称作"歧柏"。

在岐伯故里龙潜村，龙潭湖大坝前建有岐伯祭祀广场，广场前塑了岐伯塑像，广场正面的龙潭庙也供奉着岐伯塑像，在龙潭湖畔还有岐伯墓。此外，村里建起了非物质文化遗产传习所、岐伯中医药文化馆、中药材种植示范基地，形成了以纪念岐伯为主题的景区。

每年农历三月十七是岐伯的生日，也是岐伯故里的"医祖会"期，这是岐伯故里龙潭民众的传统会期，要举行"岐伯诞辰庆典"和"岐伯行乡"的民俗文化活动。活动当天，舞桃子龙、舞蚕龙、耍水龙、耍狮子，热闹非凡，意在祈佑凡药神行过之地，草木皆药、人畜安康、风调雨顺、五谷丰登（见图4-2）。

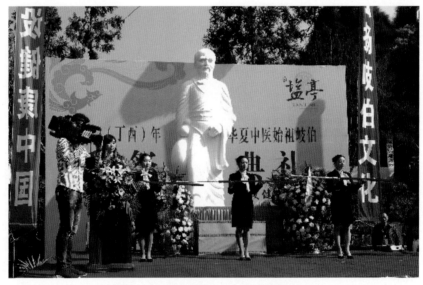

图4-2　岐伯医祖会（方清茂/摄）

歧伯古镇将农历三月十七确定为购销药材的药市集会日。每年的集会日，地方民众和"医祖会"要举办祭祀岐伯的庆典，还要唱七天大戏。镇上的家家茶馆都有药茶，个个酒店都有"药酒"，药茶、药酒据说都是按照岐伯创造的传统配方和熬药的工艺流程而专制的，药茶、药酒都属于养生、保健、延年益寿、防疫之品（见图4-3、图4-4）。

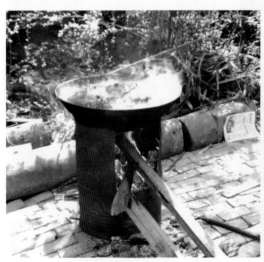

图4-3　医祖会熬大锅药茶（方清茂/摄）

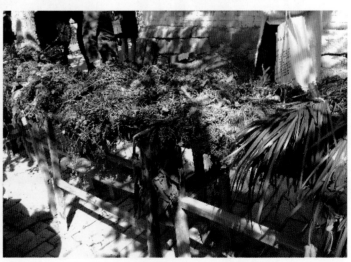

图4-4　医祖会草药摊（方清茂/摄）

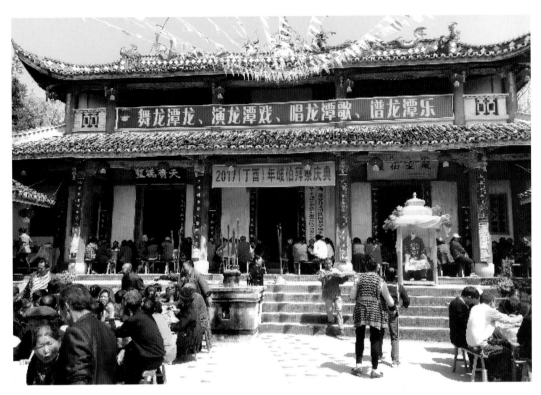

图4-5　医祖会坝坝宴（方清茂/摄）

051

　　岐伯故里盐亭县就有发生瘟疫时的一个习俗"岐伯行乡"，在行乡开始时，所有的游行队伍都要从燃烧的歧柏树枝上跨过去，以驱邪除病（见图4-6）。蔡正帮《岐伯》记载："若是这一方传染病实在严重，即用人装扮为岐伯，身着甲胄，手执金鞭，带螃蟹眼具，让人抬于龙椅上，执鞭游弋，以示扫荡瘟疫。其螃蟹眼具与三星堆立人铜像极为相似，是数千年的文化传承。"岐舌国旧俗，凡家人有病人则请檀神装成岐伯，并让病人坐堂中，岐伯着甲胄，执宝剑，口中唱驱病之词，绕病人舞行。然后，"撒火粉"，就是把锯木面炒干，举火把，撒锯木面粉于火把上，火把立即燃烧成为火团。"撒火粉"是一种灭菌驱病的方法，清洁了病人居住环境中的空气。岐伯镇龙潭庙中至今还保留了这一驱病檀神之木象。通过这些习俗来增强人民战胜疾病与瘟疫的信心，实现岐伯要求人们的"心安而不惧"。

　　扯七根丝茅草防治蚕瘟。"弥江河畔一丘坟，岐柏树下岐伯神，扯把青草能治病，看你心中诚不诚。"这个青草指的是禾本科植物"芸香草"，当地名丝茅草，具有燥湿化痰作用，可治疗支气管炎。当地还有一个习俗，就是在岐伯生日，农历三月十七这一天，到山上扯七根丝茅草，挂在蚕房门口，预防蚕瘟。

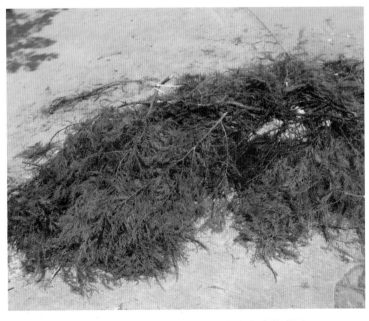

图4-6　焚烧岐柏树枝预防疾病（方清茂/摄）

第五章

彭　祖

第一节　彭　祖

《彭祖传奇》中，传说彭祖活了767岁，仍无衰老迹象，耳不聋，眼不花，背不弯，腰腿不疼（见图5-1）。商朝君王派人询问彭祖长寿秘诀，彭祖回答："欲举形登天，上补仙宫，当用金丹。其次，养精神，服草药，可以长生。"

自古以来，彭祖都被视为长寿之神，许多正史、典籍都记载了彭祖的身世，从而证明他是一个真实的人物。从《世本·帝系》《山海经》以及刘向的《列仙传》的记载可以知道，彭祖名篯铿，他是颛顼帝的玄孙，陆终氏的第三个儿子，轩辕黄帝的第八代孙，历经夏、商、周，夏时曾率兵攻打徐州，并封官建国于斯，因是大彭国先祖，后世尊其

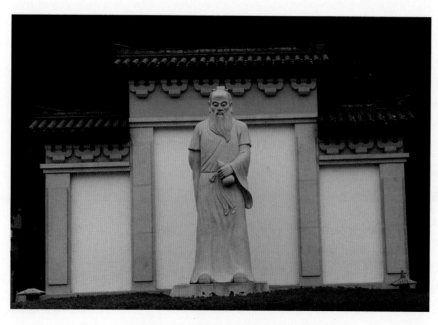

图5-1　彭祖像（方清茂/摄）

为彭祖。商时为守藏史，官禄至商大夫，周为柱下史。守藏史相当于今之国家图书馆馆长，当时管理书籍及甲骨文的卜骨卜年。柱下史是宫廷记录官员（见图5-2）。

后来彭祖师从尹寿子，学得真道，他隐居武夷山修炼，晚年回到蜀地，住在彭山象耳山中，后移居到今天的彭祖山。他对所处的自然环境、衣、食、住、行、运动、药物等进行不断研究，从中总结出一套自成体系的长生理论与方法。他经常云游四方，将长寿之道广为传授，使民间百姓大受裨益，而彭祖本人据说活了八百余岁，堪称世界长寿之神。

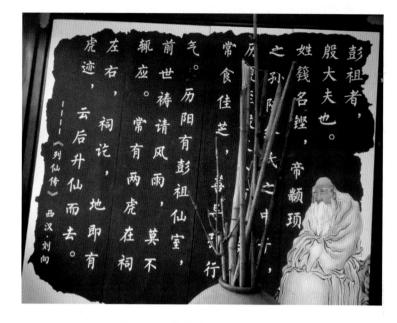

图5-2 彭祖传（方清茂/摄）

第二节 彭祖山

四川省眉山市彭山区是有名的长寿之乡，20世纪90年代有名、有姓、有资料的百岁老人有50余人。彭祖山，原名仙女山，古称彭亡山、彭女山。因彭祖及其女儿在此生息、修炼成仙而得名。彭祖山位于彭山区近郊（离城仅4公里），彭祖山不高（海拔610米），却因是彭祖出生、修炼和陵寝的地方，享有"中华养生第一山"的美誉（见图5-3）。彭祖山山峦怀抱，修竹滴翠，地形奇特。

彭祖山一年四季气候温和，四季分明（年平均气温19摄氏度，年平均降水量984毫米，年平均日照1 294小时，无霜期平均达308天），空气清新，生态环境极佳。

彭祖山是一个天然立体太极地。沿着层层石阶而上的彭祖山，是一条阳鱼，鱼尾从进山牌坊开始，逶迤直上，越升越高，由彭祖仙室直达山顶，成一上翘的鱼头。气势宏伟的慧光寺大殿，处于鱼头最高处，而彭祖墓恰好在阳鱼鱼眼。阳鱼的左前方和后方断为悬崖，悬崖微微隆起一岗，渐隆渐

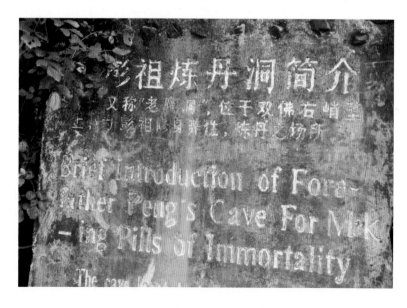

图5-3 彭祖炼丹洞（方清茂/摄）

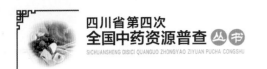

大，在彭祖山西南边，环抱彭祖山，最后成为一高大的阴鱼。鱼头与彭祖山尾部相接的地方就是寿泉山。彭祖山与寿泉山首尾相连，中间有道呈"S"形的深沟，将阴阳二鱼分开。阳鱼之山——彭祖山，是由低向高升起，而阴鱼之山——寿泉山，则是由高向低而下，恰应阳气上扬、阴气下沉的太极原理。从中国堪舆学的观点来看，真是绝无仅有的奇妙风水宝地。这可能就是彭祖晚年归蜀并移居于彭祖山的真正原因。

第三节　彭祖的长寿之道

　　修心养性是彭祖长寿的核心要素。葛洪《神仙传》云："彭祖少好恬静，不恤世务，不营名誉，不饰车服，惟以养生治身为事。"彭祖是《黄帝内经》中养生精华思想的践行者，"恬惔虚无，真气从之，精神内守，病安从来。是以志闲而少欲，心安而不惧，形劳而不倦，气从以顺，各从其欲，皆得所愿。"其养生术则是"闭息纳思，从旦至中，乃危坐拭目，摩搦身体，舐唇咽唾，服气数十，乃起言笑。其体中或瘦倦不安，便导引闭气，以攻所患。心存其体面五窍九脏至毛发，皆令具至，觉其气运行体中，达十指末，寻即体和"。《庄子·刻意篇》认为，彭祖是通过"吹嘘呼吸、吐故纳新、熊经鸟申"的功法达到长寿，足见"导引行气术"最早的代表人物是彭祖，这种功法早在公元两千年前，已经存在雏形了。

　　彭祖的调摄养生术有三：

　　第一，"调心以顺应自然之本"，其关键在于"固守本真"。《长生秘诀》云："心为一身之主宰，万事之类应，调和其心，五官百骸未有不调和者也。"一是常存安静心。人之一身，心中思虑即火也，身上精液血肉即水也，思虑若多，譬如以火煎水，水虽多亦难经煎熬。《黄帝四经》说"至正者静，至静者圣"；《清静经》说"人能常清静，天地悉皆归"。二是常存正觉心。正觉即是无妄念，妄念多则心火上炎，心火上炎则肾水下涸。三是常存欢喜心。人生在世，需要的就是安乐，若能及时欢喜安乐，即可得怡养年寿之道矣。四是常存和悦心。人之心思，一存和悦，其颜色现于外者，自然蔼美。五是常存良善心。良善之心是养生的至高境界，"天地之间万事万物，惟善可以感鬼神之佑赐，延寿命之夭折"。老子《德道经》说："善，人之宝也；不善，人之所宝也。"六是常存安乐心。知足常乐，俯仰宽然有余。老子《德道经》说："故知足之足，恒足矣。"

　　第二，调控七情六欲。彭祖仙室即是彭祖墓。仙室内有两个石碑。第一个石碑上的碑文是："夫远思强记伤人，忧虑过哀伤人，喜乐过度、忿怒不解伤人，汲汲所愿伤人，有所伤者数种而独惑于房中，岂不惑哉？"这段碑文出自《彭祖养性经》，这里彭祖讲出了心理卫生、精神健康对人体的影响。一生不营名利，恬淡简朴，知足常乐，是他长寿的一个重要方面。在性生活上，他主张不能"禁欲"，也反对"纵欲"。禁欲和纵欲都是过度了，因此他提出了"阴阳不顺伤人"的警告，主张"男女相成，犹天地相生"。它认为正常的性生活是健康人不可缺少的，从现代科学观点来看，彭祖的这些主张都是非常正确的。

　　第三，饮食养生。彭祖仙室内的第二个石碑上的碑文是："彭铿斟雉帝何飨，受寿永多，夫何久长？"这段碑文出自屈原的《楚辞·天问》，这也是我国最早对彭祖的文字记载。碑文意思是："彭铿为什么要烹制雉鸡给帝尧吃呢？他自己为什么还要那样长寿？"由此可见彭祖烹制的野鸡汤非常有营养而且味道鲜美。因此他被誉为中国古代的美食家和烹饪术的鼻祖。他主张饮食要有规律，还主张

"服食众药"。我国传统文化认为，食医同源，而医要防病于未然，因此药膳是人们生活中不可缺少的。同时他还针对某些人依赖药物而提出了"纵服药无益也"的警告。

彭祖创建了中国最早的饮食养生理论。上古时代，五味还未进入烹饪领域，当时人们运用调味品还是有困难的，所以人们吃的羹还是清水煮制。彭祖烹羹的价值就在于他发明了食物的水解法，提高了食物的营养利用率，继而开创了用药膳养生的新天地。彭祖主张因时而食、因人而食、因气而食、因体而食，协调阴阳，调和诸味，饮食有节，并以素食为主。

彭祖十分精通烹饪术，他因献"雉羹"（野鸡汤）给尧帝，治好了尧帝的厌食与体虚症，为尧帝所赏识，遂封他为大彭国（国都在今江苏省徐州市）国主。这反映了彭祖在推动中国饮食文化进步方面所做出的卓越贡献。

羹在中国烹饪菜品中占有重要地位，特别是在烹饪术尚不发达的古代，人们靠它佐餐下饭，是日常不可缺少的食品。彭祖的"雉羹之道"后来逐渐发展成为"烹饪之道"。"雉羹"也是中国典籍中记载最早的名馔，被誉为"天下第一羹"的汤以鸡代雉，古风犹存。

彭祖的烹饪之道被人称为"爨阵八法"，流行于淮海地区，包括"天灶、地灶、红案、白案、生案、水案、凉菜案、配菜案"八法。

修炼气功。彭祖仙室内，存有"五步功"浮雕，正中和左右两侧各有一组彭祖长寿养生的塑像，还有彭祖炼丹造像。彭祖仙室的第三个石碑上的碑文是："吹嘘呼吸，吐故纳新，熊经鸟申，为寿而已矣，此导引之士养形之一，彭祖寿考者之所好矣。"这段碑文出自《庄子·刻意》。我国古代把气功称为"导引"。这段话的意思是：导引行气可使人长寿。人们把彭祖的长寿气功作为强身的手段，通过"炁（气）"在体内的运行，把病气、浊气、邪气排出体外，再吸进天地正炁（气）（见图5-4）。

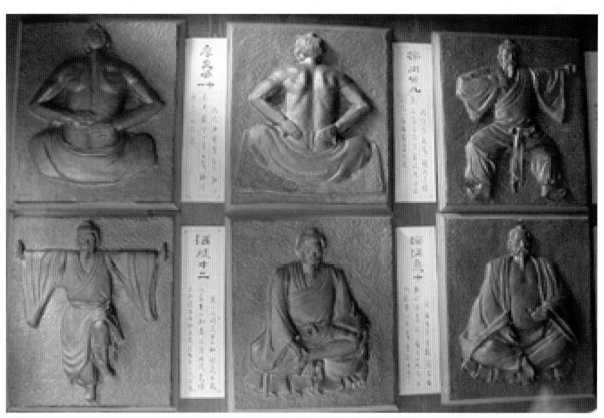

图5-4 彭祖养生气功

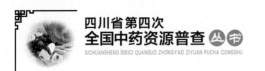
《高上玉皇心印妙经》曰："上药三品，神与炁（炁）精。"彭祖认为精就是人体生命活力的来源，分为先天元精与后天的浊精。肾为先天之本，是人体内藏精之所，《黄帝内经》说："肾者主水，受五脏六腑之精而藏之。"长沙马王堆帛书《十问》记载：王子乔父问彭祖曰："人气何是为精乎？"彭祖答曰："人气莫如朘精，朘气菀闭，百脉生疾。朘气不成，不能繁生，故寿尽在朘。朘之葆爱，兼予成佐。是故道者发明垂手循臂，摩腹从阴从阳。必先吐陈，乃吸朘气，与朘通息，与朘饮食，饮食完朘，如养赤子。赤子骄悍数起，慎勿舔使则可以久交，可以远行，故能寿长。出入以修美理，固薄内成，何病之有？彼生有殃，必其阴精漏泄，百脉菀废，喜怒不时，不明大道，生气去之。俗人芒性，乃恃巫医，行年七十，形必夭埋，容事自杀，亦伤悲哉。死生安在，彻士制之，实下闭精，气不漏泄。心制死生，孰为之败？慎守勿失，长生累世。累世安乐长寿，长寿生于蓄积。彼生之多，上察于天，下播于地，能者必神，故能形解。明大道者，其行陵云，上自群瑶，水流能远，龙登能高，疾不力倦。"老子也反复强调保养精气的重要性，要求人通过"治人事天莫若啬"[1]而达到"未知牝牡之会而朘怒"[2]的精足炁（炁）盈的状态，

---

①② 出自老子《德道经》第十八章与第二十二章。

第六章　药王孙思邈与四川

　　孙思邈（581—682年），道家学者，医学家。京兆华原（陕西耀县）人。精老、庄、百家，通药物，明阴阳，并兼好佛学。曾拒隋文帝、唐太宗、高宗所授官职。隐终南山、青城山研究道医、中药学。著《千金要方》三十卷，写下了医生的誓词"大医精诚"，被后人尊称为"药王""孙真人"。孙思邈善于观察学习，从动物身上发现了老鹳草、川芎、老鹰茶等中草药。孙思邈的医术很高明，传说他能起死回生，药到病除，甚至民间传说他曾经给老虎与龙治病，故被人们尊称为孙真人（见图6-1）。至今，青城山、通江等地每年在农历四月二十八日举办"药王会"。药王幼小体弱多病，但他坚信古人提出的"我命由我不由天"（出自《养性延命录·悟真篇》），通过修身、养生，从而长命百岁。

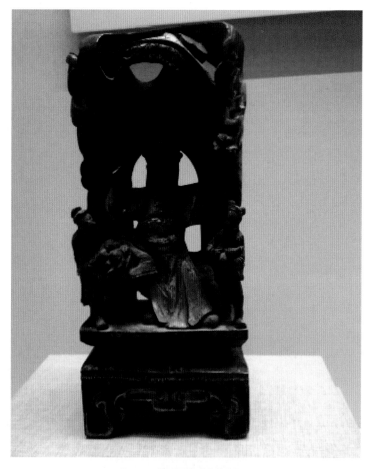

图6-1　孙思邈坐虎针龙图

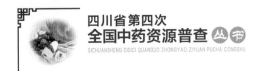
四川省中医药民间知识

第一节　路过通江

　　药王孙思邈是陕西人。他多次来四川考察药物。从陕西入川，经过通江县。四川省通江县从前有药浴乡、药铺乡，传说与药王孙思邈在通江诺水河上游平溪沟隐居有关。药王隐居在通江县毛浴乡平溪沟时，留下了许多故事与遗址，如，孙氏池亭、孙思邈洗药处、龙潭胜迹、孙思邈晒药处、药石坡、孙思邈采药处等。（宋）俞城《孙氏池亭》记载："神仙何玄怪，刻划乾坤腹。囊括幽绝景，所谓天下独。门前白石溪，叮当漱寒玉，山泉落云头，漫漫泛余绿……孙氏何代贤，据此傲浮俗，岩留五君诗，尘埋不可读。"

　　清道光年《通江县志·舆地志·古迹目》记载："药石坡，在城东七十里，传孙真人思邈采药处。至今坡产药物尚有二十余味。"药石坡，横亘于通江县云昙乡、春在乡、麻石镇，山高坡陡，长百余里。清道光年《通江县志·舆地志·流寓目》记载："孙思邈采药于邑东龙溪，溪旁遗迹宛然，石灶药臼犹存。"清道光年《通江县志·舆地志·古迹目》中记载："孙氏池亭，在县东二十里，孙思邈曾濯药物于此，石灶丹臼尚存，澄潭之畔，亭槛遗址在焉。"明曹学佺著《蜀中名胜记》中亦有相类记载。孙氏池亭就是孙思邈当年结庐而居，采药、濯药、撰写《千金要方》之处。其园内晒药石上有石刻1 380字，至今尚存。据宋王象之撰《舆地碑记目》记载："孙氏园石刻，在通江县二十里龙滩之侧。唐末，监察御史卢重阜率壁州刺史辛巢父等六人，分咏赋诗，有石刻在焉。"清道光年《通江县志·舆地志·古迹目》记载："龙潭马迹在治东二十里，昔龙变马，跃石上，有迹。相传孙真人炼药处。"龙潭之侧有孙思邈晒药石，至今药王庙犹在。

　　在通江有一个关于老鹰茶的传说（见图6-2）。孙思邈从陕西采药来到药石坡，因尝了有毒的草药而昏迷于树下。第二天清晨醒来，觉得口中甘甜清爽，睁眼望去，两只老鹰正在树上啄食，树叶和露珠簌簌下落。孙思邈恍然大悟，

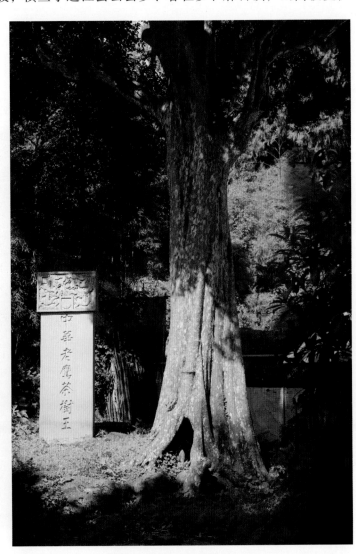

图6-2　通江老鹰茶树

原来是老鹰啄食时，将树叶上的露珠抖落下来滴入了自己的口中，他所中之毒才得以消解。凭着经验，药王认定此树之叶有解毒之效，于是将这种树称为老鹰树，用树上的叶制成的茶称为老鹰茶。四川人则称为药王茶或长寿茶。20 世纪 80 年代以前，三伏天，老鹰茶就是最受重庆人喜爱的饮料。

老鹰茶为樟科毛豹皮樟〔*Litsea coreana* Lévl. var. *lanuginosa*（Migo）Yang et P.H.Huang〕的嫩芽。毛豹皮樟的叶理气、消食、收敛，用于腹泻、痢疾（见图6-3）。

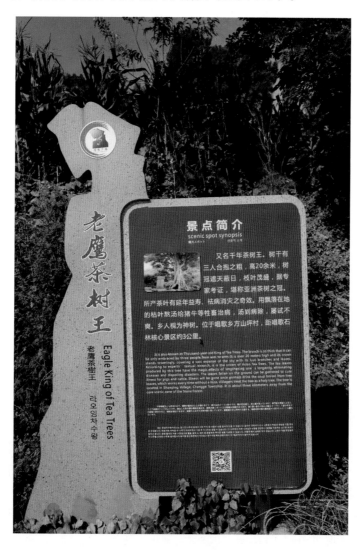

图6-3　老鹰茶树王的传说

李时珍《本草纲目》记载，老鹰茶有止咳、祛痰、平喘、消暑解渴的功效，故又被人们称为"长寿茶"。在通江民间，山里人早晨起来，第一件事是将火塘里的火烧旺，把身体烤暖和，再喝碗热茶，才出门劳作。其烤火习惯为敞开衣裳烤前胸，谓之"烤膛子火"，意在胸膛暖和了全身就不冷了。烤着膛子火的同时，在火塘的火搭钩上挂只鼎罐或铜壶，煮一壶老鹰茶，然后热热地喝上一碗。他们把这种惬意的生活习惯总结为"烤个膛子火，煮壶老鹰茶"。老鹰茶饮用有两种方式：一是泡饮之法，用沸水冲泡其芽苞、花蕾、嫩叶，投茶量以 1：50 为宜，也可根据个人喜好增减；二是煮饮之法，将花蕾、嫩梢、叶片放入凉水中，大火烧开后再以小火煮 2 ~ 3 分钟即可，或者将树枝切成小段，用开水煮 10 分钟左右亦可。

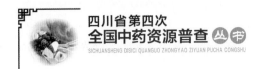

第二节　修炼峨眉山

　　孙思邈先后两次来峨眉山采药、禅修、炼丹和传道。《大医精诚——孙思邈传》记载：大业中（605—618 年）来峨眉山在牛心寺住十三年。山留有一洞，称药王洞，又名丹砂洞。贞观年间（627—650 年）复来峨眉山隐居、炼丹、采药，共住廿三年。第二次来住呼应峰、三仙洞、顶峰、九老洞等处。离开峨眉山已五十九岁。药王在峨眉山留下了中成药老鹳膏与养生药酒锁阳酒（见图6-4）。

　　在峨眉山有一个老鹳膏的传说。

　　在峨眉山牛心寺旁边有一个洞叫作真人洞，隋唐时候，药王孙思邈在这个洞里炼过丹。峨眉山上到处青翠碧绿，只有这个洞的周围，岩石碎裂，寸草不生。传说是因为孙思邈在洞内炼丹，热汽熏蒸的缘故。

　　有一天，他正在洞里炼丹，忽然听见洞外有人在呻吟。孙思邈出洞一看，见一个四十多岁的中年男子坐在地上，面色蜡黄，两腿红肿，寸步难行。孙思邈问他为何病成这个样子，不早求医。那人说：他家住岷江岸边，靠打鱼盘家养口。经常雨里来，水里去，年深月久，就得了个风湿病。每逢天气阴湿，就周身疼痛，两腿红肿，关节僵硬，不能行动。他到处求医找药，都不见效。听说峨眉山来了一个姓孙的名医，所以特来向孙先生求医。不想走到这里，因山上气候潮湿，再加上走了长路，风湿病又发作了。孙思邈连忙把他扶进洞里，安顿下来，用自己配制的各种治风湿的药为这人治病。可

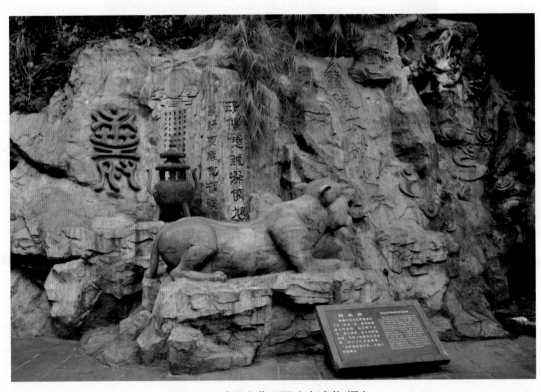

图6-4　峨眉山药王洞（方清茂/摄）

是治了好多天不见效。他把凡是知道能治风湿病的药都找回来用过了，还是不见效。这天，他又上山去采药，忽然看见一只老鹳正在山岩上啄食一种草。他恍然大悟，听人说，许多飞禽走兽生了病，都是自己找药吃。这老鹳常年栖息在江河湖沼中，最易受阴湿之气，莫非老鹳也是在吃药治病？孙思邈立即登上山岩，采集了许多老鹳啄食的那种草，带回洞里熬成药汁。先自己试着服了一些，时候不大就觉得浑身脉络通畅，筋骨舒展多了。他又用这种草熬的药汁给那人服用。那人服下第一服，疼止；服了第二服，肿消；连服五服，就能下地走路了。那人感激地拉着孙思邈的手说："孙先生，你治好了我多年风湿病，使我又能重新走路，我该怎样感谢你呢？"

因为那草药是老鹳首先找到的，所以就给它取个名字叫"老鹳草"，熬成的药膏就叫"老鹳膏"。直到今天，老鹳膏仍然是峨眉山所产的治风湿病的良药。

老鹳草为牻牛儿苗科植物（*Geranium wilfordii* Maxim.）的全草，具有祛风活络、活血通经、止泻、抗氧化、抗癌等功效，用于风湿疼痛、风湿麻痹、肢体麻木、跌打损伤等，它既可以内服又可以外用，可以捣烂外敷，也可以煎水内服。

孙思邈还为峨眉山人民留下一个养生保健的锁阳酒。

锁阳又名"助阳""不老药"，具有补肾阳、强筋壮骨之功效。主治肾虚腰痛、虚汗盗汗、腰胀腰痛、血虚头痛、肩周炎、骨质增生、风湿关节炎等。孙思邈锁阳酒的配方：红花、竹黄、杜仲、鸡血藤、红景天、钩藤、木瓜、当归、五加皮、桂枝、川芎、九牛藤、牛膝、怀通、威灵仙、女贞子、寄生、黄芪、白芷、淫羊藿、老鹳草、风藤、黑谷子、金缨子、七星藤、虎杖、巴戟天、五花血藤、锁阳。用法：浸酒，内服或外擦。

第三节　问道青城山

青城天下幽。早年青城山下有一个叫太平场的小场镇，现属都江堰市青城山镇。太平场背后有一座山，叫药王山，山上有一座药王庙。药王庙始建于唐朝，明末清初毁于战火。1933年始发现遗址，仅存残柱一截和断瓦残砖寥寥，后在旧址上相继修建药王大殿，继后又建三殿，供奉药王、慈航、三霄等。1940年，冯玉祥经过此地，特在药王殿上题写"药王孙氏真人"匾额。

青城山地区传说孙思邈在青城山研究药物，著书立说，编写《千金要方》与《千金翼方》，深研道教长寿理念，证实了"我命由我不由天"的真谛。闲暇时，他在当地民间悬壶济世，指导药农采植川芎等药材，深受爱戴。

第四节　创作中医誓词"大医精诚"

孙思邈所作的"大医精诚"，被誉为是"东方的希波克拉底誓言"，更是医生的行为准则。它明确地说明了作为一名优秀的医生，不光要有精湛的医术，更要有良好的医德。

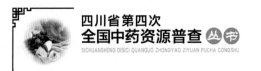
"大医精诚"原文如下：

张湛曰：夫经方之难精，由来尚矣。今病有内同而外异，亦有内异而外同，故五藏六腑之盈虚，血脉荣卫之通塞，固非耳目之所察，必先诊候以审之。而寸口关尺有浮沉弦紧之乱，腧穴流注有高下浅深之差，肌肤筋骨有厚薄刚柔之异，唯用心精微者，始可与言于兹矣。今以至精至微之事，求之于至粗至浅之思，岂不殆哉！若盈而益之，虚而损之，通而彻之，塞而壅之，寒而冷之，热而温之，是重加其疾，而望其生，吾见其死矣。故医方卜筮，艺能之难精者也。既非神授，何以得其幽微？世有愚者，读方三年，便谓天下无病可治；及治病三年，乃知天下无方可用。故学者必须博极医源，精勤不倦，不得道听途说，而言医道已了，深自误哉。

凡大医治病，必当安神定志，无欲无求，先发大慈恻隐之心，誓愿普救含灵之苦。若有疾厄来求救者，不得问其贵贱贫富，长幼妍蚩，怨亲善友，华夷愚智，普同一等，皆如至亲之想。亦不得瞻前顾后，自虑吉凶，护惜身命。见彼苦恼，若己有之，深心凄怆。勿避险巇、昼夜、寒暑、饥渴、疲劳，一心赴救，无作功夫形迹之心。如此可为苍生大医，反此则是含灵巨贼。自古名贤治病，多用生命以济危急，虽曰贱畜贵人，至于爱命，人畜一也，损彼益己，物情同患，况于人乎。夫杀生求生，去生更远。吾今此方，所以不用生命为药者，良由此也。其虻虫、水蛭之属，市有先死者，则市而用之，不在此例。只如鸡卵一物，以其混沌未分，必有大段要急之处，不得已隐忍而用之。能不用者，斯为大哲亦所不及也。其有患疮痍下痢，臭秽不可瞻视，人所恶见者，但发惭愧凄怜忧恤之意，不得起一念蒂芥之心，是吾之志也。

夫大医之体，欲得澄神内视，望之俨然。宽裕汪汪，不皎不昧。省病诊疾，至意深心。详察形候，纤毫勿失。处判针药，无得参差。虽曰病宜速救，要须临事不惑。唯当审谛覃思，不得于性命之上，率尔自逞俊快，邀射名誉，甚不仁矣。又到病家，纵绮罗满目，勿左右顾眄；丝竹凑耳，无得似有所娱；珍馐迭荐，食如无味；醽醁兼陈，看有若无。所以尔者，夫一人向隅，满堂不乐，而况病人苦楚，不离斯须，而医者安然欢娱，傲然自得，兹乃人神之所共耻，至人①之所不为，斯盖医之本意也。

夫为医之法，不得多语调笑，谈谑喧哗，道说是非，议论人物，炫耀声名，訾毁诸医，自矜己德，偶然治瘥一病，则昂头戴面，而有自许之貌，谓天下无双，此医人之膏肓也。

老君曰：人行阳德，人自报之；人行阴德，鬼神报之。人行阳恶，人自报之；人行阴恶，鬼神害之。寻此二途，阴阳报施，岂诬也哉？所以医人不得恃己所长，专心经略财物，但作救苦之心，于冥运道中，自感多福者耳。又不得以彼富贵，处以珍贵之药，令彼难求，自炫功能，谅非忠恕之道。志存救济，故亦曲碎论之，学者不可耻言之鄙俚也。

良好的医德是高超医术的前提，现在四川民间也有许多医德高尚的故事流传。

2014年，本书主编在四川省凉山州雷波县普查，偶遇该县白地坝乡刘医生，80多岁，从医50多年。刘医生医德高尚，医术高超。他告诉我们，他当学徒的时候，老师送给他们这些弟子三个法宝：一双草鞋，一把伞，一个灯笼。目的是要告诉弟子医德为先，治病是积德行善的高尚行为。草鞋是说行医者应当不辞辛劳，遇到不能行走的病人，必须主动上门救治；灯笼是说夜晚病人有请必须去；雨伞是说下雨天病人有请也必须去。而金沙江边崖陡路窄，雨天与夜晚随时都有坠崖身亡的可能，医生

---

① "至人"是指古代之道德品质达到极高境界的人。岐黄源于道，《黄帝内经·素问·上古通天论》根据人的道德修养与品质将人分为五类：真人、至人、圣人、贤人、庶人。

必须要克服这些恶劣环境条件，全心全意为病人服务。

第五节　养生心得

孙思邈自谓"幼遭风冷，屡造医门，汤药之资，罄尽家产"。其幼年嗜学如渴，知识广博，但后来身患疾病，经常需要请医生，于是，他便立志从医，誓愿普救含灵之苦。在长期与疾病的斗争过程中，药王践行了古代道家的"我命由我不由天"，总结出了一套完整的养生方法，如"孙思邈养生口诀""孙真人枕上记""孙真人养生铭"[①]，实现了黄帝所说的"度百岁乃去"的目标。

孙思邈养生口诀

手掌搓热头常梳，可以明目防白头；

搓热双手敷上眼，闭目猛睁转眼珠；

上下叩齿三十六，防止蛀牙退牙骨；

为增记忆和听觉，紧捂两耳猛松手；

双手搓暖敷面部，脸色红润可除皱；

暖手绕脐顺时揉，帮助消化除腹鼓；

强化胃肠固肾气，手拍腹背腰随扭；

右擦左脚左擦右，全身器官都舒服。

孙真人枕上记

侵晨一碗粥，夜饭莫教足。

撞动景阳钟，叩齿三十六。

大寒与大热，且莫贪色欲。

醉饱莫行房，五脏皆翻覆。

艾火漫烧身，争如独自宿。

坐卧莫当风，频于暖处浴。

食饱行百步，常以手摩腹。

莫食无鳞鱼，诸般禽兽肉。

自死兽与禽，食之多命促。

土木为形象，求之有恩福。

父精母血生，那忍分南北。

惜命惜身人，六白光如玉。

孙真人养生铭

怒甚偏伤气，思多太损神。

神疲心易役，气弱病相侵，

勿被悲欢极，当令饭食均。

---

① 陕西三秦出版社 2006 年出版的《药王孙思邈》一书。

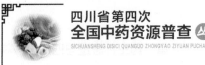
再三防夜醉，第一戒晨嗔。

亥寝鸣云鼓，寅兴漱玉津。

妖邪难犯己，精气自全身。

若要无诸病，常当节五辛，

安神宜悦乐，惜气保和纯。

寿夭休论命，修行本在人。

若能遵此理，平地可朝真。

第六节　药王会

青城山药王山不高，名气却很大，每年的农历四月二十八日，川西坝子的老百姓们都要云集药王山，朝圣祭祖，采草药的人群摩肩接踵。朝"药王会"，为的是祭祀药王孙思邈（见图6-5～图6-14）。

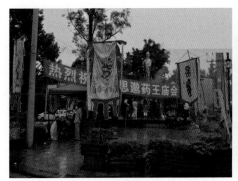

图6-5　2018年青城山药王会
（方清茂/摄）

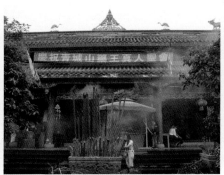

图6-6　青城山药王会焚香祭拜药王
（方清茂/摄）

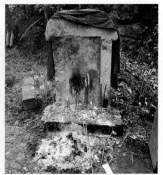

图6-7　青城山药王墓祭拜
（方清茂/摄）

2020年5月20日（农历四月二十八日），青城山如期举办了隆重的纪念活动，纪念药王孙思邈诞辰1480年。活动在青城山镇举行了抬药王游街。在青城山镇药王广场与药王山，老百姓通过上蜡烛、化纸、上香、祈愿、磕头等形式祈福祝愿，希望药王保佑自己的健康与平安。药王山大殿有用纸包好的草药出售，5元一包。人们还会请一条红布条，拴在手臂上，大殿外面有熬好的药王汤，一元一杯，据说有清热解毒的功效，"喝了药王汤，夏日保安康"。在药王山的半山腰，有

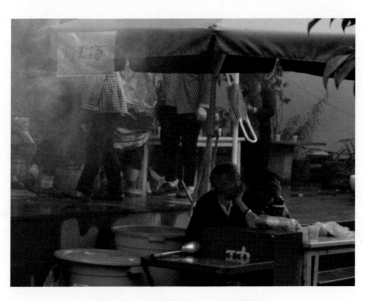

图6-8　喝药王汤（方清茂/摄）

一个药王墓，人们会去焚香、祭拜。原来上山的路不宽，两个人走都有点挤，现在进行了加宽，三个人可以并排走。2019年，来朝山拜药王的民众有四五万人；2020年受新冠病毒疫情影响，只有几千人。

人们在下山的途中会随手采集一些路边的中草药，据说都有治病预防的效果，民间认为，这一天百草皆药。

去药王山的路边，也有当地的老乡采集了青城山附近的草药来卖，品种不多，有黄精、鱼腥草、车前草、狗筋蔓、散血草（筋骨草）、灯心草（铁灯心）、蒲公英、陈艾、菖蒲等。药农介

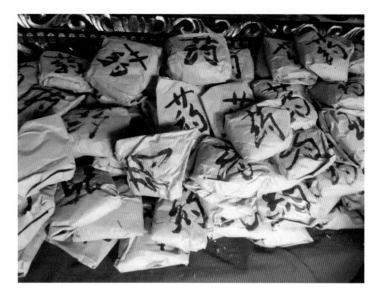

图6-9 药王会的供奉药（方清茂/摄）

绍，车前草对前列腺炎与前列腺癌有治疗效果；铁灯心是清心火的好药，心有热，泡水喝就行；铁灯心还是入心经药物的药引子，可以帮助其他药物入心经，辅助治疗心脏疾病。

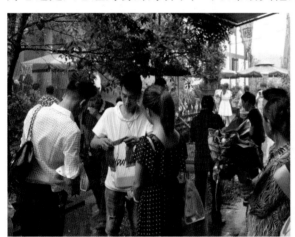

图6-10 药王会拴平安红布条（方清茂/摄）

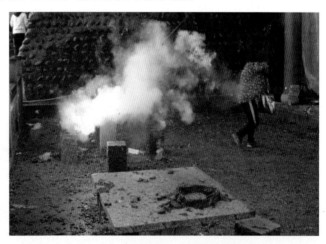

图6-11 放鞭炮还愿（方清茂/摄）

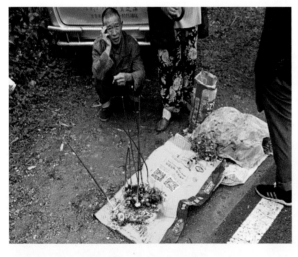

图6-12 药王会草药摊1（黄精、金钱草）（方清茂/摄）

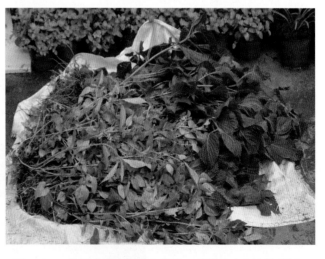

图6-13 药王会草药摊2（紫苏、香薷）（方清茂/摄）

四
川
省
中
医
药
民
间
知
识

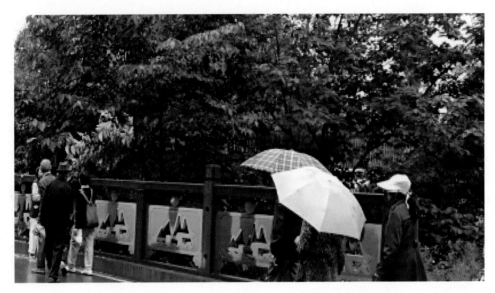

图6-14　药王会路边采撷草药（八角枫）（方清茂/摄）

除了青城山，四川省通江县、什邡市师古镇也在每年的农历四月二十八日举办药王会。2016年6月3日，第四届四川省药王会在通江县云昙乡长生文化（老鹰茶）产业园开幕，来自省内外中医药行业专家、企业负责人近100人参加会议并为"药王"雕像揭幕。六口现场熬制老鹰茶的大锅，带给大家的不仅是老鹰茶的纯正，更是感恩、知恩、慷慨与乐善好施的习俗与传承（见图6-15、图6-16）。

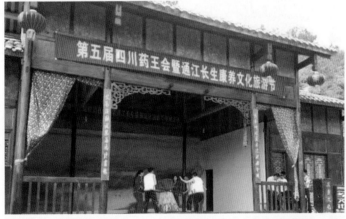

图6-15　通江药王会

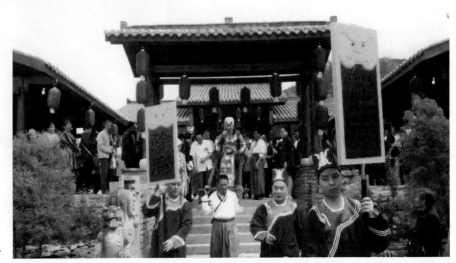

图6-16　通江药王会游行

第七章 苏东坡

苏轼，字子瞻，号东坡居士，眉山（今四川眉山市）人，是北宋时期的文坛魁首、诗人、书画家，他不但对文学、诗、词、赋和书法精通，而且在中医药学、养生学方面也颇有建树。苏东坡一生尽管仕途坎坷，却依然享有高龄，主要就是因为他生性乐观以及他对中医药学的研究与亲身实践。

第一节　养生四味药

12卷《东坡养生集》详细记载了苏东坡养生诀，实为我国古代养生资料难得的记载。

苏东坡的《东坡志林》记述说，有人向他请教健康药方，东坡说："吾闻战国中有一方，吾服之有效，故以奉传。其药四味而已。"他提笔写下的四味药是：无事以当贵，早寝以当富，安步以当车，晚食以当肉。

第一味药教人不要为杂事烦恼，第二味药让人不要熬夜，第三味药劝人多步行，第四味药提醒人饥饿了再吃饭。苏东坡特别说："夫已饥而食，蔬食有过于八珍。"

这些话真像是对现代人说的：你惦记事多烦吧，你网瘾大不睡吧，你谱大开宝马吧，你美酒美食吃吧，那你的健康呢，找不着影了！

"无事以当贵。"《黄帝内经》有言："恬淡虚无，真气从之，精神内守，病安从来？"中医认为，正气是人体保持健康最重要的因素，正气充足，病邪就无从入侵。人不要把功名利禄、荣辱过失考虑得太多，如能在情志上潇洒大度，随遇而安，时刻保持一颗平常心，这比富贵更能使人终其

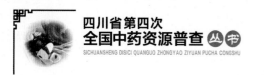
天年。

老子说"少则得，多则惑"。《黄帝内经》也说"志闲而少欲，心安而不惧"。只要心态清静了，什么样的疾病、外邪都侵入不了我们的身体，这样身体就健康了。

苏东坡有一次被流放到一个叫瓜州（在今扬州南）的地方，为了使心静下来，他开始学佛，并结识了长江南边的也就是现在江苏镇江市金山寺的一个住持佛印，两个人很快成了好朋友。以苏大学士的才智，他学佛很快，不久他就觉得自己心里已经是恬淡虚无，什么欲望也没有了。于是他就作了一首诗，写道：

> 稽首天中天，毫光照大千；
> 八风吹不动，端坐紫金莲。

"八风"看上去是八面来风，实际上是指八种欲望，八种情绪，意思是说无论什么情绪、什么欲望现在都动摇不了他了，他的心里是极度的虚静，已经超然物外，他已经端坐在紫金莲花上成佛了。

苏东坡写了这首诗后越看越爱，越看越得意，就派自己的书童渡过长江，请佛印大师批阅。佛印看完，在这首诗后批了几个字，然后请书童又带回给苏东坡。苏东坡以为佛印一定会对自己参禅的境界大加赞赏，急急忙忙打开禅师的批示，这一看，他不禁呆住了，原来佛印的批示只有两个字："放屁！"

苏东坡看到这两个字特别生气，心想：我跟你平常关系也不错，我这首诗写得好好的，你不欣赏也就罢了，为什么骂做"放屁"呢？

真是太生气了，于是他立即渡江去找佛印评理。

佛印大师一见苏东坡气歪歪的样子，禁不住大笑到："八风吹不动，一屁过江来。"你还"八风吹不动"呢，我写"放屁"两个字，你就渡过长江来向我问罪了。

可见，要修炼到真正的"八风吹不动"不是一件容易的事！《崇百药》中就说"心平意定是一药"。

"早寝以当富。"《黄帝内经·上古天真论》中，黄帝问为什么远古时代的人超过100岁了依旧动作灵敏，没有衰老的迹象？岐伯回答了好几个原因，其中一个是日出而作，日落而息，作息非常规律。由此可知，遵循大自然规律，早睡早起的重要性。"早寝以当富"，指吃好穿好、财货充足，并非就能使你长寿。对老年人来说，养成良好的起居习惯，尤其是早睡早起，比获得任何财富更加宝贵。

"安步以当车。"这强调了适当行走的重要性。现代社会，外出有车，上下楼有电梯，体力活也较少，非常缺乏运动。中医认为，人不要过于讲求安逸，肢体不勤，只有阴阳平衡才能身体强健，如果静太多、动太少，动静失衡，则阴阳失衡。因此，人们最好每天走一走，强健体魄，通畅气血。

"晚食以当肉。"《素问》强调"饮食自倍，肠胃乃伤"。暴饮暴食会损伤肠胃功能，应该避免。"晚食以当肉"，意思是人应该用已饥方食、未饱先止代替对美味佳肴的贪吃无厌。他进一步解释，饿了以后才进食，虽然是粗茶淡饭，但其香甜可口会胜过山珍；如果饱了还要勉强吃，即使美味佳肴摆在眼前也难以下咽。

苏东坡的四味"长寿药"，实际上是强调了情志、睡眠、运动、饮食四个方面对养生长寿的重要性，这种养生观点即使在今天仍然值得借鉴。

第二节　仁心仁术

苏轼在杭州做太守时，正值瘟疫暴发，为使百姓免于疫病之苦，苏轼拨款两千缗，自己带头从个人的俸禄中捐出了 50 两黄金，在城中建了一座名叫"安乐"的病坊，三年之中就医治了近千名病人。后来，病坊由专派的僧人主持。

元丰年间，苏轼因反对王安石新法，被贬至黄州，适逢该地瘟疫流行，苏轼专程访眉山巢谷，得一秘方"圣散子"。巢谷传授给他时，曾让苏轼指江水为誓，保证永不传人。但为了控制瘟疫的蔓延，他以民生为重，将药方公诸于世。

后来，他从海南回京，在江西寓居时，常携带一只药袋，见谁不适就配药送上，开方指点服法，很受当地群众欢迎。

第三节　论医箴言

苏轼有医论、医方存世，著名的《苏学士方》便是他收集的中医药方。后来人们把苏轼收集的医方、药方与沈括的《良方》合编成《苏沈良方》，至今犹存。

《仇池笔记·论医》中，他指责士大夫们秘所患而求痊验的"困医"恶习。他认为重虚有实候，而大实有羸状，差之毫厘，便有死生祸福之异。他批评那些士大夫"秘新患而求诊，以验医之能否，使索病于鱼漠之中，辨虚实冷热于疑似之间"。患者应尽告所患疾病的症状，才能使医家"知急之所以然"；望闻问切四诊合参，辨证施治而愈疾。仅让医家凭脉诊来推断病情，会导致误诊误治。这些观点至今读来，仍不失教益。

《东坡志林·修养》是论述中医养生学的专章，涉及情志、德行、饮食、房中、丹药等诸多方面。"任性逍遥，随缘放旷"的坦荡心境，"已饥方食，未饱先止"的饮食摄生的经验，《七德八戒》中"慎起居饮食，节声色而已"的养生要义的总结，都是宋代中医文化的真知灼见。

第四节　医方药膳

苏轼一生屡遭贬谪，每到一地，他都收集验方载于笔记杂著中。

居黄州时，当地瘟疫流行，他将自己收集的秘方"圣散子"献出来，救治病人。

在惠州，看到当地村民燃苍术熏蚊子，大表惋惜说："此长生药也，人以为易得，不复贵重。"

《论菊》中，苏轼把菊花称为"延年药"。

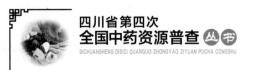

《论茶》中，他倡导以茶漱口的口腔清洁方法。

《论物理》中解析菱、芡虽同出水泽，但菱性寒、芡性暖的药理。

《论雨井水》推荐用雨水煎茶煮药益人增寿等。

《东坡志林》中还记述了治病健身的食疗药膳方，如麦门冬饮安神催眠、山芋羹健脾益气等，是宋代中医食疗的珍贵史料。

《圣散子方》是宋代苏轼、郭五常等先后辑录而成的一本方书类著作，成书于北宋元符三年（1100年）。该书载圣散子方一首，附录方三十六首（神医华佗先生危病十方、方二十三首、经验三方）、续录二十七方，共计六十四首，涉及时疫、内外、妇产、儿、五官、急救等诸科病证治法。

第五节　服威灵仙法

威灵仙为毛茛科植物（*Clematis chinensis* Osbeck）的根与叶、全株。根具有祛风湿、利尿、通经、镇痛之功效，用于风寒湿热、偏头疼、黄疸浮肿、鱼骨鲠喉、腰膝腿脚冷痛；鲜株能治急性扁桃体炎、咽喉炎；根还可治丝虫病，外用治牙痛。叶消炎解毒，用于咽喉炎、急性扁桃体炎。酒灵仙为威灵仙药材用黄酒喷淋，待吸尽，再用文火炒至微黄为度。酒灵仙主要用于祛风除湿，通经止痛。

苏轼对威灵仙的研究颇有心得，而且把认知、运用、鉴别威灵仙的经验记录在《服威灵仙法》一文中。

第一，识别威灵仙。

《千金方》曰："治腰脚痛，威灵仙为末，空心酒调下一钱①，逐日以微利为度。"苏轼对于威灵仙药性和功效的认识，除了从本草书籍和验方中获得外，还来自僧道及乡亲。苏轼的朋友中，有不少是和尚道士。僧道在传播教义的同时常配合医药活动，苏轼常从他们那里得到医方。于是就有"牢山一僧"因服威灵仙而"年百余岁，上下山如飞"的记载（《苏沈良方·服威灵仙法》）。《海上集验方》载："人服此，四肢轻健，手足温暖……"这就是威灵仙祛风湿、通经络的作用。《服威灵仙法》中还介绍了得自"眉山一亲知"的方法。该"亲知""患脚气至重，依此，服半年，遂永除"。此论述亦体现了威灵仙祛风除湿的作用。

第二，运用威灵仙。

苏东坡在著述中将经自己服用验证或眼见耳闻的有效方剂或药物，都毫不保留地记载下来。他自病时不但自己应用威灵仙，还向他人推荐使用威灵仙。苏东坡在《与袁彦方》的信函中提及治疗足疾的方法："足疾惟威灵仙、牛膝二味为末，蜜丸，空心服。必效之药也……久乃有走及奔马之效""知君疾苦，故详以奉白"。并提示，根据脏气虚实加减牛膝，用酒及开水服下，用药期间要忌茶。苏轼运用威灵仙的方法详细记录在《服威灵仙法》中，曰："其一，洗净阴干，捣为末。杂酒浸牛膝末，或蜜丸，或为散。酒调牛膝之多少，视己气之虚实而增减之。其一法，取药粗细得中，寸截之。七寸作一帖，每岁作三百六十帖，置床头，五更初，面东细嚼一帖，候津液满口咽下。"

第三，鉴别威灵仙。

《服威灵仙法》载"真者有五验：一、味极苦；二、色深黑；三、折之脆而不韧；四、折之微

---

① 一钱＝5克。

尘，如胡黄连状；五、断处有黑白晕，谓之鸲鹆眼。无此五验，则藁本根之细者耳。"上述几点中，根"色深黑"与根"折之脆而不韧"从现代药理学来看也仍然是正确的。谢宗万《中药材品种论述·上册》认为："自元、明以来，相传以'铁脚威灵仙'为佳，亦即以根外皮深黑色者为正品，现时《中华人民共和国药典》（简称《中国药典》）（1985 年版一部）所收载的三种正品威灵仙均属'铁脚威灵仙'类型。对威灵仙的品质评价，古今一致。"可以说，苏轼所确定威灵仙"色深黑"的鉴别标准是符合古今用药要求的。"折之脆而不韧"也与正品威灵仙药材性状的现代描述相符合。"折之有微尘，如胡黄连状"很可能是山木通的根。此根较威灵仙为粗，外皮黑褐色，富于粉性，所以折之有粉尘飞出。它虽不是《中国药典》所收载的品种，但也是威灵仙的品种之一。至于"味极苦"，苦能燥湿，《开宝本草》载威灵仙味苦也是此意。"断处有黑白晕，谓之鸲鹆眼"，可能指的是威灵仙根横断面皮部与木质部的形成层环纹。上面鉴别威灵仙的五条标准较我国历史上第一本中药药材学专著《本草原始》要更加准确和实用。

《服威灵仙法》一文虽短，但将为什么要服威灵仙、怎样服威灵仙、如何挑选道地的威灵仙、使用威灵仙时的注意事项说得全面而又准确，足见苏轼的中医药功底深厚与用心诚恳。

第六节　养生秘诀

第一，"和"与"安"最重要。

苏东坡才华横溢，好仗义执言，不善逢迎，因此得罪权贵。他自中年后，遭遇了人生的最大挫折，贬官而致流放。四起四落，坎坷一生。但他始终热爱生活，对人生抱着积极的态度，并善于在困难挫折之际乐观自处，且有养生法宝"和""安"二字。他与沈括合著的《苏沈良方·问养生》中认为：养生"和""安"二字最为重要。"安"即静心，以减少外界的诱惑；"和"即顺心，以顺和来适应外界环境的变化。

据记载，一位吴姓老人传授他们一个养生诀，其意为：一个人处在任何环境下，都要保持心境的安适随和、头脑冷静，才能适应客观外界环境的突然变化，经受得住社会生活事件的打击，不管风吹浪打，胜似闲庭信步，以求得身体健康。因为"安则物之感我者轻，和则我之应物者顺，外轻内顺则生理备矣"。苏东坡正是以此精神对待人生的一切不如意事情，所以他身体健康，晚年快乐。

第二，动静结合。

苏东坡非常重视身体锻炼和心理卫生，强调要动静相结合，才能健康长寿。他主张动——"能逸而能劳"；亦主张静——"心平气和"。苏东坡对"动"作了分析：为什么达官贵人很容易生病，而平民百姓很健壮呢？他是这样认为的："夫风雨寒露，寒暑之变，此疾之所由生也。"贵人深居简出，行则坐轿，寒则厚衣，养之太过，所以易受寒暑之邪；农夫小民，不问严寒酷暑，劳作于田间，劳动的锻炼使得他们身体强健，故能祛病延年。正是因为对动的重视，所以他经常登山，有"横看成岭侧成峰，远近高低各不同。不识庐山真面目，只缘身在此山中"的为后人传诵的佳句。由于他对劳动的重视，一生勤于劳作，即使在 63 岁被贬琼州，也还亲自开荒种地。留有"门前流水尚能西，休将白发唱黄鸡"的诗句，对后人启迪颇大。

在重视"动"的同时，苏东坡还推崇"静"。他认为一个人首先要心静，不要胡思乱想，自然就能"心平气和"。在《东坡养生集》中记载：每天天刚亮，他就立即起身，盘腿而坐，练习我国

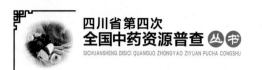
传统的保健功，先叩齿数十下，随后吐故纳新，待气满腹，再徐徐吐出。然后按摩涌泉穴、眼面及耳项，直至发热，最后梳发百余次。他曾写道："此法甚效，初不甚觉，但积累百余日，功用不可量，胜之服药百倍。"并推崇静坐养生法，作诗曰："无事此静坐，一日是二日。若活七十年，便是百四十。"他的静坐养生法要求坐姿端正，头颈正直，下颏微收，含胸拔背，垂帘①，全身放松，排除杂气，自然呼吸，守神静志，意守下丹田。这和现代的静坐要求一致，是一种良好的休息养生方法。

第三，宁可食无肉，不可居无竹。

苏东坡主张少吃肉，说"甘腻肥浓"是"腐肠之药"，并使人肥胖；认为用少量的肉与蔬菜同炒，吃了会使人不胖不瘦，保持健美体形。同时，他还认为环境优美、空气清新比吃肉更重要，从而主张在住的周围要广植竹木。他在《於潜僧绿筠轩》中说："宁可食无肉，不可居无竹；无肉令人瘦，无竹令人俗。"

第四，服姜可延年，麦田求野荠。

苏东坡喜欢收集民间的延年益寿药方，并记载有一偏方，若坚持不断服用，会高寿而童颜。即：取生姜汁贮于器皿中，去掉上面的清黄液，将沉积在下面的白而浓的部分阴干为"姜乳"。用此姜乳同蒸饼或米饭相合，做成梧桐样丸药，每天用白酒或米汤送服十粒。同时，他还推崇吃荠菜，他在给友人信中说："今日食荠极美，天然之珍……君若知此味，则陆海八珍皆可厌也。"并介绍其做法：采新鲜荠菜三二斤，洗净，加入米三升、水三升、生姜一芽头捶碎，同入锅中，浇上麻油一蚬壳（30毫升左右），煮熟后不放盐。

第五，浓茶漱口，除烦去腻。

苏东坡认为饮茶对人体大有裨益，茶可"除烦去腻"。故他提倡"每食已，即用浓茶漱口"。他认为："食后用浓茶漱口，一是烦腻即出，而脾不知；二是肉在齿间，消缩脱去，不烦挑剔。"

第六，适量饮酒。

苏东坡对酒的养生作用也有一定的认识。他说："余饮酒终日，不过五合，天下之不能饮，无在余下者。"酒只要饮得适量，是可以养生的。

苏东坡除了饮名酒之外，还精心酿制、经常饮用药酒，以祛病健体。在惠州，他用木桂、菌桂、牡桂之类药材浸泡成桂酒，还在《桂酒颂》中博引历代本草和医学家关于"桂酒"的药用功能的论述，确信常喝"桂酒"能"御瘴"。正是因为他对各种养生酒有不解之缘，所以他在"食无肉、病无药、居无室、出无友、冬无炭、夏无泉"的艰苦环境中，能免时疫、拒瘴伤。由此可见，酒确有通血络、温脾胃、润肌肤的养生之功。

---

① 垂帘，就是放松，使眼睛保持半开半闭的状态。

四川古今名医

第一节　沈　义

　　沈义，周时人，在蜀地青城山学道，也是著名的隐士。沈义精于道术，能替人消灾，医术高明，时常为人送药治病。传说因为他所积功德无量，周赧王三十年（公元前284年），太上老君专门派天神驾龙车请沈义上天。与沈义一同上天的还有司马生、徐福。迎接沈义的仙官对感到十分吃惊的沈义说，你有功于民，从生以来，心不忘道，履行无过，受命不长，寿将尽矣。今遣仙官来迎。于是沈义及妻子贾氏及儿女乘龙车虎车上天庭。老君派玉女捧金案杯盛着的药送沈义，先让沈义夫妇服了不死之药，然后又交给他两枚如鸡蛋大的枣、一道符、一道仙方，并对他说，你还要再回人间，救治百姓的疾苦，如果你想升天界，就把这道符挂在高竿上，仙官就会来接你。据说沈义回到人间，一直活到唐代，治好窦太后的病后，就再也没有人见过沈义了。

第二节　邢先生

　　邢先生，生卒年及名字不详，生活于唐武宗时期的青城山，精通医术。唐武宗患心热之疾，宫廷医生医治无效，于是遍寻天下名医。访求名医之人得知在青城山有一位长于用仙丹治病的高明道长，

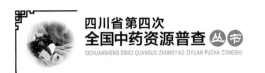

人们都以邢先生称呼他，不知道他的名字。此事奏闻唐武宗，唐武宗即派人请邢先生到京城，邢先生诊视唐武宗的病情后，取青丹两粒，又取出几个梨让唐武宗绞梨汁进服，病患即除。唐武宗非常高兴，赐邢先生金银，他坚拒不受。唐武宗便封邢先生为广济先生。据说，邢先生当时所用的梨为四川产的紫花梨，紫花梨是四川特有的一种药用果，左思在《蜀都赋》中说"紫梨津润"。杨慎曾考证："蜀有梨树，花以秋日，其花红色。"据载，紫花梨有疗心热的功效。

第三节　唐慎微

　　唐慎微，字审元，蜀州晋原（今四川崇州）人。出身于世医家庭，对经方深有研究，知名一时。元祐年间（1086—1094 年）应蜀帅李端伯之召，至成都行医，居于华阳。故史载为华阳人。

　　唐氏虽语言朴讷，但睿智明敏，医术精湛，医德高尚。患者不分贵贱，有召必往，风雨无阻。为读书人治病从不收钱，只求以名方秘录为酬，因此学者喜与交游。每于经史诸书中得一方一药，必录而相咨，从而积累了丰富的药学资料。

　　唐慎微是一位医术高超的传奇人物。据记载唐慎微治病百不失一。宇文虚中的父亲曾患风毒之病，经唐慎微治疗后很快痊愈。但这种病不易断根，唐慎微就亲笔写了一封信交给他，并在信封上注明某年某月某日开封。到了这个日子，宇文虚中父亲的风毒之病果然再次发作。按唐慎微的嘱咐，患者打开了封存已久的留书，只见上面写着三个方子：第一个方治疗风毒再作，第二个方治疗风毒攻注作疮疡，第三个方治风毒上攻、气促欲作咳嗽。患者按方治疗，半个月即获痊愈。尽管唐慎微治病如神，但唐慎微平素从不炫耀自己的本事，仍是慎言。

　　唐慎微看病时谈证候总是寥寥数语，点到即止，决不哗众取宠。若有人反复问难，唐慎微就会一怒之下，不再搭茬。就是这样一位地处西南一隅的民间医生，心中却有宏大的志愿，那就是完成巨著《经史证类备急本草》（简称《证类本草》）的编写工作。

　　《证类本草》（见图 8-1）收载药物 1 558 种，多附药图，并说明药物的采集、炮制方法和主治功能，在每药之后附载有关方剂，首创了沿用至今的"方药对照"的编写方法。尚书左丞蒲传正看过该书初稿后，要保荐唐氏做官，但唐氏拒而不受，继续修订增补自己的本草著作，约于 1098 年以后定稿。此书共32卷，60 余万字，是中国宋以前本草集大成之作。问世后，历朝修刊，并数次作为国家法定本草颁行，沿用五百多年，明代李时珍编撰《本草纲目》时，也曾用该书作为蓝本："自陶弘景以下，唐、宋本草引用医书，凡八十四家，而唐慎微居多。"

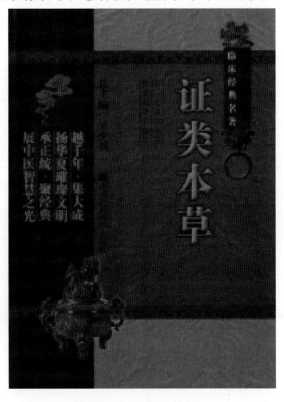

图8-1　《证类本草》

第四节　皇甫坦

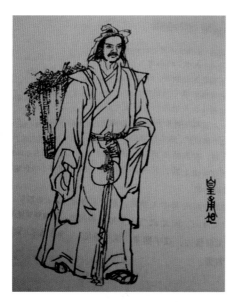

图8-2　皇甫坦像（摘自《道源仙踪》）

皇甫坦，生卒年不详，四川夹江人，青城山道士，医术高明。宋高宗绍兴十九年（1149年），显仁皇太后害眼疾，痛苦不堪，宫廷御医始终无法治好，于是下诏全国征召治眼疾的医生，有大臣举荐青城山道士皇甫坦。宋高宗下旨皇甫坦入宫。宋高宗问皇甫坦用什么方法能治好皇太后的眼疾，皇甫坦说："心无为则身安，人主无为则天下治。"皇甫坦首先解除皇太后的心病，使其心地平和自然，然后施以药物，皇太后的眼疾很快就痊愈了。宋高宗大喜，要重赏皇甫坦，但皇甫坦坚辞不受。宋高宗即派人专程到青城山上香，并为其道观书"清野"两字，并在皇宫中为皇甫坦绘像（见图8-2）。

皇甫坦曾四次奉召入皇宫，但大多数时间都云游四方，先后到四川天台山、湖北武当山等地寻师问道，后回到青城山。

第五节　唐宗海

唐宗海（1846—1897年），字容川，四川省彭州市三邑镇人。16岁为秀才，23岁开始钻研医学，24岁著成《医柄》一书，后又著成《医学一见能》。同治十二年（1873年），唐宗海因父患血证多方求治无效后，开始潜心探索血证，经过11年时间写成《血证论》，集血证诊治之大成，创止、消、宁、补之要法，"实事实理，有凭有验"，可谓精辟独到，至今仍为临床医家诊治血证所遵循。此书一出，"名闻三蜀""声誉远播"。光绪十一年，《血证论》成书后的第二年，唐宗海39岁时中举，其后游学江南，医术扬名于沪，每有疑证问者，辄应如响，人俱惊为神奇。光绪十四年，中三甲进士，授礼部主事，奉旨赴京后医名大噪，誉满京华。后寓沪上，当西学东进时，他认识到西医、中医各有所长，力主汇通中西，厘正医道。便以中国古代医学理论为基础，吸取西医解剖学生理学知识，撰成《中西汇通医经精义》二卷，光绪十八年（1892年）刊印出版，成为中国医学"中西汇通"先驱者。游学广东时，《本草问答》和《金匮要略浅注补正》二书相继问世。光绪二十年（1894年），《伤寒论浅注补正》刊行。以上四书，加上《血证论》，辑成丛书《中西汇通医书五种》刊出，行销国内外，医名远播南洋等地。

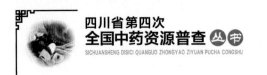

第六节　李真果

李真果（1880—1984 年），又名李正果、彭泽风，人们尊称他彭老道、道爷爷，享年 104 岁。他本姓李，后因过嗣与彭子渝，改姓彭。1927 年，他于成都二仙庵受戒，恢复本姓，道号真果，或号正果，又号不虚子。他出生于安岳县观音场（在今护建镇，一说是潼南崇龛镇）。6 岁家遭变故，移居于安岳县云峰乡，是全国闻名的高道（见图 8-3）。

李真果道法精深，医术奇绝，武术、气功、丹道功底雄厚，秉性峭直，德高望重。他为人治病药简效奇，能起沉疴于一旦。为了方便群众治病，他带领学生们研制成了观音膏、涌泉膏、紫金锭、苏禾饮、济世仙丹、六〇六等二十余种成药，疗效甚佳。现市场上畅销的"洁尔阴"，就是他的学生薛永新等人在他传授的丹方的基础上研制而成的。

1981 年 5 月 10 日，李真果在给遂宁县卫生局的申请书中说："我自幼行医到如今，多年治病，主要以中草药为主。无论聋、哑、盲、痣、癌及妇女阴道滴虫等奇症怪病，只用少量中草药便可。药价低微，群众满意。"

据说，他仅用 12 味中草药，两剂即治愈了遂宁群众夏某父亲的肺脓肿；曾用几服中草药就治好了遂宁大安公社干部林某的癌症。遂宁、安岳一带好多感到无法医治的难、深、久顽疾，经李真果诊治，竟是霍然而愈。药物简单，奏效奇速。

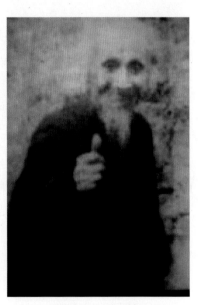

图8-3　李真果

第七节　李　杰

李杰字太清，号永宏，又名欢喜道人，生于 1873 年，四川省江油市明镜乡（今马角镇）人。寿年 110 岁，从小天赋超群，聪颖过人，喜欢挥拳弄棒，练习拳脚，7 岁进入私塾学堂读书，22 岁考中秀才。他是明镜乡的第一位秀才，后来又中了武举人，在江油和剑阁当过私塾老师。最后，李杰却成了道士。清朝光绪年间，朝廷腐败，卖国求荣，横征暴敛，民不聊生。和全国一样，川北各地义和团也风起云涌，明镜乡的乡民也举刀执矛加入了杀贪官、诛洋人的行列。对于以慈禧为首的清朝廷卖国求荣的行径，李杰非常气愤，经常给学生讲中国的历史，指责洋人妄图瓜分中国的野心，表现出极大的爱国热忱。1906 年（光绪三十二年），同盟会四川党人李实来江油联络义士，组织同盟会，俟机起义。李杰极为赞赏同盟会的主张，很快便入会，并成为其中最活跃、最坚决的骨干分子。经过一段时间的力量积蓄，同盟会认为时机已经成熟了，便对江油县衙发起了进攻。在这场围剿县衙的战斗中，李杰手执一把亮闪闪的铡草刀，亲手砍掉了悬挂在大堂上的从来就名不符实的"明镜高悬"的匾额。

这件事当时在全川震动很大，统治者惊恐万分，四川总督锡良派遣巡防总领张孝候率部到江油镇压起义。大兵压境，来势汹汹，同盟会势单力薄，人数既少，又缺乏训练，自然寡不敌众，许多同盟会的会员倒在了血泊之中。李杰因为武功高强，一连打翻四五个清兵才冲出重围，保全了性命。反动官府没抓住李杰，便抄了他的家，还四处重金悬赏缉拿他。李杰东躲西藏，想重举义旗，但同盟会受到重创之后，会众再聚不拢了。一气之下，李杰到了四川青城山出家入道了。

李杰当了道徒之后，人生观变了，完全是另外一个境界，成天不问世事，只是烧香诵经，敲钟除尘。大家不知道他的来历，更不知道他还是个秀才，只是凭他识字明理，对《道德经》与《太平经》等经卷有很高的理解能力，猜测他来历不凡，学问不浅。加上李杰做什么事情都一丝不苟，对人又和气，所以，上山半年之后，他就被王真人封为"欢喜道人"。道观还为他举行了命名仪式。"欢喜"二字可以说是对李杰性格的最准确的概括。他一天到晚总是乐呵呵的，开口就笑，无论遇见什么事情，都一笑置之，从不愁眉苦脸，好像不知道忧愁为何物。不知道的人，还以为李杰一生遭遇顺畅通达，没有什么忧烦苦闷。其实，从上面的叙述里，我们已经知道，李杰一生经历坎坷，险象环生，家破了，自己的生命都差一点难以保全……可是，面对这一切厄运，他表现了一种乐观的人生态度。由于对宗教的虔诚信奉与刻苦修炼，他这样一个勇士一下子变成了清心寡欲的道徒。同时，他又以自己精湛的医术普救众生。在山深林密的道观中，他潜心研读《道藏》《周易》等经典，三四年工夫，他就苦读细研了能到手的大量道学和医学典籍，积累了丰富的有关气功和中医、中药知识。为了进一步提高技艺，身体力行，他开始了云游生涯，遍游了峨眉、鹤鸣、云起、清虚诸山，求道访友，并为各地百姓治病，一路走一路治，一律不收钱。1916年，李杰来到了剑阁县太华山，他爱上了这里的山清水秀，一待就是十几年。除开继续从事道教活动外，他绝大多数时间习武练功，给人治病。闲暇时，他还爱挥洒翰墨，吟诗作画。他的书法尤精篆书和云体字，绘画的自成一体。他的小手指甲留得很长，用又尖又长的右手小指甲壳蘸满墨水，在特制的粉板上描绘的丹青大多是花鸟虫鱼。绘成后，用一张宣纸覆盖其上，轻轻一拓，于是宣纸上就出现了浓淡相宜、栩栩如生的花鸟虫鱼水墨画了。这独出一格的粉板拓画绘画法是他的创造。李杰入道之后，本想抛开红尘，循入仙境，但残酷的世事总要把他时时拉回到现实中来，因为他有一颗正直的心。

1935年，中国工农红军第四方面军来到剑阁太华山，住进了道观。红军处处替穷苦百姓说话，反对官府和土豪劣绅，这一切使李杰对红军产生了好感，与红军建立了良好的关系。他帮红军写标语，搞宣传。但是，一个月以后，红军就离开道观，长征抗日去了。红军前脚走，还乡团后脚就到，上山要抓李杰，幸好他跑得快，才躲过了这场祸事。以后，李杰仍然精研岐黄，熟读《黄帝内经》及金元四大家。他精通人体经络、阴阳五行，对于跌打损伤之类的伤科疾病，他是手到病除。一次。一位上山砍柴的农民不慎摔下山崖，全身多处粉碎性骨折，生命垂危，大家都认为不可救治了，只有等死。李杰却收下了这个病人，他先对其施以道家的一种特殊手段理法，吻合裂痕，疏通经脉，再发放内气为其治疗，然后调制了接骨丹给他外敷，制敷散让其内服。经过一个多月的治疗，不仅挽救了病人的生命，而且连病人的手足都保住了，病人还可以下地干活。如此神奇的医术，使见者瞠目结舌，无不以为是神仙下凡。除治疗外伤以外，他对各种杂病、妇科、疑难病症亦有奇功妙方。每逢当地赶集之日，不分秋冬和晴天下雨，他总是在剑阁中街搭一张方桌，摆好纸张笔墨及一张使用了多年的太极八卦图，或是医病，或是卜卦。他对来算命求医的人总是有求必应。因为医术高明，李杰的名字远近闻名，他成了当时剑阁县无人不知、无人不晓的"神医"。每次赶集结束，他接待过的人总是数以百计，可见其盛况。李杰是一个轻富贵、安贫贱的人。他给富人看病治伤、卜卦算命，一律收钱；而对贫苦百姓则是一律免费，而且义施药物。晚年，李杰来到成都，漫游于青城山与青羊宫，常在这两处

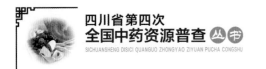

道观停脚。他每天坚持练功，也谈议道事，有时给人治病，恬静淡泊，逍遥自在。

第八节　曹明仙

　　曹明仙，原名曹淑良，1905 年生于成都，生逢衰败晚清，家境清贫，14 岁遵母之命毅然出家，师从张永平真人，学习武术和中医。曹明仙不但精通武术外功，其武术内功造诣也非常之高，海灯法师称他为师叔，向他求教青城内家气功。2010 年 4 月 5 日清明节，曹明仙在青城山祖师殿羽化登仙，享年 105 岁。

　　曹明仙能识各类动、植、矿物上千种，四川道门中的不少名医，当今全国各地的中医翘楚、武林尊宿，多次前往青城山求教，其中包括成都中医药大学的前校长等。其嫡系弟子中有的精于丹道，有的精于青城武术，有的精于医术。曹明仙同时也是四川非物质文化遗产青城功夫（青城武术）道教一脉的掌门宗师，其嫡传弟子何道君于 1992 年创办了青城山第一家道教武术馆，国内外数万青城功夫弟子均系此脉传承。在道教界，青城山各道众也大多出自其门下。

第九节　王庆余

　　王庆余，生于 1937 年。四川剑阁人，祖籍山西忻县。中国当代武术大师和道医大师。生于武林世家，自幼随父亲王子光和师父杨少云习武，天资聪颖，勤奋坚毅，因而精通不同门派的武术。后经武术大侠杜心武推荐，拜欢喜道人李杰为师，得筋经内丹功秘传。习武之外，欢喜道人亲授其道家医理和点穴、闭穴、拿穴、解救穴、指甲诊病等绝技，遂融武艺、内功、医术于一炉"悬壶济世"。王庆余熟读《易经》、老庄以及《参同契》《黄帝内经》等古代典籍，将筋经内丹功置于道家养生学的框架中，参照现代生命科学理论，总结自身实践经验，完善了"筋经门"的理论与方法体系，出版书籍《我命在我也在天：道家筋经内传指略》《秘传道家经筋内丹功》《少儿气功保健法》《道医秘方录》《四川武术大全》《道医窥秘·道教医学康复术》（见图 8-4）。

　　现任美国国家自然疗法医科大学特聘客座教授，并全程指导和参与美国国家自然疗法医科大学的中

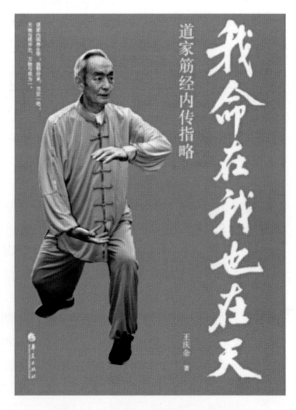

图8-4　王庆余著《我命在我也在天》

医专业的创建和发展工作。

筋经功属道家秘传功法之一，是综合了武学、道家内炼、传统医疗等诸多实修绝学的一门独特功法，既有完整的理论体系，又有丰富的实践经验。它于明末清初时期创立，文武并用，既是一种以强身健体、祛病疗疾为目的的内炼养生术，又是一种结合搏击实践的综合武术。在冷兵器时代，小则可以养生、防身，大则可以为国效力，抵御外敌。

道祖老子主张"清静无为"，归根结底是一个"静"字，清静才能识根源；佛教之祖释迦牟尼主张"应生清净心"，信心清净就生"实相"。这就是说只有心静才能感觉到真实的东西。一个"静"字，有着巨大的力量，无穷的作用，尤其是对人体生命更是息息相关。

第十节　蒲辅周

蒲辅周，原名启宇，生于 1888 年，四川梓潼人。祖父蒲国桢，父亲蒲仲思，都是精通医道、名闻乡里的医生。全家靠父辈行医为生，家境甚清贫。蒲辅周 7 岁开始上私塾，11 岁后在上小学的同时，还由其祖父讲授医书。15 岁起，在祖父潜心教授下，他掌握了不少医药知识。于是，白天随祖父临床侍诊，至晚苦读到深夜。他以《内经》《难经》《伤寒论》《金匮要略》为基本研读之书，以《外台秘要》《千金方》及历代诸家之书为参考之学。经 3 年的苦读与侍诊，蒲辅周积累了一定的临床经验。18 岁便悬壶于乡里。他牢记前人"医乃仁术"之教诲，将名字改为辅周，取辅助贫弱、周济病人之意。

1936 年，蒲辅周第二次赴成都行医。同时，在成都亦办起了"同济施医药社"，并与泰山堂订下合同，无钱买药的病人经他免费诊断后，可持他的特定处方去泰山堂抓药，账记在他名下，由他定期去结算。1940 年，梓潼霍乱流行，蒲辅周闻讯后，立即汇 200 银圆和处方一张，要他弟弟们将治疗霍乱的药方抄录后四处张贴，广为宣传，并把所汇银圆买成药品，半价发售，贫穷的病人分文不取。1945 年，成都麻疹流行，蒲辅周常涉水到御河边和城郊劳动人民聚居区，为他们免费诊治。

1956 年，中国中医研究院成立，蒲辅周应聘到该院任职，曾任该院副院长，以其医术挽救甚多温病包括乙型脑炎等传染病患者。对若干内、妇科疑难杂证，亦颇有治验。其治病主张灵活辨证，反对泥古不化。其著作有《蒲辅周医案》《蒲辅周医疗经验》《流行性乙型脑炎》《中医对几种妇女病的治疗法》《中医对几种传染病的辨证论治》等多种。

蒲辅周医术精湛，医德高尚，理论渊博，为无数患者解除了病痛，为中医事业做出了贡献，周恩来总理称赞他"高明的医生，又懂辩证法"，为当代杰出的中医临床家。

第十一节　萧龙友

萧龙友，生于 1870 年，名方骏，字龙友，别号息翁，中华人民共和国成立后改为不息翁，四川三台人，医学家。曾任中国中医研究院学术委员、名誉院长，中央文史研究馆馆员。

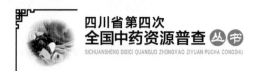
080

萧龙友是"四大名医"之一,以擅长治霍乱而扬名。1892年,萧龙友同陈蕴生用中草药救治川中霍乱,疗效很好,声誉鹊起。萧老重视辨证论治,主张四诊合参,治愈了不少疑难病症;培养了数百名中医人才,对我国中医学的发展起到了承先启后的作用。他还提出设立中医学院的议案。

1929年1月,梁启超先生便血,事前曾赴协和医院检诊。医生诊断为肾上有病,必须手术切除。梁公放心不下,驱车前往萧府求诊于萧龙友先生。切脉后,萧龙友对梁公说:"阁下肾脏无病,应该慎重行事,长服所开中药便可痊愈。"但梁公坚信西医,仍赴协和医院手术,果不出萧龙友所料,梁启超先生最终还是死于手术刀下。后经病理解剖,梁启超先生肾完全健康。梁启超先生的公子梁思成教授于治丧时,在讣告后所撰梁启超先生传略中,将治疗的全过程予以披露。

1960年,他以91岁的高龄辞世。他的生活和饮食很有规律。他喜欢酒,但从不过量,一年三季(春、夏、秋)饮用家中自酿的果子酒,就是在不同季节分别用佛手、葡萄、橘子、苹果等水果浸泡而成的不同类型和口味的酒。冬季,萧龙友则饮用一小杯补酒。这是用人参、鹿茸等名贵中药浸泡的白酒。

第十二节　杜自明

杜自明,满族,1878年出生于四川省成都市一个正骨世家。6岁进私塾,并随父习练武术,在少林武功方面打下了坚实的基础。长大后,大部分时间务农,同时跟随其父临症,学习骨伤病的诊疗技术。经过16个春秋的刻苦学习和从未间断的临床实践,终于较好地掌握了世代家传的理伤正骨技术。在此期间,为了提高自己的理伤正骨技术和进一步增进武术功底,曾多次外出寻师访友,在一些有一技之长的拳师或民间正骨医生的门下虚心求教,对不同流派的正骨技法,做到兼收并蓄,丰富和提高了自身医学理论和理伤正骨技术,同时在少林武功方面,也取得较深造诣。1902年在成都悬壶应诊。因其理伤正骨技术高明,不论对骨伤常见病还是疑难病的诊治,多能获得良好的疗效。杜自明为人正直,性格豪爽,医德高尚,能广泛接触不同阶层的病人,对贫寒患者的诊疗,有时非但免收诊金,甚而还能尽自己的可能为其解决伤痛及饥寒之苦,帮助病人早日康复。因而他在人民群众心目中留有良好的印象,他的理伤正骨技术也逐渐为医林所推崇,并誉满祖国的大西南地区。

杜自明把他长期临床实践所积累的伤科手法归纳为理筋手法(见图8-5)与正骨手法两大类。

理筋手法又分为分筋理筋、弹筋拨络、摇升降、按摩镇痛;正骨手法则分为接、卡、挤、分、旋、端、靠,临症时根据临床实际需要选择运用。特别是在治疗软组织损伤时,他非常重视理筋手法与按摩、捏按的合理配合,认为按摩与捏按手法有理通经络、摩散肿结的作用,是分筋理筋的辅助手法。同样,他在运用正骨手

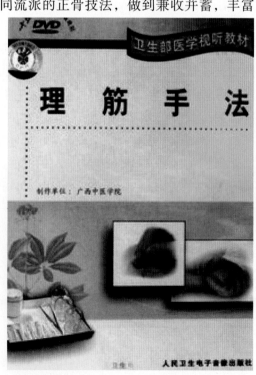

图8-5　杜自明著《理筋手法》

法治疗四肢长骨骨折或关节脱位时，也对按摩与捏按手法给予足够的重视，因为按摩与捏按手法本身具有行气活血、疏通经络、改善肌肉紧张等作用，而有利于骨折的矫正和容易使脱位复位。杜自明对助手、学生学习手法的要求甚是严格，认为医者必须做到手法熟练、技巧娴熟、动作敏捷、辨证施术，方能尽快地为病人解除伤痛之苦。如果机械地拘泥死板手法，非但不能达到预期效果，甚至还会给病人带来更多的不适或痛苦。因此，他要求运用手法必须做到沉（心境沉着）、和（态度和蔼）、巧（心灵手巧）、快（手法快捷）。正是基于上述思想，杜自明把数十年所积累的临床经验总结为十个方面，称之为"十要"，即：认识结合以思想为要，大胆结合以细心为要，诊察结合以按摩为要，治疗以辨证为要，脱臼以合榫为要，骨折以对合为要，敷药以对症为要，包扎以有效为要，固定以多考虑为要，服药以配合为要。这些观点是杜自明理伤正骨学术思想的集中体现。

同样，点穴与镇痛手法并提，也体现手法上的辩证观。点穴是指针在伤科手法中的应用，因指压穴位与力量的不同，具有一定的刺激作用；镇痛手法，顾名思义，是一种辅助疗法，用于各种强刺激手法之后，以强化刺激效果。

各种正骨手法的运用及其作用机理，也蕴藏着上述同样的辩证法思想，此不赘述。

杜自明在其著述中反复强调：在各种手法应用上，"不可拘泥，要灵活辨证掌握"，特别是他所创用的各种骨伤疗法无不遵循对立统一的哲学思想，并获得了许多惊人的成就。

第十三节　吴棹仙

吴棹仙生于1892年，四川巴县（今重庆巴南）人。1915年毕业于重庆存仁医学校，中华人民共和国成立前创办了"巴县国医学校""重庆中医院"等。1956年调成都中医学院，曾任医经、针灸教研室主任，省政协委员及人大代表等。1955年作为"特邀代表"参加全国政协会议。1956年2月，作为"特邀代表"参加全国政协二届二次全会，将其珍藏多年的《子午流注环周图》献给毛泽东主席。著有《子午流注说难》《灵枢经浅注》等。

第十四节　凌一揆

凌一揆（1925—1992年），四川永川（今重庆永川）人。1942年考入四川国医专科学校，同年秋转入四川国医学院就读，1944年毕业。1953年冬，调成都参与四川省中医代表会议筹备工作。1954年春，调入成都中医进修学校任教。1956年，调成都中医学院工作，历任教务处教学科研科科长、中药方剂教研组主任、中药教研组主任、教授、副院长、名誉院长。他是我国第一位中药学博士生导师，国家级重点学科中药学学术带头人，第一批享受政府特殊津贴的专家。曾担任中华全国中医学会副会长、高等院校中医教材编审委员会主任、国务院学位委员会中医学科评议组召集人、北京"九一"国际传统医药大会学术顾问、卫生部药典委员会委员。凌一揆教授20世纪50年代发表论文3篇，如"方剂概说"（《中医杂志》，1956）。20世纪70年代以后，他倡议、策划和主

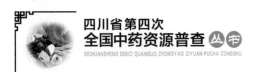

持了 3 项重大科研项目，分别是：《四川中药志》的编纂、川产道地药材系统研究、国家中医药管理局"七五"重大课题"解表方药研究"。

第十五节　李仲愚

李仲愚（1920—2003 年），四川彭州人。他 5 岁入私塾，13 岁入医门，师从堂叔晚清秀才李培生，后又师从天彭名医刘国南、刘锐仁。17 岁即悬壶于县医馆，针药并用。19 岁考取四川省注册中医师资格，次年入四川国医学院学习。中华人民共和国成立后，曾任彭县（今彭州市）卫生工作者协会主任、县人民委员会委员。1955 年奉调成都中医进修学校，次年调入成都中医学院，从事中医、针灸教学和临床工作。1986 年晋升为主任中医师。享受政府特殊津贴。1996 年任成都中医学院附属医院针灸指针研究室主任、康复科主任，四川省政协委员，兼任中国针灸学会常务理事、中国医用气功学会副会长、四川省针灸学会会长等职。

李仲愚长期从事临床工作，深求古训，博采新知，施术时能取各家之长，因时、因地、因人、因症而活法用之。精于方术，善用针灸，常以中医传统的汤液、针灸、角、砭、导引、按摩、薄贴、膏沐、浴熨等方法治疗内、妇、儿、外及五官各科疾病，尤擅长使用祖传绝招杵针、气功等法，内外合治、针药结合，治疗多种常见病及各种奇难杂证，疗效显著。多次进京给中央首长治病，多采用杵针、指针之法，收到了满意的疗效。并受到有关部门的重视，经批准成立针灸指针研究室。

李仲愚还积极开展学术经验的整理研究，承担了国家"七五"攻关重点科研项目"李仲愚杵针疗法的研究"，四川省中医管理局重点科研项目"李仲愚蓝字气功抗衰老的研究"，国家中医药管理局重点科研项目"李仲愚穴位药贴疗法的临床及实验研究"。在他的主持下，还开展了治疗老年性耳聋，以及治疗癫证、痹证、痿证的临床观察等研究。

他的专著有《气功灵源发微》（四川科学技术出版社，1982）、《杵针治疗学》（四川科学技术出版社，1989）。

第十六节　郑钦安

郑钦安（1824—1911 年），四川邛州（今四川邛崃）人，清末著名伤寒学家。火神派是由郑钦安创立的一个重要医学流派，以注重阳气、擅长使用附子而著称，具有十分鲜明的学术特色。郑钦安师承一代通儒兼名医刘止唐，所以后世称刘止唐为"火神之祖"。郑钦安中年设帐授徒，门下桃李众多。

火神派入室弟子有卢铸之（1876—1963 年）。光绪十六年（1890 年），卢铸之师从于郑钦安先生学医达 11 年之久，继承郑钦安学术思想，屡起沉疴，时人尊呼为"卢火神"。儿子卢永定传其衣钵，在 60 余年临床实践中善用大剂附子、桂枝、生姜等品，屡起沉疴痼疾，民间亦尊为"卢火神"。卢永定有弟子黎昌琼，临证亦常用大剂量附子、生姜等品，屡愈顽疾。

郑钦安提出的阴阳辨诀作为阴阳的辨证纲领，经世致用，在寒热错杂、真假难辨的情势下，辨认起来可靠而实用。其现实意义在于，对许多慢性病如前列腺炎、糖尿病、高血压、肿瘤、血证等通常按照湿热、热证、阴虚来认证的病变，辨认出其阳虚阴盛的实质，用扶阳法治疗均取得可靠疗效。唐步祺先生称："数十年临床经验，凡遇阳虚证，如一般所称之心肌炎、胃炎等，只要临床症状有阳虚之实据，即不考虑炎症，辄以四逆汤加味治疗，往往取得满意效果，益佩郑氏之卓见。"

"重视阳气，强调扶阳"是火神派的理论核心。临床擅用附子是其显著特点。

归纳郑钦安擅用附子、干姜的经验和独特风格，可以概括为广用、重用（从几十克到几百克）、早用、专用等几个方面，这是火神派最突出的特点。众多火神派医家均有以大剂量姜附治愈急危重症的验案（见图8-6）。

火神派传人的著作主要有：祝味菊《伤寒质难》《祝味菊医案选》等；吴佩衡《麻疹发微》《伤寒论新注》《吴佩衡医案》等；卢铸之《郑钦安先生医书集注》《金匮要略恒解》《卢氏医学心法》《卢氏临证实验录》等；刘民叔《素问痿论释难》《伤寒论霍乱训解》《肿胀十三方》《华阳医说》《鲁楼医案》等；范中林《范中林六经辨证医案选》等；唐步祺《郑钦安医书阐释》（见图8-7）。

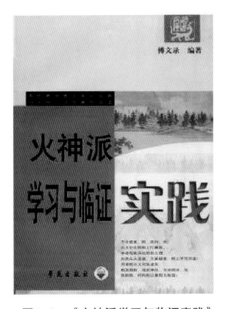

图8-6 《火神派学习与临证实践》

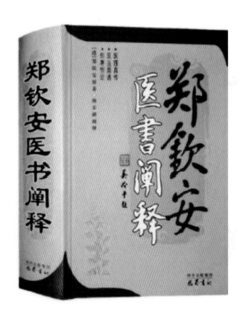

图8-7 《郑钦安医书阐释》

083

第十七节 王含阳

青城山作为天下名山和中国道教发源地，道家思想影响至深。青城山区域同时是中药宝库和名医之乡，如川芎、厚朴、白果、乌梅、灵芝、黄精等都是青城山所产道地药材；而由于青城山乃中国道教发源地，这一带历史上的医家受到道家思想影响十分显著，如孙思邈、许寂、康道丰、王含阳、刘圆常等。

王含阳，又名王圆光，是青城山有名的道医之一。他从医四十余载，深知医药为用，性命所系，虽曰不为良相，便为良医，但学医难，行医更难；学医能有好教本、行医能有好本领则难上加难。因此王含阳自20世纪40年代编写《鉴戒药性》以供弟子学习之后，又在临床余暇细读医

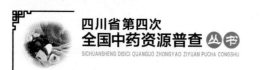

籍，博采众方，结合临床实践经验，先后撰写而成《诊脉元机》《医道统宗》《古方校正》《四症论治》《妇孺全科》《外科新法》《十二科方》（此书后经修订补充，更名为《科学治病问题十八科要方》）等医药书籍，后由弟子整理出版，名为《青城药功》。《青城药功》收载了青城山常用中药材 314 种，药引子 34 种，同时整理了中药的药性，编写成为歌赋，便于理解与记忆（见图 8-8）。

王含阳生活极其简朴而有规律，不抽烟，不食荤腥，甚至不喝茶。每日早起晨练之后，他必至井边，新汲井水一罐，然后用青冈树柴火煮沸，储入瓶中，日饮数杯。若一日未能饮尽，至晚必倾出余水，次日则新汲井水再煮，绝不留剩水过夜，更不饮宿水入腹。此乃王含阳养生一大特点。他数十年精神饱满，体力充沛，从不生疮害病，甚至连感冒也不曾有过，不能说和善于养生没有关系。作为道教大师、一代名医，王含阳始终形象和蔼，衣冠整洁，行为得体，举止优雅。既为出家之人，他特别注意去甚、去大、去楮（出自老子《德道经》第七十三章），真正做到被褐怀玉，行善积德。

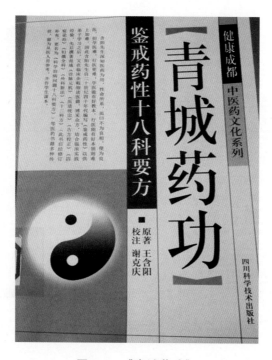

图8-8 《青城药功》

第十八节 李淮东

李淮东是四川省蒲江县有名的中医师。1977 年，蒲江县朝阳湖卫生院李淮东老中医大量搜集整理草药方防治疾病的经验，撰写成《新编中草药》手稿，刻印后供县内外农村医生习用。1996 年，他又融入自己数十年草药防治疾病经验，整理修订再版了《新编草药方歌》。

该书分为上下两篇，上篇为草药歌，搜集了农村常见草药 511 种，依其性味功能分为寒、热、温、平四类，计有寒性类 237 种，热性类 4 种，温性类 150 种，平性类 120 种；下篇为方剂歌，以草药防治常见病、多发病的经验方、单方为主，按所治病种分为解表、清热解毒、理血、祛湿、固涩、祛痰止咳、温里、理气、治风、消导、润下、治疟、驱虫、外用14类，共151方，每方分列药物组成、功效、主治病证、用法等项。药和方都以歌诀形式将药物正名、异名、方剂名称和其性味、功能、主治、加减化裁等内容集中其内，言简意赅，音韵相随，朗朗上口，便于阅读和记忆，是学习草药防治疾病的良好启蒙读物（见图8-9）。

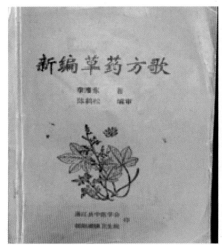 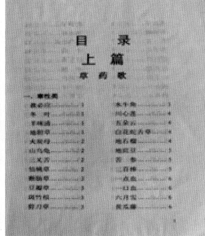 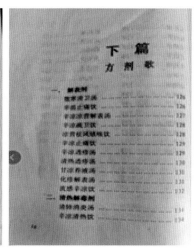

图8-9 《新编草药方歌》（王亚男/摄）

第十九节 杨太虚

杨太虚，四川省盐亭县三河乡人，生于清同治甲戌年（1874年），卒于1940年。俗姓杨名善盛，字体仁，又字生庵，后汉关西夫子杨震后裔，道号泉石散人，世称杨太虚。杨太虚幼年家贫，淡泊宁静；因考试不第，遂入道教修行。曾云游青城、峨眉、华山、普陀山等道佛名山道场，寻道访友，终成正果。他道学渊博，文采不凡，潜心道论，著有《韬晦录》传世。杨太虚躬身祖国传统医学，施药济世二十多年，搜集古丹方、古药方、秘方、奇方、偏方，博览岐黄、本草等籍，总结整理自己行医的经验药方编辑成书，取名《一壶天》（见图8-10）。该书分《脉学易知》《失血大全》《针灸心法》上、中、下三集。后补纂《一壶天·保合太和》，辑为四集。该书内容全面，记载详尽。凡头顶、眉目、耳鼻、口舌、齿龈、咽喉、颈项、手足、腹心、腰肾、肝胆、肺脾、胃肠、厉

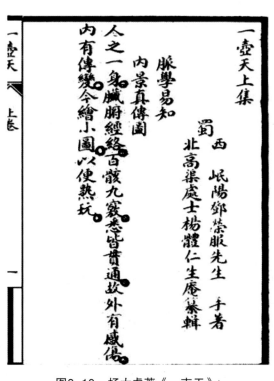

图8-10 杨太虚著《一壶天》

风、癫狂、哭、笑等一切怪症，以及妇女胎产、婴儿急慢惊风、脐风马牙、痘麻疹斑、男女内外痈疽、跌打损伤……无一不备，且分科别类，共有几十万字。即使不懂医术的人，也可按书对症用药，实为"卫生家共携之宝鉴，而活国活人之功用"。

第二十节　范述方

范述方是四川省泸定县冷碛镇"中善堂"第四代掌门人，副主任中医师。1940年，范述方出生于泸定德威乡磨子村的一个中医世家，他的祖父深得在泸定颇有名气的"长春堂"中药铺李含章真传，创建了名声在外的"中善堂"中药铺，延续至今。范述方是在父亲的中药铺里闻着中药味儿长大的。上小学时，他的父亲就让他学习背诵《难经》《素问》《温病》等中医药启蒙书籍，并要求用毛笔小楷抄写。16岁时，他就随父诊脉出方，父亲每诊治一个病人，就让他复诊，通过望、闻、问、切，说出遣方用药的理由和依据，然后再在他开的方药上加减，并指出用药对症与方药配伍中的"君、臣、佐、使"的关系及规律。他的父亲常教导他："学医首先要学会做人，医学是关乎到人生命的大事，树立对病人高度负责的精神，悬壶济世是对一个医生基本的要求，然后再谈学医。"父亲精湛的医术和高尚的医德令他钦佩，他决心以父亲为榜样，做一个尽心竭力为群众服务的人。

范氏家族三代深得中医、藏医精髓，且常年从事中医与藏医的结合治疗，探索和研制出独特的治疗胆结石的"雪域溶石排石散"，治疗帕金森综合征的"震颤麻痹丸"，治疗肝病的"千金止痒液"。并且注重传统中药的发展与推广，先后撰写了《赏百草情思》《肝胆病治疗保健撮要》《贡嘎山药物拾奇》《杏林笔韵》《药物临床治疗拾奇》等著作。

第九章 四川常用的中草药

第一节 川产道地药材

一、川贝母

川贝母为百合科植物川贝母（*Fritillaria cirrhosa* D. Don）、暗紫贝母（*Fritillaria unibracteata* Hsiao et K. C. Hsia）、甘肃贝母（*Fritillaria przewalskii* Maxim.）、梭砂贝母（*Fritillaria delavayi* Franch.）的干燥鳞茎。同属植物太白贝母（*Fritillaria taipaiensis* P. Y. Li）或瓦布贝母［*Fritillaria unibracteata* Hsiao et K. C. Hsia var. *wabuensis*（S. Y. Tang et S. C. Yue）Z. D. Liu，S. Wang et S. C. chen］的干燥鳞茎也作为川贝母药材使用（见图9–1）。

贝母始载于《神农本草经》，列为中品。至清代才明确有川贝母之名，而与其他贝母分开。《本草汇言》云："贝母，开郁、下气、化痰之药也。润肺消痰，止咳定喘，则虚劳火结之证……必也川者为妙。若解痈毒，破癥结，消实痰，敷恶疮，又以土者为佳。然川者味淡性优，土者味苦性劣，二者以分别用。"浙江产贝母称"土者"，四川产的称"川者"。又如，吴仪洛《本草从新》载："川产开瓣，圆正底平者良；浙江产形大，亦能化痰，散结，解毒。"张璐《本经逢原》谓："贝母，川者味甘最佳，西者味薄次之，象山者微苦又次之。"此处"西者"据考证极有可能为新疆产贝母（伊贝母），象山贝母为浙江产之浙贝。赵学敏《本草纲目拾遗》引《百草镜》云："出川者曰川贝，象山者名象贝，绝大者名土贝""忆庚子春有友自川中归，馈予贝母，大如钱，皮细白而带黄斑，味甘，云此种出龙安（今四川平武县），乃川贝中第一不可多得"。按其描述，当是炉贝中具虎皮斑纹之虎皮贝，其原植物主要是梭砂贝母（*Fritillaria delavayi* Franch）。吴其浚《植物名实图考》载："今川中图者，一叶一茎，叶颇似荞麦叶。大理府点苍山生者，叶微似韭，而开蓝花，正类马兰花，其根则无甚异，果同性耶。"由此可见，我国清代药用贝母主要有川贝（四川产）、西贝（新疆产）和浙贝（浙江产）等。《增定伪药条辨》："四川灌县（都江堰）产者……为最佳；平潘产者……亦佳。"《药物出产辨》："以打箭炉（康定市）、松潘县等为正道地。"

综上，川贝母原名贝母，直至明末清初始见有"川贝"的记载，以康定、松潘为道地产区。川贝母以类白色、质硬而脆、断面白色、富粉性、气微、味微甜而苦者为佳。

川贝母苦、甘、微寒。归肺、心经。具有清热润肺、化痰止咳、散结消痈的作用，用于肺热燥咳，干咳少痰，阴虚劳嗽，痰中带血，瘰疬，乳痈，肺痈。

川贝母按不同的商品等级分为三种：松贝、炉贝、青贝。最好的是松贝（见图9-2）；松贝中的珍品，名叫珍珠贝。

川贝雪梨膏具有润肺止咳、生津利咽的功效。用于阴虚肺热，咳嗽，喘促，口燥咽干。

在川贝母产区，当地药农认为贝母花也具有贝母鳞茎一样的功效，他们将贝母花与红毛五加的叶一起泡水喝（见图9-3）。

川贝母为什么疗效好？川贝母生于四川、青海、甘肃等青藏高原地区，在后天八卦中属于西方，对应的是人体的肺，吸收了西方金炁的能量，因而润肺止咳，疗效独特。浙贝母生于东南方，对应的是人体的胆，吸收了东南方木炁的能量，因而清热止咳。平贝母生于东北，对应的是人体的脾，吸收了东北方土炁的能量。而伊贝母生于西北，对应的是人体的肺，吸收了西方金炁的能量，因此，功效与川贝母相似（见图9-4）。

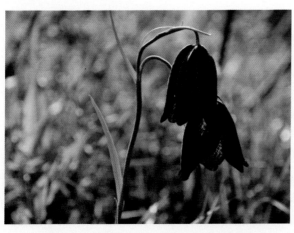

图9-1　暗紫贝母原植物（方清茂/摄）

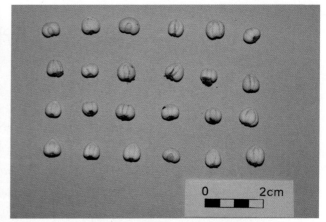

0　　　2cm

图9-2　松贝药材（周先建/摄）

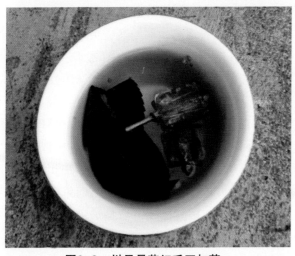

图9-3　川贝母花红毛五加茶

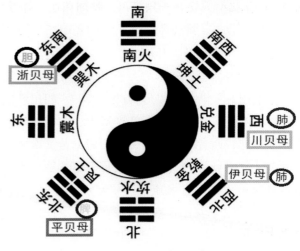

图9-4　贝母功效与《易经》八卦对应图

二、川芎

川芎为伞形科植物川芎（*Ligusticum chuanxiong* Hort.）的干燥根茎（见图9-5）。

川芎始载于《神农本草经》，列为上品。《图经本草》载："今关陕、蜀川、江东山中多有之，而以蜀川者为胜。其苗四、五月间生，叶似芹、胡荽、蛇床辈，作丛而茎细……"并附有永康军芎䓖图，系伞形科植物。永康在今四川省都江堰市境内。自宋代起芎䓖药材质量均以蜀川为胜，其历史道地产区应是现在四川都江堰市金马河上游以西地区。南宋范城大在《关船录》中记载了灌县（今都江堰市）栽培川芎的历史："癸酉（1153年）西登山五里，至上清宫……上六十里，有坦夷白芙蓉坪，道人于此种川芎。"民国《灌县志·食货书》有"河西商务以川芎为巨。集中于石羊场一带，发400~500万斤，并有水陆传输，远达境外"的记载。说明当时灌县川芎产销两旺。另据《彭州志》记载"早在明代彭州就家种川芎"。由上述可知，都江堰为川芎的道地产区，而邻近的县历史上也有栽种。

川芎主产于四川，道地产区分布较集中，主产于四川都江堰市（原灌县）石羊场、太平场、中兴场、河坝场，崇州市元通镇，彭州市敖平，新都区，但以都江堰市产量大，又以石羊场产品质最优。川芎以个大、饱满、质坚实、断面黄白色、油性大、香气浓者为佳。

川芎辛、温。归肝、胆、心包经。具有活血行气、祛风止痛的作用，用于胸痹心痛、胸胁刺痛、跌扑肿痛、月经不调、经闭痛经、癥瘕腹痛、头痛、风湿痹痛。

《证类本草》记载："图经曰：芎䓖，生武功山谷、斜谷西岭。蘼芜，芎䓖苗也。生雍州川泽及冤句，今关陕、蜀川、江东山中多有之，而以蜀川者为胜。江东、蜀川人采其叶作饮香，云可以已泄泻。衍义曰：芎䓖，今出川中，大块，其里色白，不油色，嚼之微辛、甘者佳。他种不入药，止可为末，煎汤沐浴。此药今人所用最多，头面风不可阙也，然须以他药佐之。味辛、温，无毒。主中风入脑，头痛，寒痹，筋挛缓急，金疮，妇人血闭，无子，除脑中冷痛，面上游风去来，目泪出，多涕唾，忽忽如醉，诸寒冷气，心腹坚痛，中恶，卒急肿痛，胁风痛，温中内寒。一名胡穷，一名香果。其叶名蘼芜。《药性论》云：芎䓖，臣。能治腰脚软弱，半身不遂，主胞衣不出，治腹内冷痛。《日华子》云：畏黄连。治一切风，一切气，一切劳损，一切血，补五劳，壮筋骨，调众脉，破癥结宿血，养新血，长肉，鼻洪，吐血及溺血，痔，脑痈，发背，瘰，瘿赘，疮疥及排脓，消瘀血。"

传说川芎是药王孙思邈在青城山发现的。孙思邈有一日到青城山上采药，师徒们在混元顶松林中休息时，发现不远处有一只雌鹤，卧倒在地，好像生病了，旁边几只幼鹤在哀鸣。过了一会儿，空中飞来一只白鹤，嘴里叼着几株植物，从高空落下，幼鹤便急忙把药送去，病鹤吃药后不久，可以站立起来了。孙思邈感到很意外，将散落的药与自己采的药进行对照，才知这种植物是川芎，具有活血止痛作用。青城山流传了一首关于药王与川芎的诗：川西青城天下幽，神仙洞府第一流。白鹤巧衔送仙药，来自苍穹云霄头。

现代药理实验表明川芎能扩张冠状动脉，增加冠脉血流量及心肌营养血流量，增强心脏收缩力，改善心脑供氧，并有镇静、解痉、抗菌、抗癌、抗辐射等作用。

古人对川芎多有赞美之词。宋人宋祈赞川芎曰："柔叶美根冬不殒零，采而掇之，可糁于羹。"北宋词人韩琦咏川芎道："蘼芜嘉树列群芳，御史前推药品良。时摘嫩苗烹赐茗，更从云角发清香。"陆游有"良洁煮芎苗"之诗句，苏轼也有"穿林闲觅野芎苗"的诗语。从以上古诗句中可以看出，古代的人们早就已经懂得用川芎做羹汤和煮茗了。

在陕南商州乡村，人们在春夏之季也常常采了川芎的嫩叶细梗做菜肴。因其香烈味美，备受乡人

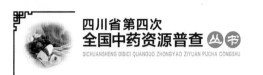
喜爱，他们夏日里采撷川芎来吃凉面或烙油饼。在川西，川芎炖肘子是一道有名的川菜，这款药膳既美味又具有补气养血的功效。

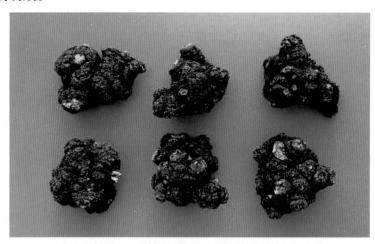

图9-5　川芎药材（舒光明/摄）

三、附子与川乌

附子为毛茛科植物乌头（*Aconitum carmichaelii* Debx.）的子根（见图9-6、图9-7）。川乌来源于乌头的母根。

川乌始载于《神农本草经》。四川历来是川乌的道地产区，但唐代以前的文献对乌头类的药物如附子、乌头、天雄等的关系认识不清，各家说法互相矛盾。《范子计然》云"或生广汉"。齐梁时因南北暌隔，交通不便，陶弘景有感叹说"假令荆益不通，则全用历阳当归，钱塘三建，岂得相似"。故在《本草经集注》中陶赞叹宜都很山（今湖北长阳县）所出为最好。

唐代时，四川附子就是有名的道地药材。《新修本草》云："天雄、附子、乌头等，并以蜀道锦州、龙州者最佳，余处纵有造得者，力弱，都不相似。江南来者，全不堪用。"宋代正式将四川平武、江油一带家种的附子（*Aconitum carmichaelii*）称为"川乌头"，其子根经特殊工艺处理后作为附子药材的唯一正品来源。《本草图经》云："彰明县（四川江油）多种之，惟赤水一乡者最佳。"赤水在今江油河西一带。《蜀本草》载："似乌鸟头为乌头，两歧者为乌喙……今以龙州、绵州者为佳。"明朝《本草品汇精要》谓：乌头"道地梓州蜀中"。李时珍云："出彰明者即附子之母，今人谓之川乌头也。"《药物出产辨》谓："附子和川乌头产四川龙安府江油县。"

由此可见，附子和乌头在全国各地都有产出，而川乌作为附子之母根，以四川江油为道地产区。

川乌以身干、饱满、质坚实、断面色白有粉性者为佳。川乌辛、苦，热，有大毒。归心、肝、肾、脾经。川乌祛风除湿，温经止痛，用于风寒湿痹，关节疼痛，心腹冷痛，寒疝作痛及麻醉止痛。一般炮制后内服。生川乌酊外用能刺激皮肤，继而产生麻木感，故外用作某些神经痛及风湿痛的镇痛剂。

附子辛、甘，大热，有毒。归心、肾、脾经。附子回阳救逆，补火助阳，散寒止痛，用于亡阳虚脱，肢冷脉微，心阳不足，胸痹心痛，虚寒吐泻，脘腹冷痛，肾阳虚衰，阳痿宫冷，阴寒水肿，阳虚外感，寒湿痹痛。

宋杨天惠在担任彰明县令期间，写了《彰明附子记》，该书记载了宋代江油附子的栽培情况：

绵州故广汉地，领县八，惟彰明出附子。彰明领乡二十，惟赤水、廉水、会昌、昌明宜附子。总四乡之地，为田五百二十顷有奇，然秔稻之田五，菽粟之田三，而附子之田止居其二焉。合四乡之产，得附子一十六万斤以上，然赤水为多，廉水次之，而会昌、昌明所出微甚。

凡上农夫岁以善田代处，前期辄空田，一再耕之，莳荞麦若巢糜，其中比苗稍壮，并根叶耰覆土下，复耕如初，乃布种。每亩用牛十耦，用粪五十斛，七寸为垄，五尺为符，终亩为符二十，为垄千二百，垄从符，衡深亦如之，又以其余为沟为涂，春阳坌盈，丁壮毕出，疏整符垄，以需风雨，风雨时过，辄振拂而骈持之，既又挽草为援，以御烜日，其用工力比它田十倍，然其岁获亦倍称，或过之。

凡四乡度用种千斛以上，种出龙安及龙州、齐归、木门、青墩、小平者良，其播种以冬，尽十一月止，采撷以秋，尽九月止，其茎类野艾而泽，其叶类地麻而厚，其花紫，（秋时）叶黄。蕤长苞而圆盖，其实之美恶，视功之勤窳，以故富室之人长美，贫者虽接畛或不尽然。

又有七月采者，谓之旱水，拳缩而小，盖附子之未成者。然此物畏恶猥多，不能常熟。或种美而苗不茂，或苗秀而实不充，或已酿而腐，或已暴而挛，若有物焉阴为之，故园人将采，常祷于神，或目为药妖云。

其酿法：用醯醅安密室，掩覆弥月乃发，以时暴凉，久乃干定；方出酿时，其大有如拳者，已定辄不盈握，故及两者极难得。

盖附子之品有七，实本同而末异。其种之化者为乌头，附乌头而傍生者为附子，又左右附而偶生者为鬲子，又附而长者为天雄，又附而尖者为天佳，又附而上出者为侧子，又附而散生者为漏篮子，皆脉络连贯，如子附母，而附子以贵，故独专附名，自余不得与焉。

凡种一而子六七以上，则其实皆小，种一而子二三则其实稍大，种一而子特生则其实特大，此其凡也。附子之形，以蹲坐正节角少为上，有节、多鼠乳者次之，形不正而伤缺、风皱者为下。

附子之色，以花白为上，铁色次之，青绿为下，天雄、乌头、天锥以丰实过握为胜，而漏篮侧子，园人以乞役夫不足数也。大率蜀人饵附子者少，惟陕辅、闽、浙宜之。陕辅之贾才市其下者，闽浙之贾才市其中者；其上品则皆士大夫求之，盖贵人金多喜奇，故非得大者不厌。然土人有知药者云："小者固难用，要之半两以上皆良，不必及两乃可。"此言近之。

按《本草经》及注载："附子出犍为山谷及江左、山南嵩高、齐鲁间。"以今考之皆无，有误矣。又云："春采为乌头，冬采为附子。"大谬。又云："附子，八角者良，其角为侧子。"愈大谬，与余所闻绝异，岂所谓"尽信书不如无书"者类耶？

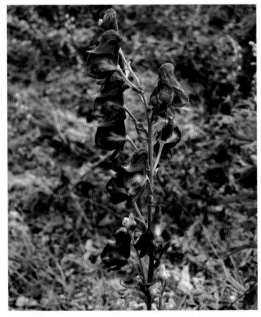

图9-6 附子原植物（方清茂/摄）

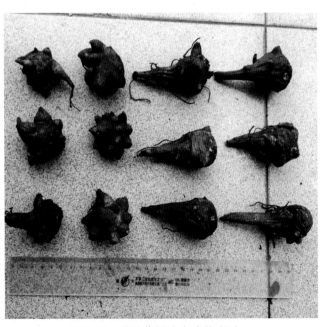

图9-7 附子药材（方清茂/摄）

附子为什么可以扶阳？附子种于一阳来复之际的冬至，故禀坎卦中一阳之炁所生，3月下旬春分后萌生，小满后迅速生长，端午前后是其膨大增长充实期，到夏至生长逐渐停止。可见附子吻合天地的阴阳变化规律，其生在冬至，长在春夏，气温高，禀阳气足，可以温扶元阳。

江油附子为什么好？《扶阳讲记》云："四川江油位处西南，是坤土最厚的地方，而土是能够藏火的，就是能够完完全全把天道所给的阳气，聚集到附子里面，从而使附子有这样一个雄厚的热量。"《本草崇原》谓："在天时宜司岁备物；在地利有五方五土之宜。附子以产彰明赤水者为胜，盖得地土之专精。夫太阳之阳，天一之水也，生于膀胱水腑，而彰明于上；少阳之阳，地二之火也，生于下焦之火，而赤日行天，据所出之地曰彰明、曰赤水，盖有巧符者矣。学者欲知物性之精微，而五方生产之宜，与先圣命名之意，亦当体认毋忽也。"

江油古称龙州，龙州在龙门山脉中，龙，乾也，为阳物；古江油关产硝，为火药之乡，此处为龙藏于海，阳潜阴之象。附子禀此龙阳地气，可潜入海底，温扶坎阳（见图9-8）。

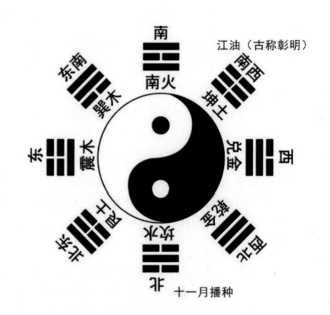

图9-8　附子的药性与《易经》八卦对应图

四、麝香

麝香为鹿科动物林麝（*Moschus berezovskii* Flerov）、马麝（*Moschus sifanicus* Przewalski）的成熟雄体香囊中的分泌物（见图9-9、图9-10）。

麝香始载于《神农本草经》，列为上品。《名医别录》载："麝生中台川谷及益州、雍州山中。春分取之，生者益良。"《本草经集注》云："出益州（今成都）者形扁。若于诸羌夷（四川北部、青海、新疆南部）中得者多真好。"《药物出产辨》谓："产四川打箭炉，为正地道。"可见四川一直为麝香的道地产区之一。

《证类本草》记载："图经曰：麝香，出中台山谷及益州、雍州山中，今陕西、益、利、河东诸路山中皆有之，而秦州、文州诸蛮中尤多。形似獐而小，其香正在阴前皮内，别有膜裹之。春分取之，生者益良。此物极难得真。蛮人采得，以一子香，刮取皮膜，杂内余物，裹以四足膝皮，共作五子。"又云："味辛，温，无毒。主辟恶气，杀鬼精物，温疟蛊毒，痫，去三虫，疗诸凶邪鬼气，中恶，心腹暴痛，胀急痞满，风毒，妇人产难，坠胎，去面𬓏䵟（yùn）、目中肤翳。久服除邪，不梦寤魇寐，通神仙。陶隐居云：麝形似獐，常食柏叶，又啖蛇，五月得香，往往有蛇皮骨，故麝香疗蛇毒。今以蛇蜕皮裹麝香弥香，则是相使也。其香正在麝阴前皮内，别有膜裹之。今出随郡、义阳、晋熙诸蛮中者亚之。出益州者形扁，仍以皮膜裹之。麝夏月食蛇虫多，至寒香满，入春患急痛，自以爪剔出之，着屎溺中复之，皆有常处。人有遇得，乃至一斗五升也。用此香乃胜杀取者。戴麝非但香，亦辟恶。以真者一子，置颈间枕之，辟恶梦及尸疰鬼气。臣禹锡等谨按抱朴子云：辟蛇法：入山以麝香丸着足爪中，皆有效。又麝及野猪皆啖蛇，故以厌之。麝香落处远近草木皆焦黄，此极难得，今人带真香过园中，瓜果皆不实，此其验也。麝绝爱其脐，每为人所逐，势急即投岩，举爪剔裂其香，就縶而死，犹拱四足保其脐。李商隐诗云：投岩麝退香。许浑云：寻麝采生香。"

毛壳麝香以饱满、皮薄、捏之有弹性、香气浓者为佳。麝香味辛，性温。归心、脾经，具有开窍醒神、活血通经、消肿止痛、催产的作用，用于热病神昏，中风痰厥，气郁暴厥，中恶昏迷，经闭，癥瘕，难产死胎，胸痹心痛，心腹暴痛，跌扑伤痛，痹痛麻木，痈肿瘰疬，咽喉肿痛。

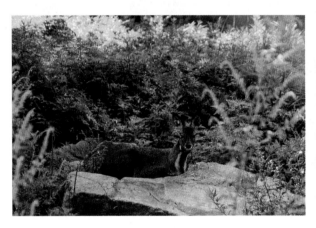

图9-9 林麝（四川逢春制药有限公司提供）

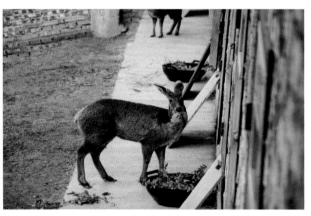

图9-10 马麝（四川逢春制药有限公司提供）

五、麦冬

麦冬为百合科植物麦冬［*Ophiopogon japonicus*（Thunb.）Ker-Gawl.］的干燥块根（见图9-11）。

麦冬始载于《神龙本草经》，列为上品。《图经本草》曰："生幽谷川谷及堤坂肥土久废处，今所在有二叶青似莎草，长及尺余，四季不凋，根黄白色，有须根作连球形似圹麦颗，故名麦门冬，四月开淡红花如红蓼，实碧而圆如球，江南出叶大者如鹿葱，小者如韭，大小有三四种，功用相似，或云吴地尤胜，二月八月十月阴干。"从有关麦冬植物形态、花期及生态环境的描述，与当今药用百合科沿阶草属植物麦冬相同。到明代，麦冬不单有野生品，而且主要使用家种品。《本草纲目》云："古人惟用野生者，后世所用多是莳而成……"《本草拾遗》云："大小有三四种，今所用大小两种，其余似麦冬者尚有数种。"从以上记载看出我国药用麦冬的主要原植物为麦冬 [*Ophiopogon japonicus*（Thunb.）Ker-Gawl.]，同时还有数种不同的植物来源。

《证类本草》记载："一名禹葭，一名禹余粮。叶如韭，冬夏长生。生函谷川谷及堤坂、肥土石间久废处。二月、三月、八月、十月采，阴干。味甘，平、微寒，无毒。主心腹结气，伤中伤饱，胃络脉绝，羸瘦短气，身重目黄，心下支满，虚劳客热，口干燥渴，止呕吐，愈痿蹶，强阴益精，消谷调中，保神，定肺气，安五脏，令人肥健，美颜色，有子。久服轻身，不老不饥。大小有三、四种，功用相似，其子圆碧。久服轻身明目。和车前子、干地黄为丸，食后服之，去温瘴，美白，明目，夜中见光。陶隐居云：麦门冬异于羊韭之名矣。处处有，以四月采，冬月作实如青珠，根似麦，故谓麦门冬，以肥大者为好。用之汤泽抽去心，不尔，令人烦，断谷家为要。"

四川绵阳市、三台县出产的麦冬称为川麦冬或绵麦冬。据清同治十一年（1873年）《绵州志》记载："麦冬，绵州城外皆产，大者长寸许为拣冬，中者色白力较薄，小者为米冬，长三四分，中有油润，功效最大。"《三台县志》记载："清嘉庆十九年（1814年），已在园河（今花园乡）白衣淹（今光明乡）广为种植。"四川为我国最大的麦冬产地，川麦冬栽培期仅一年，具有生长期短、产量高的特点。川麦冬是著名的川产道地药材，已有500多年栽培历史，是国内外麦冬市场主流商品，具有品质优、生产周期短、产量高等优点。其道地产区绵阳、三台等县市是全国乃至东南亚最大的麦冬生产基地和麦冬交易中心，拥有一个国家级名牌产品"涪城麦冬"，年产麦冬近万吨，出口量占全国麦冬出口总量的80%左右。

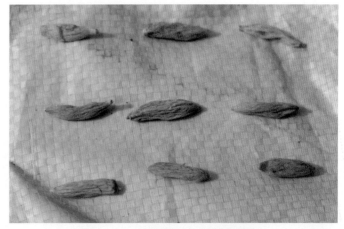

图9-11　麦冬药材（方清茂/摄）

麦冬以颗粒大、饱满、皮细、糖性足、木心细、内外淡黄白色、不泛油者为佳。麦冬甘、微苦，微寒。归心、肺、胃经。具有养阴生津，润肺清心的作用，用于肺燥干咳，阴虚痨咳，喉痹咽痛，津伤口渴，内热消渴，心烦失眠，肠燥便秘。

六、黄精

黄精为百合科植物滇黄精（*Polygonatum kingianum* Coll.et Hemsl.）、黄精（*Polygonatum sibiricum* Red.）或多花黄精（*Polygonatum cyrtonema* Hua）的干燥根茎（见图9-12、图9-13）。

黄精是一味性平味甘的中药，能补五脏、益心脾，也是神仙家常服之药。因黄精易于栽种，生长也快，过去的潜修之士往往以此作主食。黄精味甜，补益作用特别明显，所以对于贫血性心脏病及心虚、心累、心跳、精神疲乏、肢体酸软、举步困难等症有较好的疗效。黄精有疗饥解渴的功效。糖尿病病人常服黄精，可使饥饿、消渴、肢体麻木、视力减退等症状迅速得到改善。健康之人服食黄精，则可以达到聪耳明目、增长智力、补益精神和延缓衰老的效果。

韦应物曾作诗一首《饵黄精》："灵药出西山，服食采其根。九蒸换凡骨，经著上世言。候火起中夜，馨香满南轩。斋居感众灵，药术启妙门。自怀物外心，岂与俗士论。终期脱印绶，永与天壤存。"

峨眉山传说故事中的"蒲公追鹿"，蒲公所采的药物中就有黄精。杜甫也说黄精有白发转青的功效，杜甫的《丈人山》诗曰："自为青城客，不唾青城地。为爱丈人山，丹梯近幽意。丈人祠西佳气浓，缘云拟住最高峰。扫除白发黄精在，君看他时冰雪容。"

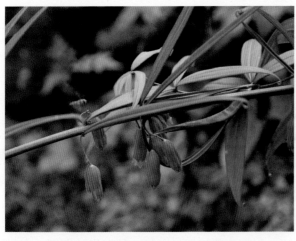

图9-12　滇黄精原植物（方清茂/摄）

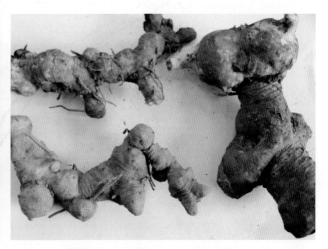

图9-13　黄精药材（方清茂/摄）

七、石菖蒲

石菖蒲为天南星科植物石菖蒲（*Acorus tatarinowii* Schott）的干燥根茎（见图 9-14）。

石菖蒲的记载，最早以"昌本"之名出现于《周礼·仪礼》，又名"昌羊""荺""昌蒲""昌阳""尧韭""卯""木蜡""水剑草""韭菜菖蒲""香草""九节菖蒲"等。《易经》记载菖蒲出商州，商州为现在陕西省商洛市辖区的建制。后有人引注《神仙传》云："汉武帝上嵩山，忽见仙人长二丈，耳出头下垂肩。帝礼而问之。仙人曰：'吾九嶷之神也。闻嵩岳有石上菖蒲，一寸九节，可以长生，故来采之。'忽然不见……"嵩山位于河南省，后人据此记载称此峰为"遇圣峰"。南北朝时期的《本草经集注》载："昌蒲，上洛郡属梁州，严道县在蜀郡。今乃处处有……"梁州于三国时始设，经两晋、南北朝后其辖境逐渐缩小，辖境相当于现在的陕西秦岭一带，而上洛郡位于现陕西省商洛市商州区；蜀郡于秦国始设，以成都一带为中心，所辖范围随时间而有不同，而严道是现在的荥经县。故可知在陕西、成都一带有产石菖蒲。唐代苏敬等撰写的《新修本草》亦记载"上洛"及"蜀郡严道"产石菖蒲。宋代的《本草图经》载："菖蒲，生上洛池泽及蜀郡严道，今处处有之，而池州、戎州者佳。"戎州位于今四川宜宾市，书中还附有戎州的菖蒲图。从以上记载可以看出古人开始以产地来甄选石菖蒲的优劣。而后许多本草著作多引用石菖蒲的产地为"上洛"及"蜀郡严道"，可认为古代以陕西和四川作为石菖蒲的主产区。近代药物学家陈仁山 1930 年在《药物出产辨》记载："菖蒲，以产四川者为最，节密、身结而清香。又广东产者，清远、三坑、石潭等处多出。"

石菖蒲以身干、条长、坚实、无须根、味芳香者为佳。石菖蒲辛、苦、温，归心、胃经，具有化湿开胃、开窍豁痰、醒神益智的作用，用于脘痞不饥，噤口下痢，神昏癫痫，健忘耳聋。

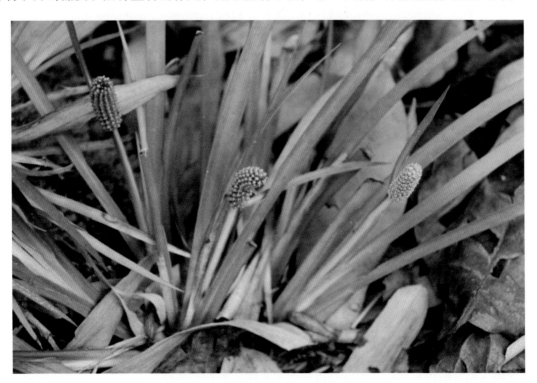

图9-14 石菖蒲原植物（方清茂/摄）

八、升麻

升麻来源于毛茛科植物升麻（*Cimicifuga foetida* L.）的干燥根（见图9-15）。

升麻始载于《神农本草经》，列为上品。《本草图经》附有茂州（今四川茂县）升麻图。宋代苏颂云："生益州山谷，今蜀汉、陕西、淮南州郡皆有之，以蜀川者为胜。"《本草品汇精要》谓"以益州川谷及蜀川者为道地"。《本草经集注》记载"出宁州、益州的升麻为佳"，即今天的四川、云南、贵州所产的升麻品质优。

升麻以个大、外皮绿黑色、断面深绿色者为佳。升麻辛、甘，微寒，归肺、脾、大肠、胃经，具有发表透疹，清热解毒，升举阳气的作用，用于风热头痛，齿痛，口疮，咽喉肿痛，麻疹不透，阳毒发斑，脱肛，子宫脱垂。

《封神演义》第八十一回"子牙潼关遇痘神"开篇诗曰："痘疹恶疾胜疮疡，不信人间有异方。疱紫毒生追命药，浆清气绝索魂汤。时行户户应多难，传染人人尽着伤。不是武王多福荫，枉教军士丧疆场。"说的是姜子牙与六十余万将士兵卒，"骤染颗粒之疮，莫辨为痫为毒，恹恹待尽，至呼吸以难通，旦夕垂亡，虽水浆而莫用。"痘疹乃是传染之病，若稍救迟，俱是死症。神农拔一草递与杨戬，曰："此药能救痘疹之患也。"杨戬问此草何名，神农仍以偈语告之："紫梗黄根八瓣花，痘疮发表是升麻。常桑曾说玄中妙，传与人间莫浪夸。"升麻主要有升举透发及清热解毒等功效，为"透疹升陷之王"。

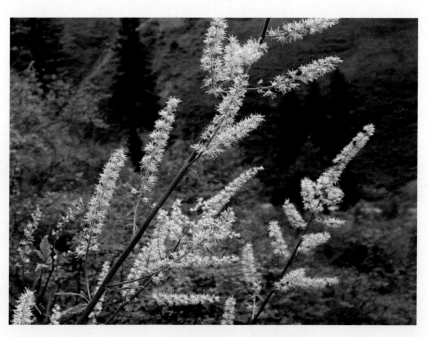

图9-15　升麻原植物（方清茂/摄）

九、何首乌

何首乌为蓼科植物何首乌［*Fallopia multiflora*（Thunb.）Harald.］的干燥根茎（见图9-16）。

唐代李翱《何首乌传》云："何首乌苗如木藁光泽，形如桃柳叶，其背偏，独单，皆生不相对。有雌雄者，雌者苗色黄白，雄者黄赤。其生相远，夜则苗蔓交或隐化不见。"五代时《日华子本草》

记述：因何首乌见藤夜交，便即采食有功，因以采人名尔。宋《开宝本草》曰："本出顺州南河县，今岭外江南诸州皆有。蔓紫，花黄白，叶如薯蓣而不光。生必相对，根大如拳，有赤、白两种，赤者雄，白者雌。"《道地药材图典》记载"何首乌主产四川万源"。

何首乌苦、甘、涩，微温。归肝、心、肾经。有补肝肾、益精血、乌须发、强筋骨、化浊降脂等作用，用于血虚萎黄、眩晕耳鸣、须发早白、腰膝酸软、肢体麻木、崩漏带下、高脂血症。

李仲愚老师认为何首乌能补肾养肝、乌须黑发，能截疟，能消瘰散结。临床上，治疗各种脱发、发白之证，何首乌都是一味必不可少的主药。 何首乌也是神仙家服食之药，过去道家秘传的"九制首乌"方，即以何首乌为主药。还有一种"首乌醪糟"，也在道家和神仙家中秘密流传。其法是将何首乌洗净蒸熟，然后放入缸底，上面盖以蒸熟的糯米拌甜酒曲（每500克糯米配2~3克何首乌）。封闭缸盖，四周以棉被保温，冬季44小时即成"首乌醪糟"，其发酵过程会产生大量的维生素和氨基酸，故常服对于各种精血亏损和身体衰弱之症都有显著的疗效；对于健康人，则有乌须黑发、聪耳明目、轻身延年之功。在"首乌醪糟"中，也可根据需要，加入枸杞子、人参、淫羊藿、肉苁蓉等。

宋朝诗人文同诗《寄何首乌丸与友人》云："此草有奇效，尝闻于习之。陵阳[①]亦旧产，其地尤所宜。翠蔓走岩壁，芳丛蔚参差。下有根如拳，赤白相雄雌，斸之高秋后，气味乃不亏。断以苦竹刀，蒸曝凡九为。夹罗下香屑，石密相和治。入臼杵万过，盈盘走累累。日进岂厌屡，初若无所滋。渐久觉肤革，鲜润如凝脂。既已须发换，白者无一丝。耳目固聪明，步履欲走驰。十年亲友别，忽见皆生疑。问胡得尔术，容貌曾莫衰。为之讲灵苗，不为世俗知。盖以多见贱，蓬虆同一亏。君如听予服，此语不敢欺。勿信柳子厚，但夸仙灵脾。"

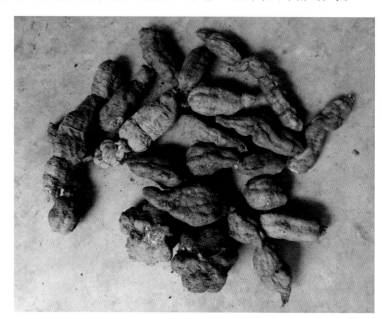

图9-16　何首乌药材（周先建/摄）

十、大黄

大黄为蓼科植物掌叶大黄（*Rheum palmatum* L.）、药用大黄（*Rheum officinale* Baill L.）与唐古特大黄（*Rheum tanguticum* Maxim. ex Regel）的干燥成熟根与根茎（见图9-17）。

大黄始载于《神农本草经》，列为下品。魏《吴普本草》载大黄"或生蜀郡北部，或陇西"，这是古代本草著作中第一次提到大黄的产地。南北朝时梁代《本草经集注》曰：大黄"生河西山谷及陇西……今采益州（现四川的成都附近）北部汶山（今岷山）及西山（相当于今甘肃与青海交界的青藏高原地区）者，虽非河西及陇西，好者犹作紫地锦色，味甚苦涩……"唐朝苏敬在《新修本

---

　　① 陵阳，就是陵州的南面。北周闵帝元年（557年）置，治所在普宁县（今四川仁寿县东二里）。《元和志》卷33"陵州"："因陵井以为名。陵井者，本沛国张道陵所开，故以陵为号。" 辖境相当于今四川仁寿、井研二县及简阳市、双流县部分地。

　　都江堰赵公山民间流传着一个赵公明在不老泉边掘得千年何首乌，服食何首乌后飞升成仙的故事。

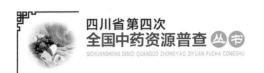
草》写道："……今出宕州、凉州、西羌、蜀地皆有……陶称蜀地者不及陇西，误矣。"认为甘肃、四川产者均为佳。《新修本草》还记载："幽（今河北）并以此者渐细，气力不及蜀中者。"可见唐代已发现河北产大黄与正品大黄不同。关于形态，苏颂《图经本草》记载："正月内生青叶，似蓖麻，大者如扇。根如芋，大者如碗，长一二尺。……四月开黄花（与今药用大黄相符），也有青红似芥麦花者（与今掌叶大黄及鸡爪大黄相符）。""大黄生河西山谷及陇西。今蜀川河东、陕西州郡皆有之，以蜀川锦文者佳，其次秦陇来者，谓之土蕃大黄。"清《植物名实图考》载："今以四川产者为良，西南、西北诸国，皆持此为荡涤要药，市贩甚广，北地亦多有之。"以上记载大黄出产在四川西北、甘肃、青海、陕西北部等广大地区。

大黄以体重、质坚实、断面锦纹及星点明显、红棕色、有油性、气清香，味苦微涩，嚼之发黏者为佳。大黄苦、寒。归脾、胃、大肠、肝、心包经。具有泻热通肠、凉血解毒、逐瘀通经的功效。用于实热便秘，积滞腹痛，泻痢不爽，湿热黄疸，血热吐衄，目赤，咽肿，肠痈腹痛，痈肿疔疮，瘀血经闭，跌打损伤；外治水火烫伤。现代用于上消化道出血。酒大黄善清上焦血分热毒，用于目赤咽肿，齿龈肿痛。熟大黄泻下力缓，泻火解毒，用于火毒疮疡。大黄炭凉血化瘀止血，用于血热有瘀出血症。大黄的叶柄也可以食用，陶隐居云："其茎味酸，堪生啖。亦以解热。"

民间俗话说"大黄救人无功，人参杀人无过"。大黄有"药中张飞"之称，是苦寒泻下的药，药力峻猛，故别名"将军"，用处颇多。大黄应用得当能救人性命，但即使救人性命，大家也不认为是大黄的功劳，所以说大黄救人无功。清末著名伤寒学家郑钦安称："病之当服，附子、大黄、砒霜皆是珍珠。病之不当服，参、芪、鹿茸、枸杞，都是砒霜。"

公元545年，梁武帝因病发烧，食不甘味。朝廷御医竞相献方，武帝最终决定服用大黄泻热。但太医姚僧垣诊脉后，认为梁武帝已达八十高龄，脏腑皆虚，腹中虽有积热，但不应该轻易使用峻快的大黄，这样容易伤及正气。武帝自认为对医术有所了解，并不以为然。

梁元帝登基后，一次腹中痞满，胀痛不舒，不思饮食，召朝廷各位太医讨论治疗之法。群医都认为梁武帝曾经因为服用大黄而导致病重，力主不宜言泻下，宜平缓之药宣通。

姚僧垣力排众议，他认为梁元帝脉象洪大而实，应指有力，加之饮食不进，胃脘痞满，是因为腹中宿食不化所导致的，因此建议其用大黄荡涤积滞、推陈致新。梁元帝决定听取姚僧垣的话，服药后果然排尽宿食，痞满腹胀之疾即刻消散。

此外，清朝乾隆皇帝活了89岁，在位60年，传说乾隆皇帝有自己的一套养生方法，那就是持续服用少量的大黄，以"推陈致新"，因此即使乾隆晚年，身体依然"老而不瘀"。

肥胖、脸上长痘、皮肤长疮、口疮、口臭等，便是湿热体质的人体内壅滞欠亨通所造成的。有上述症状者便可以服用适量的大黄，取大黄具有活血化瘀、清热解毒、促进新陈代谢的作用。

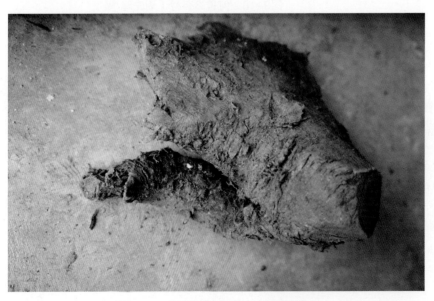

图5-17　四川德格大黄（方清茂/摄）

十一、牡丹皮

牡丹皮来源于毛茛科植物牡丹（*Paeonia suffruticosa* Andr.）的干燥根皮。

牡丹皮始载于《神农本草经》，列为中品。《名医别录》谓"生巴郡山谷及汉中"。《日华子本草》云"巴、蜀、合州者上，海盐者次之"。《唐本草》记载"生汉中。剑南（成都附近地区）所出者凌冬不凋，根似芍药"。《本草品汇精要》称"道地巴蜀、剑南、合州、和州、宣州并良"。四川灌县所产称川丹皮；甘肃、陕西及四川康定、泸定所产称西丹皮；四川西昌所产称西昌丹皮。

牡丹皮以条粗长、无木心、皮厚、断面粉白色、粉性足、亮星多、香气浓者为佳。牡丹皮苦、辛，微寒。归心、肝、肾经。具有清热凉血、活血化瘀作用，用于热入营血，温毒发斑，吐血衄血，夜热早凉，无汗骨蒸，经闭痛经，跌扑伤痛，痈肿疮毒。

牡丹除了皮作为药用之外，主要是作为观赏花卉。

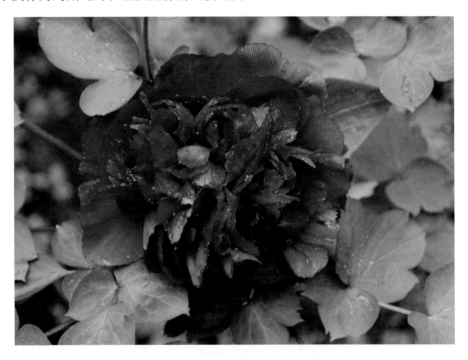

图9-18 丹景山牡丹（方清茂/摄）

丹景山，因牡丹而名（见图9-18）。这里的牡丹多生长在山野，这儿一片，那儿一堆，生态自然，平添几分野趣。据陆游《天彭牡丹谱》记载："牡丹在中州，洛阳为第一；在蜀，天彭为第一。"

唐代，彭州刺史高适曾邀杜甫赏牡丹，赏后诗圣赞不绝口，作诗曰："紫萼扶千蕊，黄须照万花；忽疑行暮雨，何事入朝霞？"

宋代学者司马光笔下的蜀国牡丹印象："牡丹开蜀国，盈尺莫如今；妍丽色殊众，栽培功倍深。"

宋代学者宋祁诗曰："香惜徙来远，春园摘后空；玩诗仍把酒，恨不与君同！"

丹景山为天彭牡丹的发源地，宋代尤其是南宋时期，花特盛，与洛阳齐名，曾经是中国牡丹的栽培中心之一。丹景牡丹花大盈尺，滋润丰腴，其花瓣数量最多时可达880瓣，尤以天然野趣享誉中外。现全山已有蜀秀园、丹霞园、天香园、牡丹坪、放翁园、大千园、石壶园、纱帽园、永宁园、金

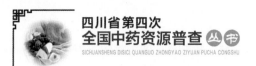
头陀园、金华园等 12 大牡丹观赏园区，栽培牡丹 300 万余株，品种 260 多个。金华寺周围牡丹更为奇异，它是历代僧道精心培育的结果。花色品种优化率高，有的牡丹在崖岩石坎缝中长出，随势成形，各具身姿。其美堪似黄山松。其中有一株悬崖天然生长的牡丹，花径过尺，瓣叶千层，晨午三变，根如龙蛇，躯干如柱，翠盖如云，人称牡丹仙子。

陈子庄先生，四川荣昌县人，民国时期，他在丹景山画了上百幅天彭牡丹：红牡丹、白牡丹、墨牡丹、状元红、绿牡丹……画幅或大或小，大多绘制于他人生困厄、不顺遂的时期。落款时间、地点故意错写，他不愿意让人从中发现自己绘牡丹的踪迹（见图 9-19、图 9-20）。

陈子庄在四尺中画《红牡丹》中题款："多宝寺在彭州丹景山之巅，悬岩断壁皆生牡丹，苍干古藤，夭矫寻丈，倒叶垂花，绚烂山谷，有丰碑书'唐时旧窠'四字，则知其事久矣。予曾到其地，故为图以记之。"那么，丹景山有无这样的品种？晚清官员王培荀指出："放翁《花谱》载，彭县牡丹之盛，与洛阳等。丹景山奇峰积翠，幽壑清泉，多牡丹，有高丈余者……"（出自《听雨楼随笔》，巴蜀书社，1987 年）

陈子庄用方言自况："我画牡丹，有时先将叶子一阵网起，然后画朵花就完了，不一定硬要画根杆杆来逗起。"他喜欢纯粹的颜色，画牡丹不用白粉，这样就使花色更抽象；有时，他用纯墨画花朵，浓墨点化，似乎要让花喊叫出声，把来自地底的苦涩尽情吐出；一般画家淡色处理的花茎，子庄先生反而使用色彩画枝杆。这就像凡高燃烧的向日葵，天彭牡丹在陈子庄笔下第一次得到了奇异的赋形和纸上命名，诡异而瑰丽，颇为惊心。那其实是他的梦与野地里的牡丹，撞了一个满怀……

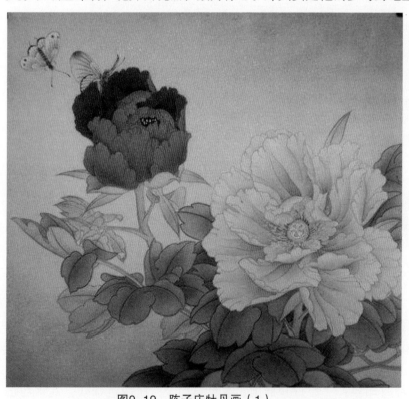

图9-19 陈子庄牡丹画（1）

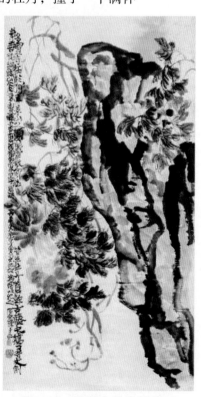

图9-20 陈子庄牡丹画（2）

十二、厚朴

厚朴为木兰科植物厚朴（*Magnolia officinalis* Rehd.et Wils.）或凹叶厚朴［*Magnolia biloba*（Rehd. et Wils.）Cheng］的干燥皮、花（图 9-21 为凹叶厚朴原植物）。

厚朴始载于《神农本草经》，列为中品，"主中风伤寒，头痛，寒热，惊悸，气血痹，死肌，去三虫"，其后历代本草均有记载。如《名医别录》谓："主温中，益气，消痰下气，治霍乱及腹痛，胀满，胃中冷逆，胸中呕逆不止，泄痢，淋露，除惊，去留热，止烦满，厚肠胃。"《图经本草》记载："梓州（四川三台）、龙州（四川江油）厚朴为上，木高三四丈，径一二尺，春生叶如槲叶，红花而青实，皮极鳞皱而厚。"这些特征与武当玉兰（*Magnolia sprengeri* Pamp）相似。《本草经集注》云："厚朴出建平、宜都（四川东部、湖北西部），极厚，肉紫色为好，壳薄而白者不佳。"这与现今四川、湖北的厚朴一致，应当为正品厚朴。《证类本草》绘有商州厚朴（四川宜宾）和归州厚朴（湖北西部）。商州厚朴皮孔大而明显，叶大，成假轮生集于枝顶，花大而单生幼枝顶端，花被、心皮离生，可以确定为正品厚朴。而归州厚朴的叶形、叶序和茎的分叉方式似为木莲属（*Manglietia*）植物。《本草品汇精要》称"（厚朴）道地蜀川、商州……为佳"。综上所述，自古厚朴正品产自四川、湖北。

厚朴以肉厚、色紫而油润、香气和味道浓烈者为佳。厚朴（树皮）味苦、辛，性温，归脾、胃、肺、大肠经。厚朴花苦，微温，归脾、胃经。厚朴树皮燥湿消痰，下气除满，用于湿滞伤中，脘痞吐泻，食积气滞，腹胀便秘，痰饮喘咳。厚朴花芳香化湿，理气宽中，用于脾胃湿阻气滞，胸脘痞闷胀满，纳谷不香，肺癌。

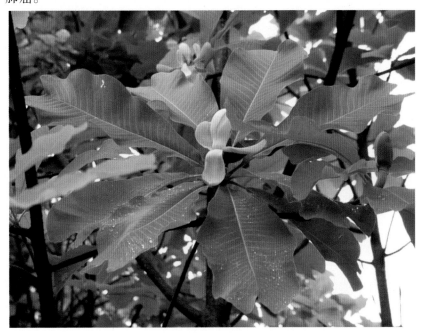

图9-21 凹叶厚朴原植物（舒光明/摄）

十三、雅连

雅连来源为毛茛科植物三角叶黄连（*Coptis deltoidea* C. Y. Cheng et Hsiao）的干燥根茎，习称"雅连"。同属植物黄连（*Coptis chinensis* Franch.）习称"味连"，在四川也有栽培（图9-22为三角叶黄连原植物）。

黄连始载于《神农本草经》，列为上品。《名医别录》载："黄连生巫阳川谷及蜀郡（今四川）、太山。二月、八月采。"《唐本草》云："蜀道者粗大节平，味极浓苦，疗渴为最。"《本草纲目》谓："今虽吴、蜀皆有，惟以雅州（雅安）、眉州者（洪雅、峨眉山）为良。"可见四川自古以来就是黄连的道地产区。《洪雅县志》记载："雅连于1740年即在峨眉山开始栽培，产于今峨眉

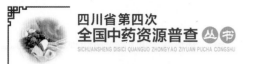

山龙池、净水等乡镇和洪雅县之张村、高庙、炳灵等地。

雅连以根茎单枝、粗大、味浓苦者为佳。雅连味苦，寒。归心、脾、胃、肝、胆、大肠经。具有清热燥湿、泻火解毒的功效，用于湿热痞满、呕吐吞酸、泻痢、黄疸、高热神昏、心火亢盛、心烦不寐、血热吐衄、目赤、牙痛、消渴、痈肿疔疮；外治湿疹、湿疮、耳道流脓。酒黄连善清上焦火热，用于目赤、口疮。姜黄连清胃和胃止呕，用于寒热互结、湿热中阻、痞满呕吐。萸黄连舒肝和胃止呕，用于肝胃不和、呕吐吞酸。

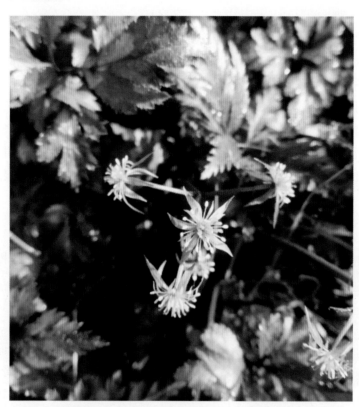

图9-22　三角叶黄连原植物（方清茂/摄）

十四、川牛膝

川牛膝为苋科植物川牛膝（*Cyathula officinalis* Kuan）的干燥根（见图9-23）。

川牛膝之名始见于唐·蔺道人《仙授理伤续断秘方》，在本草学著作中始见于兰茂的《滇南本草》载："川牛膝主产四川而得名，历来以四川天全县产者为最佳。"明清以来，川牛膝在方书中频频出现。如明·李时珍《本草纲目》云："牛膝处处有之，惟北土及川中人家栽莳者为良。"明·贾九如《药品化义》谓"取川产而肥润根长者佳，去芦根用"。清汪昂《本草备要》说"出西川及怀庆府，长大肥润者。"根据文献记载及实地调查，川牛膝以主产四川而得名，四川是川牛膝传统的道地产区，历来以天全县产者质量为佳。20世纪60年代，《四川中药志》记载天全牛膝原植物为苋科植物（*Cyathulae officinalis* Kuan）。据上可看出川牛膝家种野生都有，以栽培的牛膝质量较好。川牛膝在四川有着悠久的栽培历史。

川牛膝以条柔、粗壮、分枝少、断面黄色为佳。川牛膝甘、微苦，平。归肝、肾经。具有逐瘀通经、通利关节、利尿通淋的作用，用于经闭癥瘕、胞衣不下、跌扑损伤、风湿痹痛、足痿痉挛、尿血血淋。

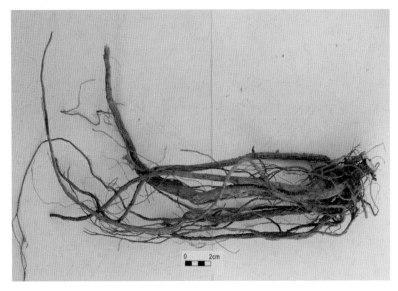

图9-23 川牛膝药材（舒光明/摄）

十五、银耳

银耳来源为银耳科真菌银耳（*Tremella fuciformis* Berk.）的干燥子实体（见图9-24）。

《神农本草经》载有"五木耳"。《名医别录》云："五木耳生犍为山谷，六月多雨时采，即暴干。"白木耳始载于清《本草从新》，即今之银耳，记载其能"润肺滋阴。"《通江县志》记载，通江银耳人工培育成功是在清光绪六七年间（1880—1881年），陈河乡雾露溪畔九湾十八包为其发祥地。至清光绪二十四年（1898年），通江陈河、涪阳一带已普遍种植。可见银耳是川产道地药材之一。

银耳以色白、有光泽、肉肥厚、整朵圆形、耳花疏松、直径4厘米以上者为佳。银耳甘、淡、平。归肺经。具有滋阴润肺、益气养胃、生津润燥的作用，用于虚劳咳嗽、痰中带血、虚热口渴、病后体虚、大便秘结、高血压、血管硬化。

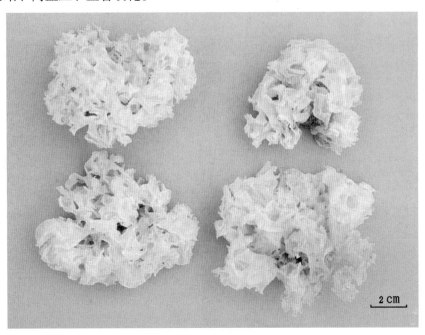

图9-24 银耳（黎跃成/摄）

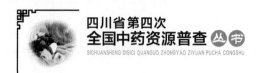

十六、半夏

半夏为天南星科植物半夏［*Pinellia ternata*（Thunb.）Breit.］的干燥块茎。

半夏始载于《礼记·月令》："五月半夏生。盖当夏之半也，故名。"苏颂《图经本草》记载："二月生苗一茎，茎端三叶，浅绿色，颇似竹叶，而生江南者似芍药叶。根下相重，上大下小，皮黄肉白。五月、八月采根，以灰裹二日，汤洗曝干。"《蜀图经》云："五月采则虚小，八月采乃实大。"1940年，陕西西京（今西安市）国药商业同业公会《药材行规》"半夏条"记载产地为"四川、江南、北方各省"。另有"半夏曲"，记载产地"四川保宁（阆中）最佳"。《南充县志》记载："清代嘉庆二十五年（1820年）前，南充盛产的63种药材中，以半夏、僵蚕等有名气。"

半夏以个大、粒圆、皮净、色白、质坚实、粉性足、无花、无麻、无油子者为佳。

清时，阆中为保宁府治，因而又叫"保宁"。保宁半夏曲以阆中特产半夏（俗名"麻芋子"）为主，配以白蔻、上桂、广香等20余种名贵中药材，按古秘方配制而成。

保宁半夏曲的传说：清初，有梁氏从浙江回到保宁（阆中），以开客栈为业。一年冬天，店内住进一位童颜鹤发的云游老道。老人早出晚归，出没于深山老林中采药，给人看病。有一天，老道刚出去采药，店内就来了一位就医的老翁，老翁面黄肌瘦，喘咳气短，吐了一地腥臭的浓痰。老道归来看到这种情况，立即从随身所带的小箱内取出一颗米黄色的药粒，打碎后洒在痰上。霎时，浓痰化作一汪清水。在场人惊呼："神药！神药！"

梁家待人和气。老道每天早出晚归，店家总是准备好热汤热饭伺候，老道十分感激。因此，老道离开阆中时，便以半夏曲配方相赠，且秘密传授制作工艺。从此，阆中梁家便开始半夏曲的制作，并以"浙绍缨复泰保宁半夏曲"为商标独家经营。为了不泄于外姓，"只传子媳，不传女儿"。

半夏曲辛、甘，温，有止咳化痰、平喘降逆、和胃止呕、消痞散结之功效，是治疗风寒咳嗽、喘息气急、食积饮冷、胸脘满闷、久咳不愈、顽积不化的良药。成品为米黄色小方块，油亮光滑，质地酥脆，气味芳香浓郁，口含微甜化渣。曾行销于华北、上海、武汉、长沙、新疆、内蒙古、浙江等省市自治区及港澳、南洋一带。

中华人民共和国成立初期，半夏曲由梁氏制作，国家订货。随后，梁氏后裔缨惠生献出秘方，并参加制作，半夏曲由阆中县制药厂生产。

1982年第一期《新中医》杂志报道：整理北京故宫博物馆的清代宫廷医药档案时，在《慈禧医案》中有段记载：光绪三十四年（1908年）十月初七日，慈禧太后染疾，太

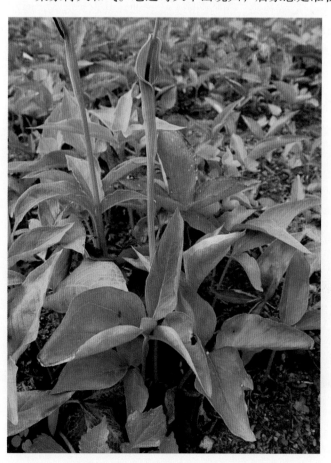

图9-25　半夏原植物（舒光明/摄）

医张仲元、李德源、戴家瑜等前往诊治。皇太后脉息左关弦缓，右寸关滑而近缓。肠胃丰和，脾运仍慢，不走肠间，以致大便泻泄，头晕目眩，肢体乏力。太医用四君子汤加"保宁半夏三钱"煎服而愈。

十七、仙茅

仙茅为石蒜科植物仙茅（*Curculigo orchioides* Gaertn.）的干燥根茎（见图9-26）。

仙茅始载于《雷公炮炙论》。唐《海药本草》云："蜀中诸州皆有，粗细有筋，或如笔管。"《本草品汇精要》谓"产戎州（今四川宜宾）"。《本草纲目》云"成都岁贡仙茅二十一斤"。清《植物名实图考》记载"川中产亦多"。《宜宾县志》记载："昔有人浮舟于此，忽见一道人自空而降峰顶，即之不复见，土人呼道人为师，故名师来山。本名仙侣山，相传杨道人升仙之地，山产仙茅，杨仙遇郁姑于此。"

郁姑台，宜宾古八景之一，位于宜宾城北真武山，下临岷江。据嘉庆年间《宜宾县志》记载，台下生仙茅，宋代有杨道人遇郁姑于此，授食仙茅之法，得飞升之道，台下有洞名"郁姑洞"，为其修炼之所，今日遗迹尚存。洞中有诗一首："郁姑台上郁姑游，姑去台空名自留。台下新茅新雨露，山中老洞老春秋。无尘道院清风扫，如画仙山白雾勾。不老岷江一轮月，红尘照遍照扁舟。"

仙茅辛，热；有毒。具有温肾壮阳、温脾阳、强筋骨、祛寒除湿的作用，用于心肾不交、肾虚精薄、阳痿、精冷、小便失禁、崩漏、心腹冷痛、胃寒腹痛、更年期高血压、牙痛、脾虚食少、腰脚冷痹、白带、尿频、瘰疬、肾虚腰痛、遗精、气血虚弱、白发、虚寒咳喘，外敷用于疮毒、蛇伤。

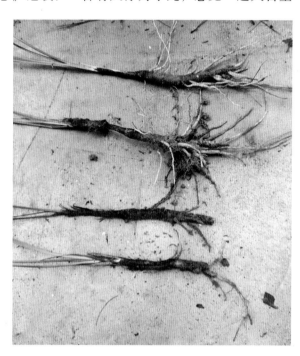

图9-26　仙茅药材（方清茂/摄）

十八、郁金

郁金为姜科植物蓬莪术（*Curcuma phaeocaulis* Val.）或姜黄（*Curcuma longa* L.）的干燥块根（见图9-27）。

郁金始载于《药性论》，又名"黄流"，在四川有一千多年的栽培历史。《唐本草》记载："生蜀地即西戎，苗似姜黄，花白质红。"《本草纲目》云："震亨曰：郁金无香而性轻扬，能致达酒气于高远。古人用治郁遏不能升者，恐命名因此也。"《本草逢原》谓"郁金蜀产者，体圆尾锐"。《本草图经》曰："今广南、江西州郡亦有之，然不及蜀中者佳。"清代《植物名实图考》云："郁金，生蜀地者为川郁金，以根如螳螂肚者为真。"《药物出产辨》谓"产四川为正道地"。

《四川道地中药材志》记载郁金为川产道地药材，主产于四川双流、崇州等地。川郁金的内皮层显著，称为内胆，是川产郁金最为显著的鉴别特征之一。

郁金以个大、质坚实、外皮皱纹细、断面黄色、有内胆者佳。郁金辛、苦，寒；归肝、心、肺经。具有活血止痛、行气解郁、清心凉血、利胆退黄的作用，用于胸胁刺痛、胸痹心痛、经闭痛经、乳房胀痛、热病神昏、癫痫发狂、血热吐衄、黄疸尿赤。

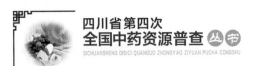

郁金，又名𫚭（音同"唱"）、黄郁。郁金自古便是酿酒的重要材料。《诗经·大雅·江汉》云"厘尔圭瓒，秬鬯一卣"。厘尔是"赐给"之意，秬是黑黍，鬯是郁金，卣是带柄的盛酒器具。用黑黍和郁金酿的酒称为"黄流"，用以祭祀先祖。

《诗经·大雅·旱麓》载："瑟彼玉瓒，黄流在中。"黄流即指郁金酒，用玉器盛上以祭神明。此酒当时地位之高，非普通酒所能及。唐代李白的《客中行》曰"兰陵美酒郁金香，玉碗盛来琥珀光"，此处之郁金香指郁金酒之香，而非指植物郁金香。

古人还曾用郁金作香草、染料，如《本草纲目》载："今人将染妇人衣最鲜明，而不耐日炙。"

历代以香吟诵郁金者极多。如后汉朱穆《郁金赋》曰："众华烂以俱发，郁金邈其无双。"晋代左芬《郁金颂》说它"芳香酷烈，悦目欣心……旷世弗沈"。晋代傅玄《郁金赋》说它"凌苏合（香）之殊珍，岂艾纳之足方……万里望风。"清代龚自珍《己亥杂诗》："漠漠郁金香在臂，亭亭古玉佩当腰。"唐代杜牧"画裙双凤郁金香"，宋代王安石"郁金香是兰陵酒，枉入诗人赋咏来。"这些诗词中吟诵的"郁金香"，实则是中药郁金。

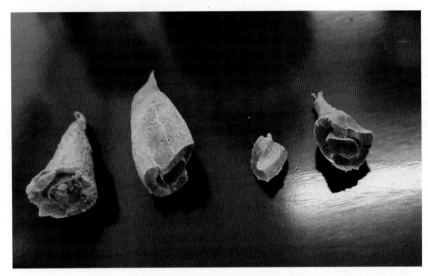

图9-27 郁金药材（左蓬莪术块根，右姜黄块根）（方清茂/摄）

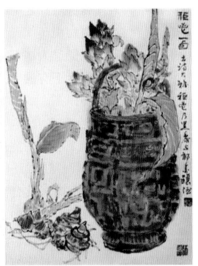

图9-28 郁金花图

《郁金花图》（图9-28），款识为"秬鬯一卣"，出自《诗经·大雅》。画中的铜器是卣，卣中插满盛开的郁金，充满欢乐的节庆气氛。

十九、柴胡

柴胡来源为伞形科植物竹叶柴胡（*Bupleurum marginatum* Wall. ex DC.）的干燥根或全草（图9-29）。

柴胡始载于《神农本草经》，列为上品，川北地区习称"小柴胡"。《雍正剑州志》卷十二"土产篇"第36页有"药之属巴戟、桔梗、柴胡……"的记载。《剑阁县志》"自然环境篇"第118页明确记载："柴胡分布较广，资源丰富，有大柴胡、小柴胡之分。较著名的是小柴胡，特点是实心，药效优于外地柴胡，故称剑柴胡，历史上曾远销国外。"

柴胡以主根粗长、分枝少、残留茎较少、质地较柔软者为佳。柴胡辛、苦，微寒；归肝经、胆、肺经。具有疏散退热、疏肝解郁、升举阳气的作用，用于感冒发热、寒热往来、胸胁胀痛、月经不调、子宫脱垂、脱肛。

《封神演义》中记载柴胡是发表的中药。如第五十八回"子牙西岐逢吕岳"，写时值西岐发生瘟疫，杨戬奉命寻药，神农在紫芝崖拔起一草，杨戬问这草叫什么名字，为何能急济寒疫。神农答："此草生来盖世无，紫芝崖下用功夫。常桑曾说玄中妙，寒门发表是柴胡。"柴胡为"治疗少阳病之王"，用治伤寒邪在少阳、寒热往来最为合适。

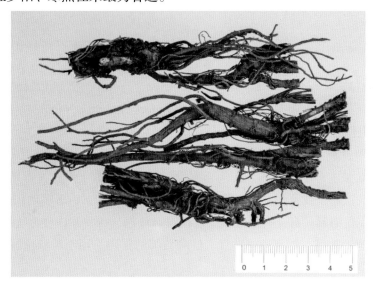

图9-29　柴胡药材（舒光明/摄）

二十、甘松

甘松为败酱科植物甘松［*Nardostachys jatamansi*（D. Don）Candollei］的干燥根及根茎（图9-30为甘松原植物）。

甘松以甘松香之名始载于唐《本草拾遗》："丛生，叶细，出凉州（甘肃凉州一带）。"宋《嘉祐本草辑复本》载："甘松香出姑臧（甘肃凉州、武威一带）。"明《本草纲目》云："（甘松香）产于川西松州（四川松潘县），其味甘，故名。"明《本草原始》记载："今黔、蜀州郡及辽州亦有之……始产于川西松州。"清朝的《本草备要》和《本草从新》均记载："出凉州及黔蜀。"甘松历史上的主产地与现今主产地基本吻合，按照《本草纲目》和《本草原始》的记载，甘松因松州而得名，并主产于松州。据《松潘县志》记载，松州在历史上是川西北的一个重镇，是商品集散中心，据此可推断甘松商品药材主要集中到松州，而后销往全国各地。四川松潘县的周边地区包括甘肃西北部凉州、武威一带，也是甘松的道地产区，目前甘松商品药材也主要来源于四川西部、甘肃西北部及青海等地。

甘松也是常用藏药，在《晶珠本草》《蓝琉璃》及《宇妥本草》等经典藏医药本草著作中均

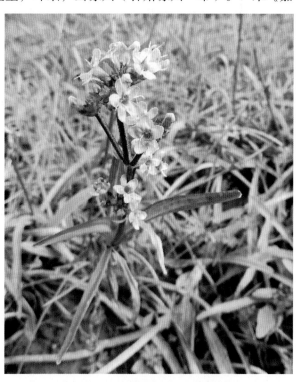

图9-30　甘松原植物（方清茂/摄）

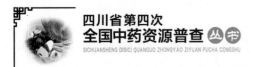

有记载，名为邦贝，具有清热解毒、消肿的功效，主治瘟疫症、久热症。

甘松以条长、根粗、香气浓者为佳。甘松辛、甘、温。归脾、胃经。甘松理气止痛、开郁醒脾，用于脘腹胀满、食欲不振、呕吐；外用祛湿消肿，用于牙痛、脚气肿毒。

二十一、党参

党参为桔梗科植物素花党参［*Codonopsis pilosula*（Franch.）Nannf. var. *modesta*（Nannf.）L. T. Shen］的干燥根。同属植物党参［*Codonopsis pilosula*（Franch.）Nannf.］与川党参（*Codonopsis tangshen* Oliv.）在四川也有分布（见图9-31）。

党参始载于《本草从新》。素花党参主要分布于甘肃、陕西、青海与四川省西北部，商品名为"西党"。四川素花党参主产于平武、九寨沟，称为"西党"，产于平武、青川、九寨沟、理县、松潘的党参称为"晶党"；产于九寨沟县刀口坝的党参称为"刀党"，为著名的川产道地药材。

党参以条粗壮、皮松肉紧、有"狮子盘头"及横纹、油润、味香甜、嚼之无渣者为佳。

党参甘，平；归脾、肺经。具有补中益气、健脾益肺的作用，用于脾肺虚弱、气短心悸、食少便溏、虚喘咳嗽、内热消渴。

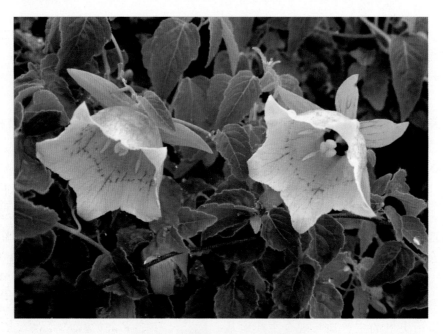

图9-31 党参原植物（方清茂/摄）

二十二、冬虫夏草

冬虫夏草为麦角菌科真菌冬虫夏草菌［*Cordyceps sinensis*（BerK.）Sacc.］寄生在蝙蝠蛾科昆虫幼虫上的子座及幼虫尸体的复合体（见图9-32）。

冬虫夏草始载于《本草从新》，云"冬在土中，身活如老蚕，有毛能动，至夏则出土，连身均化为草"。又云："冬虫夏草，四川嘉定府所产者最佳，云南、贵州所产者次之。"《本草纲目拾遗》谓"出四川江油化坪，夏为草，冬为虫"。《药物出产辨》则谓"冬虫夏草以四川打箭炉、泸州、灌县等处产者为正产地道。云南有出，但质味不如"。

冬虫夏草以虫体色泽黄亮、丰满肥大、断面黄白色、子座深棕色者为佳。冬虫夏草甘，平；归肺、肾经。功能补肺益肾、止血化痰，用于久咳虚喘、劳嗽咯血、阳痿遗精、腰膝酸痛。

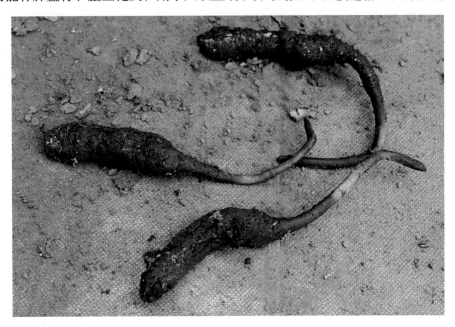

图9-32　冬虫夏草药材（方清茂/摄）

二十三、虎杖

虎杖，又名花斑竹，来源于蓼科植物虎杖（*Polygonum cuspidatum* Sieb. et Zucc.）的干燥根茎和根（见图9-33、图9-34）。

郭璞注云："（虎杖）似茳草而粗大，有细刺，可以染赤。"陶弘景曰："田野甚多，状如大马蓼，茎斑而叶圆。"韩保升谓："所在有之。生下湿地，作树高丈余，其茎赤根黄。二月、八月采根，日干。"苏颂云："三月生苗，茎如竹笋状，上有赤斑点，初生便分枝丫。叶似小杏叶。七月开花，九月结实。南中出者，无花。根皮黑色，破开即黄，似柳根。亦有高丈余者。"曾权描述："暑月以根和甘草同煎为饮，色如琥珀可爱，甚甘美。瓶置井中，令冷澈如冰，时人呼为冷冻饮料子，啜之且尊于茗，极解暑毒。其汁染米作糜糕益美。"《中华道地药材》记载四川甘洛、阿坝、

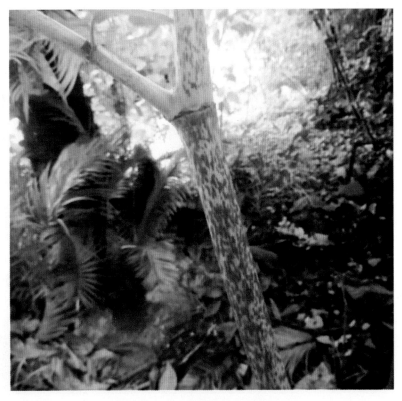

图9-33　虎杖原植物（方清茂/摄）

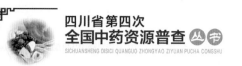

宜宾、都江堰、马边、旺苍、巴中、宣汉、峨眉山、洪雅、大邑、广元、西昌等地区为我国虎杖的适宜区。四川省峨眉山、洪雅为虎杖的最适宜区。

虎杖以根条粗而扭曲、质坚实、断面色黄者为佳。虎杖根与甘草一起熬汤，冰冻后，就是冰粉了，是清热解暑的佳品。

虎杖微苦，微寒。归肝、胆、肺经。具有利湿退黄、清热解毒、散瘀定痛、止咳化痰的作用，用于风湿痹痛、湿热黄疸、淋浊、带下、经闭、癥瘕、水火烫伤、跌扑损伤、痈肿疮毒、肺热咳嗽。

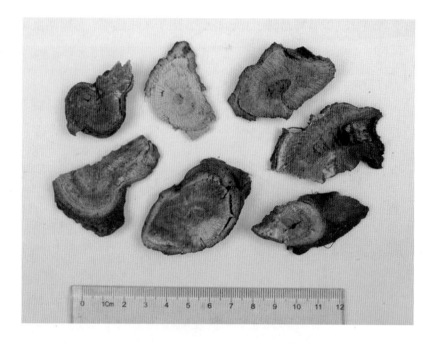

图9-34　虎杖药材（周先建/摄）

二十四、金银花

金银花来源为忍冬科植物忍冬（*Lonicera japonica* Thunb.）、灰毡毛忍冬（*Lonicera macranthoides* Hand. ~Mazz.）、细毡毛忍冬（*Lonicera similis* Hemsl）、淡红忍冬（*Lonicera acuminata* Wall.）的干燥花蕾或带初开的花。

金银花原名"忍冬"，始载于《肘后备急方》，忍冬花即为"金银花"，《名医别录》将其列为上品。《滇南本草》记载："味苦，性寒。清热，解诸疮，痈疽发背、无名肿毒、丹瘤、瘰疬。"《本草纲目》曰："忍冬在处有之。附树延蔓，茎微紫色，对节生叶。叶似薛荔而青，有涩毛。三、四月开花……花初开者，蕊瓣俱色白；经二、三日，则色变黄。新旧相参，黄白相映，故呼金银花，气甚芬芳。四月采花，阴干，藤叶不拘时采，阴干。"金银花在四川的种植与药用历史悠久。北宋时成都锦院和梓州官营绫绮工场出产的蜀锦上绣有忍冬花（金银花）。《宜宾县志》谓："蕨溪镇于清朝嘉庆年间开始种植金银花"。《四川省中药材标准》（1987版）收载了3种忍冬，并称为"川银花"。

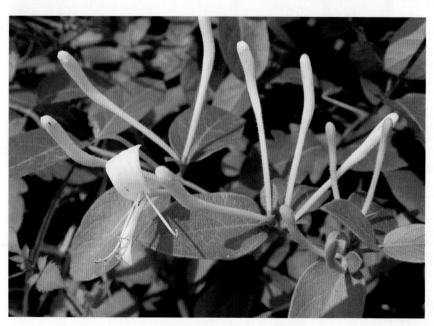

图9-35　金银花原植物（舒光明/摄）

金银花花蕾以肥大、色青白、握之干净者为佳。金银花性寒，味甘，入肺、心、胃经。具有清热解毒、疏散风热的作用，用于痈肿疔疮、喉痹、丹毒、热毒血痢、风热感冒、温病发热。

忍冬的茎枝称为忍冬藤，一般缠绕，左旋，呈长圆柱形，多分枝，常缠绕成束，直径 1.5 ~ 6 毫米（如图 9-36）。表面棕红色至暗棕色，有的灰绿色，光滑或被茸毛，外皮易剥落。枝上多节，节间长 6 ~ 9 厘米，有残叶和叶痕。质脆，易折断，断面黄白色，中空。气微，老枝味微苦，嫩枝味淡。忍冬藤甘，寒。归肺、胃经。忍冬藤具有清热解毒、疏风通络的功效。用于温病发热，热毒血痢，痈肿疮疡，风湿热痹，关节红肿热痛。

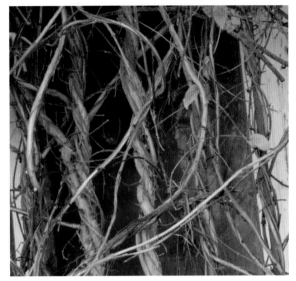

图9-36 忍冬藤药材（方清茂/摄）

二十五、魔芋

魔芋为天南星科植物魔芋（*Amorphophallus rivieri* Durien）的干燥块茎（见图 9-37）。四川又名花杆莲、魔芋、灰菜。

魔芋，又名"蒟蒻"，始载于《开宝本草》："生蜀、吴，叶似由跋、半夏，根大如碗，生阴地。"《本草纲目》记载："蒟蒻，出蜀中，施州亦有之，呼为鬼头，闽中人亦种之。宜树荫下掘坑积粪，春时生苗，至五月移之。长一二尺，与南星苗相似，但多斑点，宿根亦自生苗。其滴露之说，盖不然。经二年者，根大如碗及芋魁，其外里白，味亦麻人。秋后采根。"可见魔芋为川产道地药材。

魔芋辛，凉；有毒；归肝、脾、心经。具有化痰、散结、行瘀、解毒消肿、消痈、化积止咳、止带的作用，用于痰咳、颈淋巴结核、疮痈肿毒、积滞、疟疾（间日疟）、脑瘤、手脚抽搐、经闭、跌闪挫伤、痈肿疔疮、丹毒、毒蛇咬伤、腹中痞块、瘰疬、烫火伤。魔芋还具有降血脂、降血压、减肥、美容、排毒等功效。

峨眉山特产"雪魔芋"，可加工制成美味可口的菜肴（如图 9-38）。

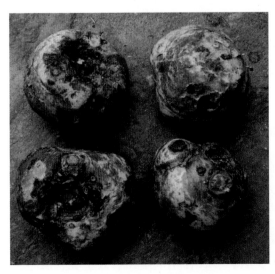

图9-37 魔芋（方清茂/摄）

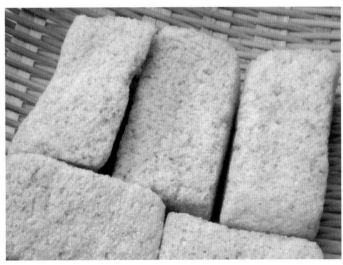

图9-38 雪魔芋

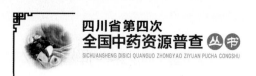
四川省中医药民间知识

112

二十六、淫羊藿

淫羊藿为小檗科植物三枝九叶草 [*Epimedium sagittatum* (Sieb.et Zucc.) Maxim.] 、柔毛淫羊藿 (*Epimedium pubescens* Maxim.) 的干燥地上部分。同属植物巫山淫羊藿 (*Epimedium wushanense* T. S. Ying) 在四川北部的旺苍等地也有分布（见图 9-39）。

淫羊藿又名仙灵脾。陶弘景曰："服此使人好为阴阳。西川北部有淫羊，一日百遍合，盖食藿所致，故名淫羊藿。"《蜀本草》言"生处不闻水声者，良"。《本草纲目》记载："豆叶曰藿，此叶似之，故亦名藿。仙灵脾、千两金、放杖、刚前，皆言其功力也。鸡筋、黄连祖，皆因其根形也。""生大山中。一根数茎，茎粗如线，高一、二尺。一茎三桠，一桠三叶。叶长二、三寸，如杏叶及豆藿，面光背淡，甚薄而细齿，有微刺。"

淫羊藿辛、甘，温；归肝、肾经。具有补肾阳、强筋骨、祛风湿的作用，用于阳痿遗精、筋骨痿软、风湿痹痛、麻木拘挛、更年期高血压。

《证类本草》记载，雷公云：凡使时呼仙灵脾，须用夹刀夹去叶四畔花，尽后，细锉，用羊脂相对拌炒过，待羊脂尽为度。每修事一斤，用羊脂四两为度也。《太平圣惠方》记载：治偏风，手足不遂，皮肤不仁，宜服仙灵脾浸酒方：仙灵脾一斤，好者细锉，以生绢袋盛于不津器中，用无灰酒二斗浸之，以浓纸重重密封不通气，春夏三日、秋冬五日后旋开，每日随性暖饮之，常令醺醺不得大醉。若酒尽，再合服之，无不效验。合时切忌鸡犬见之。

淫羊藿具有温热功效。用 10 ~ 30 克淫羊藿煎水，浸泡手足 30 分钟，7~14 天一个疗程，有减轻手足冷的作用。

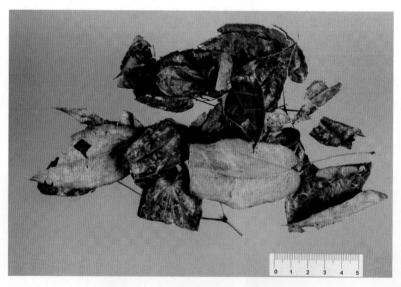

图9-39　淫羊藿药材（周先建/摄）

二十七、杜仲

杜仲来源于杜仲科植物杜仲（*Eucommia ulmoides* Oliv.）的干燥树皮与叶（见图 9-40）。

杜仲始载于《神农本草经》，列为上品。《名医别录》云："杜仲生上虞山谷及上党、汉中。二月、五月采皮。"陶弘景曰："今用出建平、宜都者。状如浓朴，折之多白丝者为佳。"李时珍说："昔有杜仲服此得道，因以名之。"清代郑肖岩谓"四川绥宁者最佳，巴河产者亦佳"。《通考》谓"杜仲青川者佳"。《药物出产辨》记载："杜仲产四川、贵州为最，其次湖北宜昌府各属。"《本草药品实地之观察》载："药市中以四川产者为上品，称川杜仲而出售之。"

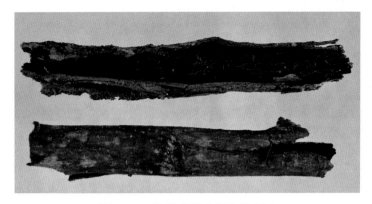

图9-40　杜仲药材（周先健/摄）

杜仲以皮厚、完整、去净粗皮、内表面暗紫色、断面丝多者为佳。杜仲甘，温；归肝、肾经。杜仲叶微辛、温，归肝肾经。杜仲补肝肾、强筋骨、安胎，用于肝肾不足、腰膝酸痛、筋骨无力、头晕目眩、妊娠漏血、胎动不安。杜仲叶功效同杜仲。

《证类本草》记载："久服轻身耐老。一名思仙，一名思仲，一名木绵。木高数丈，叶如辛夷，亦类柘，其皮类浓朴，折之内有白丝相连。二月、五月、六月、九月采皮用。初生叶嫩时采食。折其皮多白绵者好"。

旺苍有"林荫药乡"的美誉，当地的气候和土壤适合杜仲生长，农民有种植杜仲的习惯。旺苍杜仲资源丰富，药材品质好，杜仲皮和叶中有效成分含量居全国之首。当地常采摘杜仲叶来做茶，名"杜仲茶"。杜仲茶中含有桃叶珊瑚苷，能够保护肠壁，剥离肠壁沉积的废物，保持正常新陈代谢，对治疗便秘、调节肠胃有很好的功效。

二十八、黄柏

黄柏来源于芸香科植物川黄柏（*Phellodendron chinense* Schneid）的干燥树皮（见图9-41）。

川黄柏在我国已有2 200多年的药用历史，始载于《神农本草经》，原名"檗木"，列为上品。此后，历代本草多有记载。《图经本草》载："檗木，黄檗也，今处处有之，以蜀中出者肉厚色深味佳。"《蜀本草》载："黄柏树高数丈，叶似吴茱萸，亦如紫椿，经冬不凋。皮外黑，里深黄色。……出房、商、合等州山谷中，以蜀中者为佳。"可见，四川、重庆自古为黄柏的道地产区，主产于汉中（今陕西汉中、南郑、成固一带）、永昌（今云南西部地区）、房州（相当于今四川的武胜，重庆的合川、铜梁、大足等县）、商州（陕西秦岭以南，洵河以东和湖北郧西县一带）。川黄柏清代及民国时期祁州药市的川帮以地道药材输入祁州，再行销全国，故有川黄柏之称。

黄柏以身干、鲜黄色、粗皮去净、皮厚者为佳。黄柏寒，苦；归肝、脾、肾、膀胱经。具有清热燥湿、泻火除蒸、解毒疗疮的作用，用于湿热泻痢、黄疸、带下、热淋、脚气、骨蒸劳热、盗汗、遗精、疮疡肿毒、湿热瘙痒。

《淮南万毕术》曰：柏令面悦。取柏三寸，土瓜三枚，大枣七枚，和膏汤洗面，乃涂药，四、五日光泽矣。

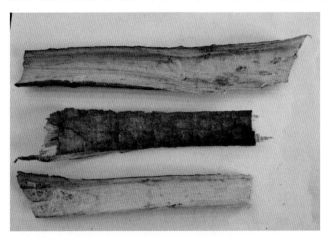

图9-41　黄柏药材（方清茂/摄）

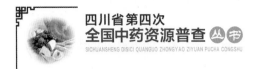
二十九、蜀椒

蜀椒来源于芸香科植物花椒（*Zanthoxylum bungeanum* Maxim.）的干燥果皮。同属植物青花椒（*Zanthoxylum schinifolium* Sieb. et Zucc.）的干燥果皮也作药用（见图9-42）。

蜀椒始载于《诗经·国风·唐风》："椒聊之实，蕃衍盈升。"《神农本草经》谓："蜀椒，味辛温。"《本草经集注》记载："蜀椒出蜀郡北部，人家种之，皮肉厚，腹里白，气味浓。"《本草纲目》云："蜀椒肉厚皮皱，其子光黑，如人之瞳仁，故谓之椒目。"可见花椒自古就是四川的道地药材。2012年，成都"老官山"汉墓出土了920余支竹简，竹简中有一个"六十病方"，其中的一个方子记载"蜀椒入药治痛风"；"八治风：石脂七分，蜀椒五分，防风、细辛各四分，厚朴五分，陈朱臾一分，圭十分，姜六分，皆冶合。"

花椒以身干个大、色红、香气浓烈、麻辣味重而持久、无果梗和椒目者为佳。

花椒味辛，性温。入脾、肺、肾经。具有温中止痛、杀虫止痒的作用，用于脘腹冷痛、呕吐泄泻、虫积腹痛、蛔虫症。外治湿疹、瘙痒。

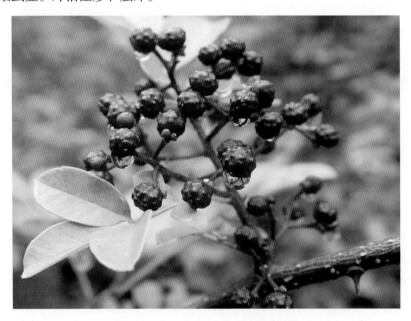

图9-42　蜀花椒药材（方清茂/摄）

三十、天南星

天南星来源于天南星科植物一把伞南星［*Arisaema erubescens*（Wall.）Schott.］、天南星（*Arisaema heterophyllum* Blume.）的干燥块茎。

天南星之名始见于《本草拾遗》："生安东（今辽宁丹东）山谷，叶如荷，独茎，用根最良。"《开宝本草》谓："生平泽，处处有之。叶似蒟叶，根如芋。二月、八月采之。"《本草图经》曰："二月生苗似荷梗，茎高一尺以盈。叶如蒟蒻，两枝相抱。五月开花似蛇头，黄色。七月结子作穗似石榴子，红色。根似芋而圆。"上述本草所载形态特征及《本草图经》"滁州南星"图，与天南星科天南星属植物天南星（*Arisaema heterophyllum* Bl.）相符。《本草图经》云："古方多用虎掌，不言天南星。天南星近出唐世，中风痰毒方中多用之。"又云："（虎掌）今冀州人菜园中种之，亦呼为天南星。"由此可见，最初虎掌、南星为二种药物，因其形态、功效相近，后人逐渐相混。至明代，《本草蒙筌》记载："天南星，《神农本草经》载虎掌草即此，后人以天南星改称。"《本草纲目》更将虎掌、天南星并为一条，认为虎掌与天南星是一物，将其原植物混为一谈，以至虎掌之名渐渐湮没，虎掌仅作为天南星的品种之一在临床药用。《四川通志》卷三十八之六记载"成都府亦产天南星"。历代本草记载天南星出产于江苏、陕西、四川等地。一般以四川、江苏、陕西、河南、河北者为佳。

天南星以个大、均匀、体坚实、色白、粉性足者为佳。天南星苦、辛，温，有毒；归肺、肝、脾经。具有燥湿化痰、祛风止痉、散结消肿的功效，用于顽痰咳嗽、风痰眩晕、中风痰壅、口眼歪斜、半身不遂、癫痫、惊风、破伤风。生用外治痈肿、蛇虫咬伤。

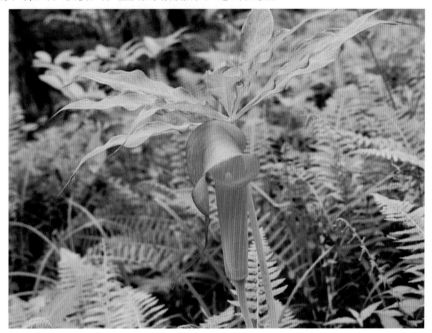

图9-43　一把伞南星原植物（方清茂/摄）

天南星科植物（如图 9-43）有特有的佛焰苞，如天南星、半夏、芋头、魔芋、白附子、大野芋（天魔芋）等，一般有毒，但是又具有解毒作用，对于恶性肿瘤、癌症等具有治疗作用。

三十一、赶黄草

赶黄草为虎耳草科植物扯根菜（*Penthorum chinense* Pursh）的干燥全草与花（见图 9-44）。

赶黄草，别名水杨柳、水泽兰，始载于明代《救荒本草》，古蔺称为"神仙草"，是苗族治疗肝炎的灵药。《天宝本草》《中药大词典》《四川中药志》中均有记载。赶黄草为古蔺县道地药材，分布于海拔 1 000 米左右的乌蒙山麓原始森林。

赶黄草甘，温；归肝、肾经。具有清热解毒、退黄化湿、活血散瘀、利水消肿之功效，用于黄疸、水肿、跌打损伤、肿痛。

"上游是茅台，下游望泸州。船到二郎滩，又该喝郎酒。"地处中国白酒之乡的古蔺县民风淳朴、豪爽，人人善饮酒，然而该地区肝病发病率却极低。这一现象引起了肝病学者的关注。通过调查，学者们排除了水质、储酒方式等原因，最终将目光聚焦在当地人祖祖辈辈泡赶黄草水喝的习俗上。

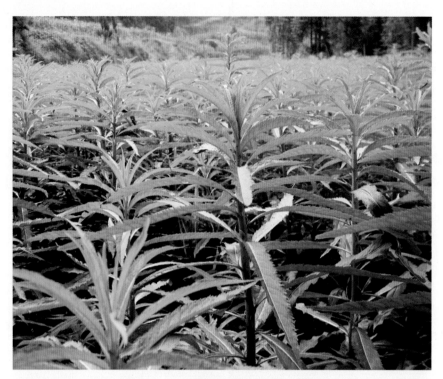

图9-44　赶黄草原植物（方清茂/摄）

三十二、黄芪

黄芪来源于豆科植物黄芪［*Astragalus membranaceus*（Fisch）Bge.］的干燥根。同属植物梭果黄芪（*Astragalus ernestii* Comb.）、多花黄芪（*Astragalus floridus* Bunge）、金翼黄芪（*Astragalus chrysopterus* Bunge）以及岩黄芪属中华岩黄芪［*Hedysarum chinense*（B. Fedtsch.）Hand. ~Mazz.］在四川也作黄芪使用，后四者主要在四川理塘县集中交易，又称"理塘黄芪"，是广东、东南亚等地煲汤用的原料（见图9-45）。

黄芪亦称为"蜀脂"，始载于《神农本草经》，列为中品。《名医别录》谓："生蜀郡、白水（广元）、汉中，二月十月采，阴干。"《本草经集注》载："黄芪第一出陇西，色黄白，味甜美，今亦难得……次用黑水（四川黑水县）、宕昌（四川松潘西北部）者，色白肌粗，新者亦甘而温补，又有蚕陵（今茂县西北部）、白水者，色理胜蜀中而冷补。"

黄芪以条粗、皱纹少、断面色黄白、粉性足、味甘者为佳。黄芪甘，微温；归肺、脾经。具有补气升阳、固表止汗、利水消肿、生津养血、行滞通痹、托毒排脓、敛疮生肌的作用，用于气虚乏力、食少

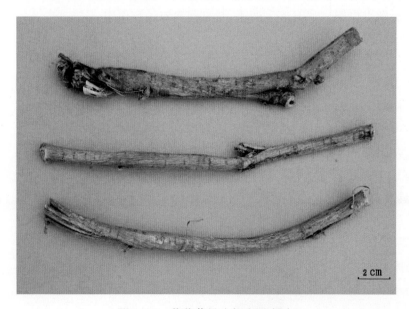

图9-45　黄芪药材（舒光明/摄）

2 CM

便溏、中气下陷、久泻脱肛、便血崩漏、表虚自汗、气虚水肿、内热消渴、血虚萎黄、半身不遂、痹痛麻木、痈疽难溃、久溃不敛。

三十三、羌活

羌活为伞形科植物羌活（*Notopterygium incisium* Ting ex H. T. Chang）的干燥根与根茎（见图9-46）。

羌活始载《神农本草经》，列为上品，作为异名置独活项下。历代本草有关羌活产区的记载区域大体一致，"生雍州川谷，或陇西南安"，并强调"此州郡县并是羌地"（唐《新修本草》）。从

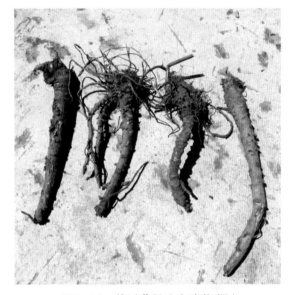

地理分布看，即是以四川、甘肃、青海最为集中。唐代《千金翼方·药出州土》记载羌活药材产在剑南道茂州，即现四川省的茂县、汶川、北川，自此将羌活道地产区明确在四川西部。宋《本草图经》首次指出"羌活、独活……今蜀汉出者佳"，后世的明清本草也多有诠释，如明代《本草蒙筌》称羌活"多出川蜀，亦产陇西"，清代《本草乘雅半偈》称独活、羌活"出蜀汉、西羌者良"。四川逐渐成为了羌活的主产区和优质药材的产地中心。

羌活以节间短、具环状隆起、形似蚕、气香浓者为佳。羌活性温，味辛；归膀胱、肾经。具有解表散寒、祛风除湿、止痛、利关节的作用，用于风寒感冒、头痛项强、风寒湿痹、肩背酸痛。

羌活是羌族治疗凉寒感冒常用的药材。用法：将羌活药材磨成粉，用纸条包起来，做成卷烟来抽，吸烟治疗感冒。

图9-46　羌活药材（方清茂/摄）

三十四、白芍

白芍来源于毛茛科植物芍药（*Paeonia lactiflora* Pall.）的干燥根（见图9-47）。

芍药始载于《神农本草经》，列为中品。马王堆帛书《五十二病方》便以芍药入药。《药物出产辨》（1931年）中载："白芍产四川中江、渠县为川芍。产安徽亳州为亳芍，产浙江杭州为杭芍。亳芍、杭芍色肉气味均同川芍，色略黄，质略结，味略苦。"白芍以四川中江、安徽亳州、浙江杭州为道地。四川白芍栽培始于清代。光绪初年（1875年），在中江、渠县就开始种植，以后在中江、渠县、广安、达州、金堂、铜梁、剑阁等地大量栽培，其中以中江所产白芍质量最好。

白芍苦、酸，微寒；归肝、脾经。具有

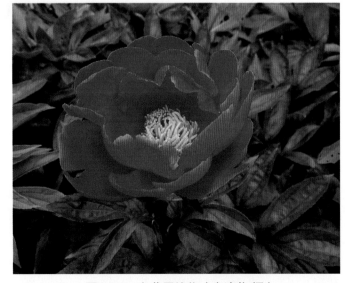

图9-47　白芍原植物（方清茂/摄）

平肝止痛、养血调经、敛阴止汗的作用。用于头痛眩晕，胁痛、腹痛、四肢挛痛、血虚萎黄、月经不调、自汗、盗汗。

三十五、乌梅

乌梅来源于蔷薇科植物梅（*Armeniaca mume Sieb*）的干燥果实（见图9-48、图9-49）。

乌梅始载于《神农本草经》，列为中品。《名医别录》云："梅实生汉中川谷（今陕西南部、四川西部），五月采，火干。"《本草图经》谓："襄汉、川蜀、江湖、淮岭皆有之。"《本草经疏》则言："梅实，即今之乌梅也，最酸。"

乌梅酸、涩，平；归肝、脾、肺、大肠经。具有敛肺、涩肠、生津、安蛔的作用，用于肺虚久咳、虚热烦渴、久疟、久泻、痢疾、便血、尿血、血崩、蛔厥腹痛、呕吐、钩虫病。乌梅汤为夏季清热解暑的极佳饮料。

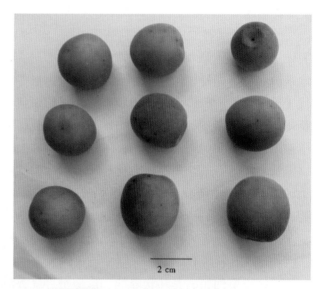

图9-48　梅果实（方清茂/摄）

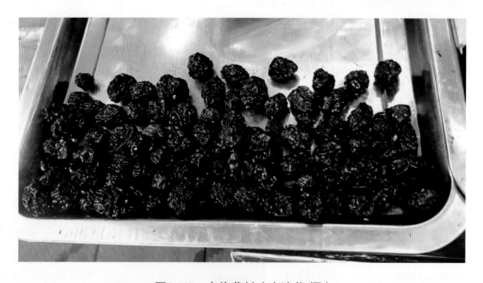

图9-49　乌梅药材（方清茂/摄）

三十六、灵芝

灵芝来源于多孔菌科真菌赤芝［*Ganoderma lucidum*（Leyss. ex Fr.）Karst.］或紫芝（*Ganoderma sinense* Zhao, Xu et Zhang）的干燥子实体（见图9-50）。

灵芝为九大仙草之一，始载于《神农本草经》，根据芝的颜色不同，将"芝"分成赤芝、黑芝、青芝、白芝、黄芝、紫芝六种。《神农本草经》云："赤芝，味苦平。主胸中结，益心气，补中，增慧智，不忘。久食，轻身不老，延年神仙。一名丹芝""紫芝，味甘温。主耳聋，利关节，保神，益精气，坚筋骨，好颜色。久服，轻身不老延年。一名木芝。生山谷（旧作六种，今并）"。《本草纲目》谓："灵芝，无毒，主治胸中结，益心气，补中，增慧智，不忘。久服轻身不老，延年神仙。"《中华道地药材》记载主产于西南（包括四川）、华东、河北、山西、江西、广西、广东。灵芝是四川的道地药材，主产于峨眉山、九寨沟、米易等地。

灵芝以身干、菌盖肥厚、菌柄粗壮、质坚硬、色红褐、具漆样光泽者为佳。灵芝味甘，性平。归心、肺、肝、肾经。具有补气安神、止咳平喘的作用，用于眩晕不眠、心悸气短、虚劳咳喘。

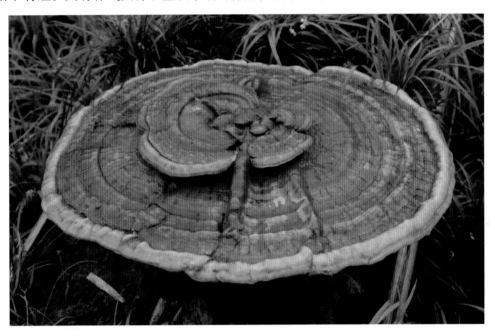

图9-50　灵芝（方清茂/摄）

第二节　民间习用中草药

一、蒲公英

蒲公英为菊科植物蒲公英（*Taraxacum mongolicum* Hand.~Mazz.）的全草。蒲公英是常见的野菜和药材，清热解毒的功效十分显著。

《本草经疏》记载："蒲公英味甘、平，其性无毒。当是入肝入胃、解热凉血之要药。"《中华本草》描述其味苦、甘，性寒，入肝、胃经。具有清热解毒、消痈散结作用。蒲公英可用于乳腺炎、胃炎、咽喉肿痛、尿路感染、急性肠炎、黄疸性肝炎、胆囊炎、蛇虫咬伤、无名肿毒等的治疗。鲜蒲公英60~100克，捣烂后外敷患处，对于急性乳腺炎有很好的治疗作用。蒲公英对胃也有好处，清代《外科证治全生集》记载："蒲公英瓦上炙枯黑存性，研末火酒送服治胃脘痛。"

蒲公英的营养价值很高。蒲公英含蒲公英醇、胆碱、有机酸、葡萄糖、维生素C、维生素D、胡萝卜素等多种营养素，同时含有铁、钙等人体必需的元素。其钙元素的含量为番石榴的2.2倍、刺梨的3.2倍，铁的含量为刺梨的4倍、山楂的3.5倍。蒲公英及其提取物具有抗炎、抗氧

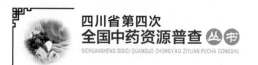
化、抗癌、抗高血糖、抗肿瘤等药理作用。营养价值高，能量较低，减肥的人和糖尿病患者均可放心食用。蒲公英内服用量每天 10~15 克（干品），如果是鲜品可以稍微多些，用量大时会出现胃肠道反应，如恶心、呕吐、腹部不适等，多服可能会出现腹泻便溏等症状。阳虚、脾胃虚弱者不宜大量服用蒲公英。

常用的蒲公英食疗方如下：

1）蒲公英金银花茶。材料：蒲公英 30 克（干品 15 克），金银花 15 克。用法：水煎服。

2）蒲公英绿豆蜂蜜水。材料：蒲公英 30 克（干品 15 克），绿豆 10 克，蜂蜜 10 克。做法：蒲公英放锅内加水煮，取净汁 500 毫升；再往蒲公英汁液中加入绿豆，煮至绿豆开花，调入蜂蜜即成。吃绿豆喝汤，同时将余汤涂脸，30 分钟后洗去。功效：美容养颜，解毒去疮。

3）凉拌蒲公英。材料：蒲公英 30 克，蒜蓉、辣椒、盐适量。做法：把蒲公英放入水中，加入适量的盐，浸泡半小时；捞出蒲公英，放入开水焯 2 分钟左右，捞出后放凉水里过一遍；沥干水，加入适量的蒜蓉、辣椒、盐等，搅拌均匀即可食用。有减肥的功效。

4）蒲公英玉米须茶。材料：玉米须 5 克，蒲公英 5 克，玉竹 5 克，玫瑰 3 朵。做法：沸水冲泡代茶饮。功效：降血糖，降血压。

5）蒲公英苦丁茶：蒲公英、荷叶，小叶苦丁。功效：保肝降脂，清心除热。

6）蒲公英茉莉花茶：蒲公英、茉莉花。功效：杀菌养胃，缓解胃痛。

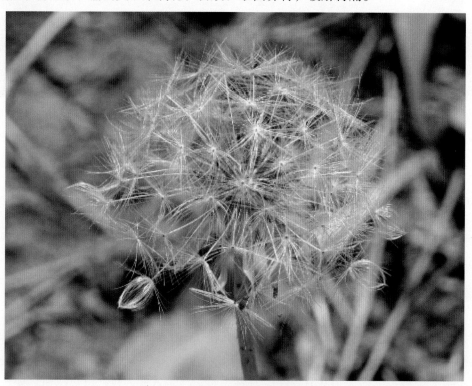

图9-51　蒲公英果实（方清茂/摄）

二、芦苇

芦苇为禾本科植物芦苇［*Phragmites australis*（Cav.）Trin. ex Steud.］的茎（见图9-52）。

芦根是芦苇的根茎，苇茎是芦苇的嫩茎，功用基本相似，但是芦根长于生津止渴，苇茎长于清透肺热。

《医学衷中参西录》记载："苇与芦原系一物，其生于水边干地，小者为芦，生于水深之处，大者为苇。芦因生于干地，其色暗绿近黑，故字从卢（卢即黑色）；苇因生于水中，其形长大有伟然之意，故字从韦。"《千金》苇茎汤："'薏苡仁、瓜瓣（即甜瓜瓣）各半升，桃仁五十枚，苇茎切二升，水二斗煮取五升，去渣纳前药三味，煮取二升，服一升，当有所见吐脓血'。释者谓苇用茎不用根者，而愚则以为不然。根居于水底，是以其性凉而善升，患大头瘟者，愚常用之为引经要药（无苇根者，可代以荷叶），是其上升之力可至脑部而况于肺乎？且其性凉能清肺热，中空能理肺气，而又味甘多液，更善滋阴养肺，则用根实胜于用茎明矣。今药局所鬻者名为芦根，实即苇根也。其善发痘疹者，以其有振发之性也；其善利小便者，以其体中空且生水中自能行水也；其善止吐血衄血者，以其性凉能治血热妄行，且血亦水属（血中以水居多），其性能引水下行，自善引血下行也。其性颇近茅根，凡当用茅根而无鲜者，皆可以鲜芦根代之也。"

《金匮要略·肺痿肺痈咳嗽上气篇·附方》记载的千金苇茎汤为清热剂，具有清脏腑热，清肺化痰，逐瘀排脓之功效。主治肺痈之热毒壅滞、痰瘀互结，证见身有微热，咳嗽痰多，甚则咳吐腥臭脓血，胸中隐隐作痛，舌红苔黄腻，脉滑数。临床常用于治疗肺脓肿、大叶性肺炎、支气管炎等肺热痰瘀互结者。"苇茎花瓣苡桃仁，清肺化痰逐瘀能，热毒痰瘀致肺痈，脓成未成均胜任。"

苇茎汤组方：苇茎 60 克，薏苡仁 30 克，瓜瓣 24 克，桃仁 9 克，现在多用芦根来代替苇茎，冬瓜子代替瓜瓣。方诀：苇茎汤方出千金，桃仁薏苡冬瓜仁，肺痈痰热兼瘀血，化浊排脓病自宁。用法：研末，内苇汁中，煮取二升，服一升，再服，当吐如胶（现代用法：水煎服）。

苇索是用苇草编成的绳索。古代民俗，年节时以之悬挂门旁，以祛除邪鬼。汉·应劭《风俗通·祀典·桃梗苇茭画虎》"谨按《黄帝书》：上古之时，有神荼与郁垒昆弟二子，性能执鬼，度朔山有桃树，二人于树下检阅百鬼，无道，妄为人祸害，神荼与郁垒缚以苇索，执以食虎。于是县官常以腊除夕饰桃人，垂苇茭，画虎于门，皆追效于前事，冀以御凶也。"南朝·梁宗懔《荆楚岁时记》记载："帖画鸡户上，悬苇索于其上，插符其傍。"清·唐孙华《门神同查夏仲恺功戏作》诗："桃符苇索一时新，对立春风突兀身。"

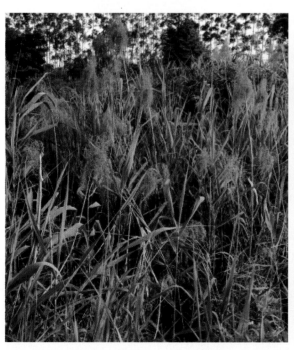

图9-52 芦苇原植物（方清茂/摄）

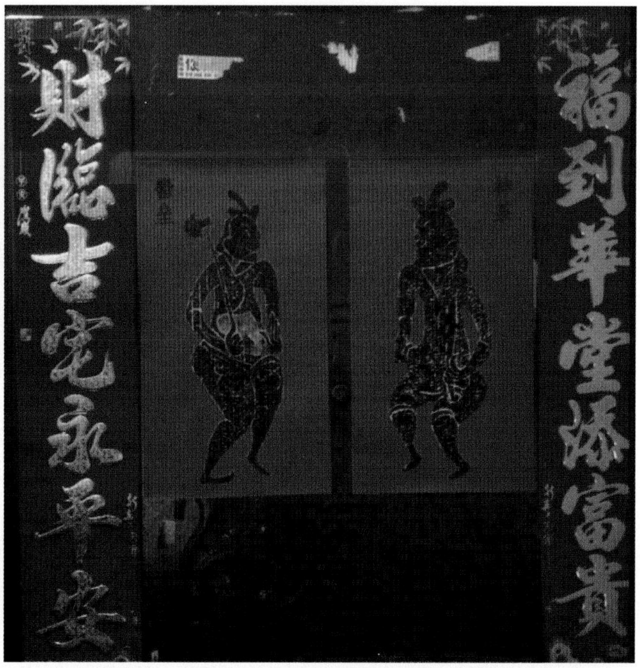

图9-53 神荼与郁垒（门神）

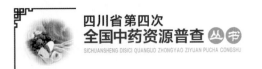

三、豨莶

豨莶为菊科植物豨莶（*Siegesbeckia orientalis* L.）或毛梗豨莶（*Siegesbeckia glabrescens* Makino）的全草（见图9-54）。

一年生草本，被灰白色短柔毛。分枝斜升，上部的分枝常成复二歧状。叶对生，纸质，三角状卵圆形或卵状披针形，下延成翼柄，边缘浅裂，具粗齿至全缘，基出三脉。头状花序小，顶生，排成具叶圆锥花序；总苞阔钟状；总苞片叶质，背面被紫褐色头状具柄腺毛；花冠黄色。瘦果倒卵圆形，有4棱，顶端有灰褐色环状突起。花期4~9月，果期6~11月。

生于荒坡或农耕地内。分布于盆地丘陵、坝区、低山区。

豨莶味辛、苦，性寒；有小毒；归肝经、肾经。具有祛风湿、利关节、消肿、解毒的作用。用于风湿麻木、风湿关节痛、腰膝无力、疟疾、急性肝炎、高血压、神经衰弱、疔疮肿毒、外伤出血、肝肾虚损、须发早白。

清乾隆年间的《盐亭县志》记载了豨莶草的采收与加工方法："豨莶草五月五、六月六、九月九采叶，去根茎花实，入甑层层洒酒与蜜，蒸之，暴晒，九蒸九晒，则味香美，捣为丸服之，益元气，补肝肾之气，亦能行大肠气。用于四肢麻木、筋骨间冷、腰膝无力。"在农历五月五、六月六、九月九采叶，去根茎花实，在甑子中蒸，然后暴晒，通过九蒸九晒之后，其味香美。再捣碎，用蜜为丸。豨莶草丸具有益元气、补肝肾之气、行大肠气的功效，用于四肢麻木、筋骨间冷、腰膝无力。每丸重6克，每次服2丸，日服2次，用米酒或开水送服。

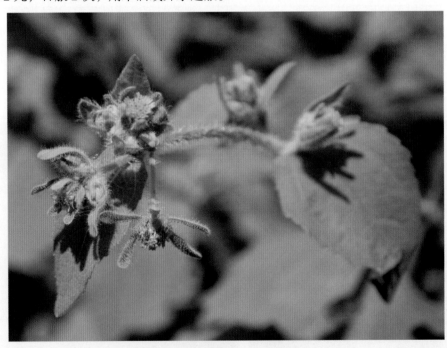

图9-54　毛梗豨莶（方清茂/摄）

四、枸杞

枸杞来源于茄科植物枸杞（*Lycium chinense* Miller）的果实（见图9-55）。

枸杞甘平，归肝、肾经，可以补心血、益肾精，对于人体心、脾、肾虚损都有补益作用，常用于肝肾不足、腰酸遗精、头晕目眩、视力减退等。枸杞子补元气又益精神，滋肾阴而明目养心，因本身是甘平之药，既滋润补精又调节血糖（血糖高者使其降低，血糖低者使其恢复正常水平）。

郭沫若喜欢服食枸杞。在郭老居住的院子里，种着枸杞。他爱吃枸杞开花前的嫩尖，有两种吃法：一种是凉拌，即将枸杞嫩尖洗净，略焯一下，加入盐、醋、香油等调料。一种是热炒，即用葱、姜、蒜炝锅，放入枸杞嫩尖，烹少许料酒，清炒。说来有趣，郭沫若有时把焯枸杞嫩尖的水也要喝掉。

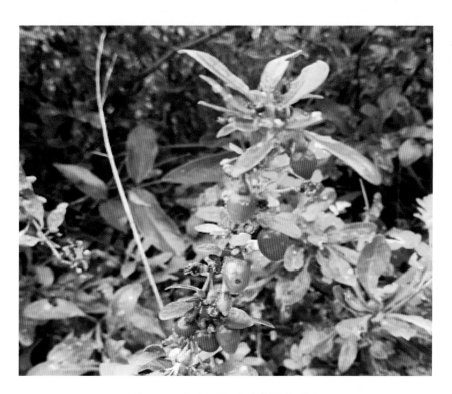

图9-55 枸杞原植物（方清茂/摄）

五、女贞子

女贞子为木犀科植物女贞（*Ligustrum lucidum* Ait.）的果实（见图9-56）。

女贞子甘、苦而凉，归肝、肾经，有止咳定喘、润肺滋肾、养阴生津之功，对一切五脏阴虚的疾病都有疗效，久服可以聪耳明目、轻身延年。女贞树经冬不凋，故又称冬青子，四季采摘方便，但是功效较缓，入药则需久服。临床上，女贞子可治血证，对于咳血、鼻衄、牙龈出血等都有很好的疗效。以女贞子煎水兑入京墨或徽墨或较好的松烟墨汁中，有养阴止血的作用，对于女子月经淋漓、崩漏都很有效。若再配合仙鹤草、鱼腥草和茜草，则疗效更好。对气虚血脱者，可再加人参；对脾阳不足不能统血而四肢清冷的血证，可再加姜炭。但若遇流血过多，而导致心衰自汗、手脚清冷，则可选人参、附片、姜炭、女贞子为主药，再加仙鹤草、艾叶、鱼腥草等。以上七味药，也可作为肠胃大出血和产妇血崩的基础方。

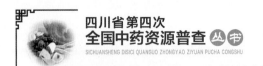

四川省中医药民间知识

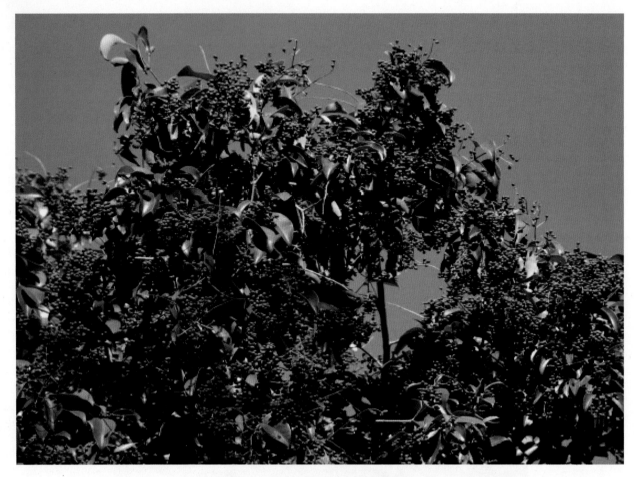

图9-56　女贞原植物（方清茂/摄）

六、金樱子

金樱子为蔷薇科植物金樱子（*Rosa laevigata* Michx.）的果实（见图9-57）。

金樱子始载于《雷公炮炙论》。《本草图经》记载："金樱子，今南中州郡多有，而以江西、剑南、岭外者为胜。丛生郊野中，大类蔷薇，有刺，四月开白花，夏秋结实，亦有刺，黄赤色，形似小石榴。十一月、十二月采。江南、蜀中人熬作煎，酒服云补，治有殊效。宜州所供，云《本草》谓之营实，其注称曰，白花者善，即此也。今校诸郡所述，与营实殊别也。洪州、昌州皆能煮其子作煎，寄至都下，服食家用和鸡头实作水陆丹，益气补真甚佳。"剑南就是今天的秦岭以南的四川东北一带。古代，四川人将金樱子熬水浓缩后，和酒服用具有特殊的补益功效。金樱子与芡实配伍，被古代医家称为"水陆二仙丹"。

根据《本草纲目》中记载，金樱子"性酸、涩，平，无毒；主治脾泻下痢，止小便利，涩精气；久服，令人耐寒轻身，补血益精有奇效"。就是说金樱子是一种可以长期服用的药食两用的药材，能够收涩精气，并且补血益精。

四川宣汉县有大量的土家族居住。土家族在长期与自然斗争中总结出来丰富的中药知识与用药经验。例如对金樱子的形状、味道、加工方法等用一首打油诗来描述：

头戴金盔称霸王，万箭射死杨七郎；

先苦后甜薛仁贵，比干丞相挖心亡！

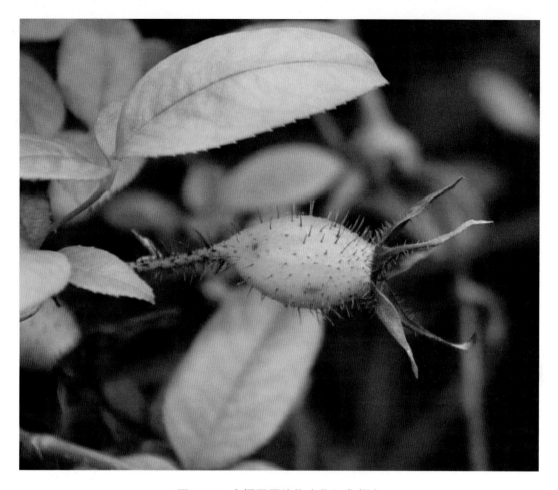

图9-57　金樱子原植物（黎跃成/摄）

七、马甲子

马甲子，又名铁篱笆，为鼠李科植物马甲子［*Paliurusra mosissimus* （Lour）Pair］的叶（见图9-58），在四川民间被用于肿瘤的防治，其鲜叶直接咀嚼口服对胃癌有十分显著的作用，对糖尿病也有显著的治疗作用。马甲子的果实形状特殊，就像《封神演义》中广成子的法宝——翻天印。马甲子在四川盆地分布十分广泛，在长江以南地区都可以生长，被作为篱笆，适宜于大面积种植。《中国植物志》记载马甲子的根、枝、叶、花、果均作药用，有解毒消肿、止痛活血之功效，治痈肿溃脓等症。根可以治疗喉痛。

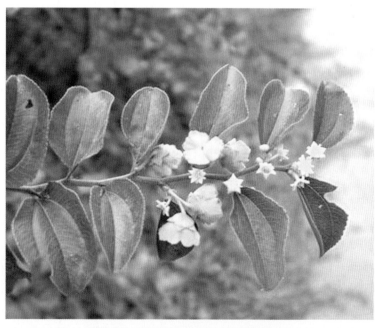

图9-58　马甲子原植物（方清茂/摄）

八、朱砂莲

朱砂莲来源于马兜铃科植物朱砂莲（*Aristolochia cinnabaria* C. Y. Cheng）的根，又名辟虺雷（见图9-59）。始载于《唐本草》"恭曰：辟虺雷状如粗块苍术，节中有眼。解百毒，消痰，祛大热，疗头痛，辟瘟疫。"李时珍曰："今川中峨眉、鹤鸣诸山皆有之。根状如苍术，大者若拳。此物辟蛇虺有威，故以雷名之。"朱砂莲味苦、辛，性寒，有毒，归心、肺、肝经。具有清热解毒、消肿止痛的作用。用于肠炎、痢疾、阑尾炎、十二指肠溃疡、咽喉肿痛、毒蛇咬伤、痈疖肿毒、外伤出血。民间又用根补虚镇痛，峨眉山夏季游山者，因受暑热而有腹痛或胃痛时，磨水饮服，往往见效较快。

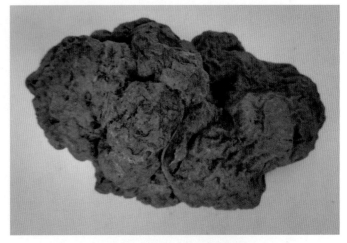

图9-59　朱砂莲（方清茂/摄）

九、番石榴

番石榴来源于桃金娘科植物番石榴（*Psidium gujava* Linn）的果、叶。

番石榴生于海拔850米的干旱河谷，分布于金阳、德昌、宁南。番石榴叶具有收敛止泻、消食健脾之功效。用于疔疮肿毒、糖尿病、蛇虫咬伤、腹胀、腹痛、牙龈肿痛等。

十、柔毛马兜铃

本品为马兜铃科植物柔毛马兜铃（*Aristolochia mollis* Dunn）的根。柔毛马兜铃在屏山、兴文等县被称为"通管道"，主要用于治疗胃病，有奇效。柔毛马兜铃苦、辛，微温。具有清热解毒、收敛镇痛的功效。用于中暑腹痛、胃痛、腹痛下痢、风湿关节痛、毒蛇咬伤、高血压病、皮肤湿疹。

十一、柳

本品为杨柳科垂柳（*Salix babylonica* L.）等同属植物的枝叶。生于沟边、河岸，分布于全川。

柳枝条祛风利尿、消肿止痛、清热解毒、透疹、除湿，用于风湿性关节炎、风湿筋骨疼痛、小便不利、牙龈肿痛、气虚带下、痧疹透发不畅、白带、淋病、传染性肝炎、疔疮、风肿疔毒、乳腺炎、甲状腺肿、丹毒、烫伤、龋齿。南边向阳的柳枝以清明节（古谷雨节），效果最佳。

柳叶祛风利湿、消炎，用于慢性支气管炎、尿道炎、膀胱炎、膀胱结石、高血压，外用于关节肿痛、痈疽肿毒、皮肤瘙痒，还可灭蛆、杀孑孓。根利水、通淋、祛风除湿，用于风湿拘挛、筋骨疼痛、湿热带下、淋病、白浊、水肿、黄疸、湿疹、牙痛、烫伤、黄水湿疮。

清明节是杨柳发芽的时间，民间有折柳、戴柳、插柳的习俗。人们踏青时顺手折下几枝柳条，可拿在手中把玩，还可编成帽子戴在头上，也可带回家插在门楣、屋檐上。清明节插柳的习俗与辟疫有关。唐代时民间认为在河边祭祀时，头戴柳枝可以避免毒虫的伤害。

宋元以后，人们踏青归来，往往在家门口插柳以避免虫疫。这是因为春天气候变暖，各种病菌开始繁殖，人们在医疗条件差的情况下，希望插柳能够避免疫病。柳枝插在屋檐下，还可以预报天气。古谚云："柳条青，雨蒙蒙；柳条干，晴了天。"

十二、鹅不食草

鹅不食草为石竹科植物蚤缀（*Arenaria serpyllifolia* L.N.William）的全草。生于海拔 4 200 米以下的湿润肥沃的地边、路旁、荒地，分布于全川。鹅不食草具有清热解毒、明目退翳、清肺化痰、止咳平喘、止血利尿的作用，用于肺热咳嗽、肺结核、肺痨咯血、急性结膜炎、麦粒肿、咽喉肿痛、肝炎、膀胱湿热、小便不利。

第三节　民间食用中草药

一、猕猴桃与洞天乳酒

猕猴桃为猕猴桃科多种植物。栽培的一般为中华猕猴桃（*Actinidia chinensis* Planch.）。

猕猴桃是一种营养价值极高的水果，其可溶性固形物含量为 14%~20%，含亮氨酸、苯丙氨酸、异亮氨酸、酪氨酸、缬氨酸、丙氨酸等十多种氨基酸，并含有丰富的矿物质，每 100 克果肉含钙 27 毫克，磷 26 毫克，铁 1.2 毫克。还含有胡萝卜素和多种维生素，其中维生素 C 的含量达 100 毫克（每百克果肉中）以上，有的品种高达 300 毫克以上，是柑橘的 5~10 倍，苹果等水果的 15~30 倍。由于猕猴桃营养全面、丰富，含有一些人体不可缺少的重要物质，因此，对保持人体健康、提升人的抵抗力和免疫力、防病治病具有重要的作用。食用猕猴桃可以预防老年骨质疏松；抑制胆固醇在动脉内壁的沉积，从而防治动脉硬化；可改善心肌功能，防治心脏病等。在抗癌方面，具有抑制肠道内亚硝胺对组织的诱变作用。一些癌症病人食用猕猴桃后，可以减轻厌食和恶病质，还可以减轻病人作放疗和化疗中产生的副作用或毒性反应。食用猕猴桃，还可以阻止体内产生过多的过氧化物，防止老年斑的形成，延缓人体衰老。

猕猴桃的最早记载可以追溯到公元前的《诗经》。唐代南阳人岑参诗云："中庭井栏上，一架猕猴桃。"由此知道当时已有人工栽培猕猴桃。唐代陈藏器在《本草拾遗》中说："猕猴桃甘酸无毒，可供药用。主治骨节风、瘫痪不遂、长年白发、痔病等。"明代著名医学家李时珍在其著作《本草纲目》中有提到猕猴桃的形、色时是这样描述的："其形如梨，其色如桃，而猕猴喜食，故有诸名。"唐慎微在《证类本草》上说："味甘酸，生山谷，藤生著树，叶圆有毛，其果形似鸭鹅卵大，其皮褐色，经霜始甘美可食。"

诗圣杜甫赋诗《谢严中丞送青城山道士乳酒一瓶》颂扬猕猴桃酒：

山瓶乳酒下青城，气味浓香幸见分。

鸣鞭走送怜渔父，洗盏开尝对马军。

这里所说的"乳酒"，就是指青城山猕猴桃酒。道教历来重视服食养生，道家认为"物以土为本，人以胃为先"，养生以饮食为重。"青城八洞天"乳酒乃青城四绝之首，具有 1 200 年的历史，以"果王"猕猴桃为主要原料，配以青城山特有矿泉水，根据道家传统方法精制酿造，色如碧玉，浓似乳汁，果香浓郁，酒香优雅，鲜美醇和，五味（果、酸、甜、酒、香）俱佳，富含丰富的营养

四川省中医药民间知识

成分。

　　青城山猕猴桃酒的酿造，始终坚持手工制酒，而且制造技艺"一人传一人"，现已传承了一千余年。近代的传承人是彭椿仙道长，现在的传承人是年近80岁的杨永清师傅。猕猴桃乳酒的酿造讲究人法、地法、天法，采果、选果、发酵、陈酿等每一道工序，皆有道可循。

　　采果需要用罗盘定位。每年猕猴桃成熟时节，杨永清师傅就拿罗盘，测算采果的方位和时间，在他的眼里，世间万物都是"道"。酿造猕猴桃酒时，严格遵循阴阳五行的自然规律，顺应天时，让酒与自然相生相成。天时已到，杨永清师傅会对照天干地支，测算出吉时开缸，试饮，这样乳酒就算是酿成了。

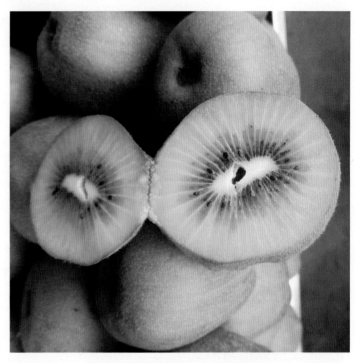

图9-60　猕猴桃果实（方清茂/摄）

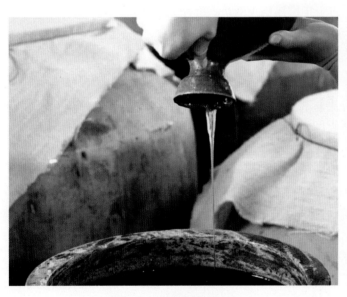

图9-61　新酿猕猴桃酒

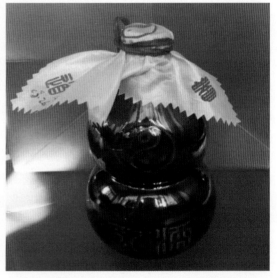

图9-62　洞天乳酒（方清茂/摄）

二、莲

　　为睡莲科植物（*Nelumbo nucifera* Gaertn）的莲米、莲藕节、莲心、莲须、莲蓬、荷叶、叶柄。栽培于海拔1 800米以下的地区，分布于全川。

　　种子（莲米）养心益肾、利脾、止泻、涩精，用于脾虚食少、肾虚不固、慢性腹泻、久痢不止。藕节收敛止血、消瘀、解毒，用于吐血、衄血、咳嗽带血、肠风下血、产后瘀血腹痛等。莲心清心火、除烦、疗痔漏。莲须（雄蕊）清心固肾、止血、固精，用于夜梦遗精、白带、尿频、遗尿。莲蓬（花托）消瘀、止血，用于痔疮、脱肛、产后胎衣不下。荷叶升清降浊、消暑解热、止泻止血，用于暑热头胀、胸闷食少、脾虚久泻、崩中下血。叶柄（荷梗）清暑热、调气宽胸，用于夏暑受湿、胸闷不畅。藕润燥、养胃、止呕、止血，用于胃热呕吐、咯血、咳血、便血、尿血。

莲一身都是宝。荷花是夏天主要的观赏花卉，藕是常用的食物，还可以加工成为藕粉。莲米也是八宝粥的原料之一。荷叶减肥，清热解暑，荷叶粥是十分有名的。

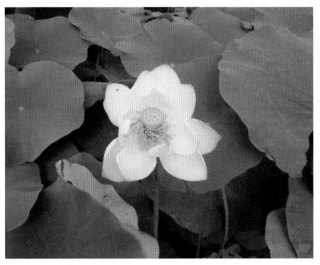

图9-63 荷花1（方清茂/摄）

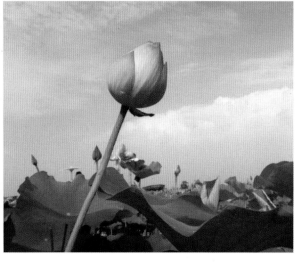

图9-64 荷花2（方清茂/摄）

三、刺梨

刺梨为蔷薇科灌木缫丝花（*Rosa roxburghii* Tratt.）的果实、根，又名山王果、刺莓果、佛朗果、刺菠萝、送春归、刺酸梨子、文先果，是滋补健身的营养珍果。生于海拔500~2 500米的向阳山坡、路旁以及灌丛。四川凉山地区一直都有把刺梨做菜（去刺洗净，去除果籽，舂碎出汁，加盐少许）、泡酒的历史，西昌及冕宁部分地区已发展起了以刺梨果汁饮品及刺梨果酒为主的地方特色企业。

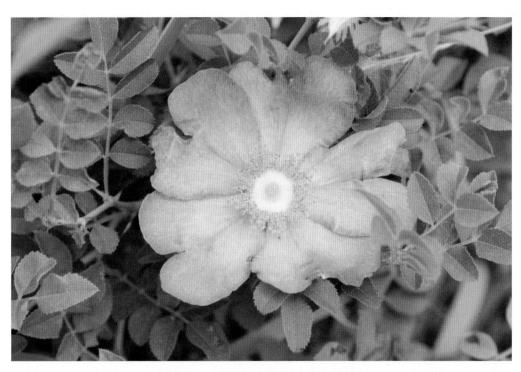

图9-65 缫丝花原植物（方清茂/摄）

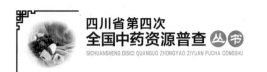

刺梨的药用价值很高，其花、叶、果、籽、根均可入药，有健胃、消食、滋补、止泻的功效，用于治疗积食腹胀、痢疾、肠炎、维生素 C 缺乏症等。刺梨果实与刺梨汁具有阻断 N– 亚硝基化合物在人体内合成从而具有防癌作用；对治疗人体铅中毒有特殊疗效。此外，刺梨还具有增强机体的免疫功能、抗突变、延缓衰老、抗动脉粥样硬化、抗脂质过氧化损害、促进重金属排泄等作用。刺梨富含超氧化物歧化酶（简称 SOD），SOD 是国际公认具有抗衰、防癌作用的活性物质，还具有抗病毒、抗辐射的作用，在心血管、消化系统和各种肿瘤疾病防治方面应用十分广泛。 刺梨的果实同时也是加工保健食品的上等原料，成熟的刺梨肉质肥厚、味酸甜，果实富含糖、维生素、胡萝卜素、有机酸和 20 多种氨基酸、10 余种对人体有益的微量元素，以及超氧化物歧化酶。尤其是维生素 C 含量极高，是水果中最高的，每 100 克鲜果中含量 841.58 ~ 3 541.13 毫克，是柑橘的 50 倍，猕猴桃的 10 倍，具有"维生素 C 之王"的美称。 刺梨果实可加工果汁、果酱、果酒、果脯、糖果、糕点等。

四、冰粉

南方天气炎热的时候，冰粉、凉糕是最受欢迎的食物。而做冰粉的原料植物有许多种，如桑科藤本冰粉果、爬藤榕、珍珠莲，此外，还有紫草科乔木厚壳树、茄科草本植物假酸浆、蓼科植物虎杖等。

（1）冰粉果为桑科植物匍茎榕（*Ficus foveolata* Wall.）的根、果，生于林中，分布于攀枝花、成都、冕宁、德昌、木里、会理、盐边等地。根、果具有壮阳、固精、解毒的功效。

（2）爬藤榕又名网藤、黄鸡婆、巴岩藤、冰粉子、小冰粉、吊岩风、岩刷子、铁黄桷，为桑科植物爬藤榕（*Ficus sarmentosa* Buch.~Ham.ex.J. E.Sm.）的根茎、种子。生于沟边、岩石，分布于泸州、乐山、宜宾、眉山市、达州市、巴中市、峨眉山、宁南、美姑、雅安等地。根茎具有祛风除湿、舒筋活血、行气消肿、止痛的功效，用于风湿筋骨疼痛、神经痛、跌打损伤、消化不良、气血亏虚、痛风。种子清热解毒、祛风除湿、通乳，用于肺痈咳嗽、暑热口渴、乳腺炎等。藤与根祛风除湿、消肿解毒、杀虫，用于风湿性关节炎、乳腺炎、疮疖、癣。

（3）珍珠莲又名冰粉子、野冰粉、斑鸠籽、石黄桷、木莲藕、水粉树，为桑科植物珍珠莲（*Ficus sarmentosa* Buch.~Ham.ex.J. E.Sm. var. *henryi* Corner）的根、种子、花托。生于海拔 2 500 米以下的灌木林中，分布于乐山、内江、凉山州、洪雅、长宁、叙永、宜宾、筠连、江安、珙县、崇州、稻城、泸定、九龙等地。根清热解毒、祛风通络、消肿杀虫，用于风湿性关节炎、乳痈、痛风、疮、疥癣。花托用于睾丸偏坠、内痔、便血。彝族人将其种子作为冰粉的原料。

（4）厚壳树，又名厚皮树、冰粉树，为紫草科植物厚壳树［*Ehretia thyriflora* (Sieb. et Zucc.) Nakai］的枝、果。生于海拔 300~1 700 米的丘陵、山地林中，分布于合江、筠连、南溪、宜宾、什邡、邛崃、威远、龙泉驿、青白江等地。枝与果清热解毒、消食健胃。威远县将其果实用于制作冰粉。

（5）假酸浆又名冰粉子花、冰粉、冰籽、挂金灯、洋海椒，黄姑娘，为茄科植物假酸浆［*Nicandra physaloides* (L.) Gaertn.］的全草。生于海拔 900~2 600 米的耕地边、路边向阳处，分布于凉山州、屏山、兴文、纳溪、高县、长宁、合江、宜宾、筠连、叙永、峨眉、邛崃、攀枝花、眉山、开江、渠县、峨眉山、泸定、康定、雅江等地。全草清热、解毒、利咽、化痰、解暑、利尿、祛风、镇静、祛痰，用于暑热痧气、疥癣、狂犬病、精神病、癫痫、风湿性关节炎、感冒、泌尿系统感染、疮疖。种子用于制作冰粉。

（6）臭黄荆又名鬼见愁、短柄腐婢、臭豆腐干、斑鸠站、斑鹊子，为马鞭草科植物臭黄荆（*Premna*

ligustroides Hemsl）的全草。其根与叶
祛风除湿、清热利湿、解毒消肿、活
络止痛、化腐生肌，用于虚肿、红白
痢疾、久痢肿胀、内外痔疮、风热头
痛、风湿痹痛、痈肿、瘰疬、脱肛、
牙痛、疟疾、肾炎水肿。种子除风止
痛、消头面风，用于头痛。盐亭县
（岐伯故里）流传着用臭黄荆叶驱霍
乱的防疫方法。川北地区有用臭黄荆
叶做凉粉的习惯，制作的凉粉又名神
豆腐、绿豆腐、观音粉、草米冻。

　　臭黄荆凉粉的制作方法：将摘
下来的臭黄荆叶子放入盆中，加入
开水，然后用一个棍子不断地搅
动，十分钟后，将臭黄荆叶子搅拌
成汁。过滤，将汁液放在席子上摊
平，置阴凉处静置 5 小时，然后放
入清水保存。用刀将凉粉切块放入
盆中，撒入姜、葱、蒜、盐、醋、
酱油、辣椒油和花椒油即成（见图
9-67）。

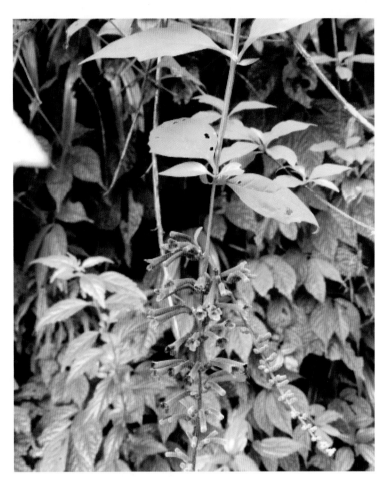

图9-66　臭黄荆原植物（方清茂/摄）

131

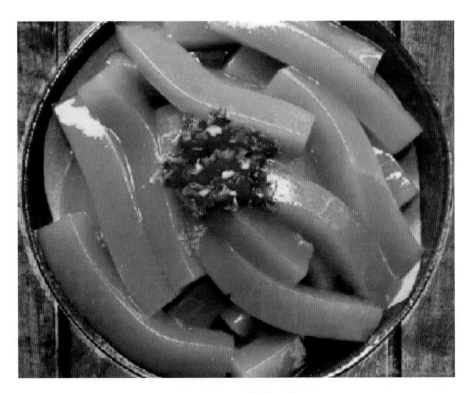

图9-67　臭黄荆凉粉

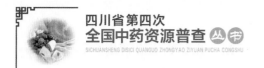

五、桃

本品为蔷薇科植物桃［*Prunus persica*（L.）Batsch］的种子。生于海拔 500~3 800 米的山坡、林中，分布于全川，金川、九寨沟、茂县、汶川、理县、黑水、眉山、达州、大竹、平昌、巴中、万源、通江、南江、峨眉山、西昌、泸定、稻城、德格、峨边等地，多为栽培。

桃仁破血行瘀、润燥滑肠、止咳平喘，用于血瘀经闭、痛经、腹中包块、癥瘕、热病蓄血、风痹疟疾、跌打损伤、血瘀肿痛、肠燥便秘、肠痈、肺痈、高血压。桃花行水、活血消肿、泻下通便，用于水肿、腹水、大便秘结、脚气、痰饮、积滞、二便不利、经闭。民间传说桃花酒具有美容作用，桃木剑具有镇宅、纳福的作用。

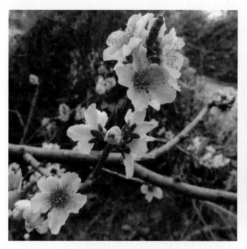

图9-68　龙泉驿桃花1（方清茂/摄）

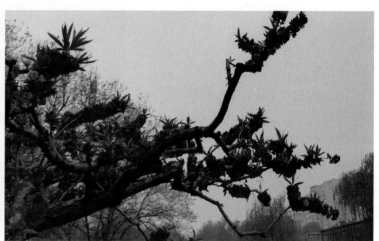

图9-69　龙泉驿桃花2（方清茂/摄）

六、变叶海棠与俄色茶

俄色是一种藏族民间当茶喝的植物，学名变叶海棠，为蔷薇科植物变叶海棠［*Malus toringoides*（Rehd.）Hughes］的叶。甘孜州炉霍县将其开发为特色俄色茶。

炉霍县地处川西高原与河谷的接触地带，地势西北高、东南低，山脉河流走向多是由西北向东南，牟尼芒起山自北部伸延入境，鲜水河西北向穿流全县。县内平均海拔3 860 米，属内陆型季风高原气候，2010 年平均气温7.4℃，年总降水量572.5 毫米，年日照总时数为2 597.0小时。

俄色茶是采摘生长于海拔3 000~

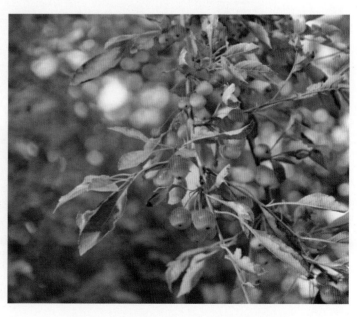

图9-70　变叶海棠原植物（方清茂/摄）

3 500 米自然环境的变叶海棠的叶、芽，经传统工艺与现代工艺结合制成的天然绿色健康饮品。历史上，用俄色树叶、芽制作的茶在藏族聚居区仅作为土司、活佛以及贵族阶层接待贵宾、节庆活动专用饮品，其药用功效被录入于古典藏医药著作《藏药晶镜本草》。雪域俄色茶，其味清香甘洌，回味悠长，色泽淡雅宜人。现代研究表明，俄色茶具有降血脂、降血糖、保肝、耐缺氧、抗疲劳、抗炎等功效。

七、牛至与地胡茶

牛至又名土香薷、香炉草、香茹草、接骨草。为唇形科植物牛至（*Origanum vulgare* L.）的全草，包括枝叶、花。生于海拔 500~3 600 米的路旁、山坡、林下及草地。

全草入药，可以预防感冒，治中暑、感冒、头痛身重、腹泻、呕吐、胸膈胀满、食滞、小儿食积腹胀、月经过多、崩漏带下、皮肤瘙痒及水肿等症，其散寒发表功用胜于薄荷。在云南、贵州、四川三省作香薷收购及使用。全草又可提芳香油，鲜茎叶含油 0.07%~0.2%，干茎叶含油 0.15%~4%，含醇量（以香草醇计）2%~3%，含酚量（以麝香草酚计）约 7%，除供调配香精外，亦用作酒曲配料。牛至花芳香，能够缓解疲劳。此外它又是很好的蜜源植物。

牛至叶浸出液用于制作洗发膏、沐浴液；取牛至 3~9 克，水煎服或泡茶饮，可治感冒。鲜牛至 250 克煎水沐浴，治皮肤湿热瘙痒。牛至 10 克，紫苏 7 克，枇杷叶 7 克，灯心菜 3 克，煎服，一日 3 次，每次 20 毫升，治疗伤风发热、鼻塞、咳嗽或呕吐等。牛至煎汤，对风湿性关节炎有效，也可做齿龈疾病患者的含漱剂。取鲜叶或干粉烤制香肠、家禽、牛羊肉，风味尤佳。取鲜叶做沙拉、做汤、做饭，能增加饭菜的香味，促进食欲。

133

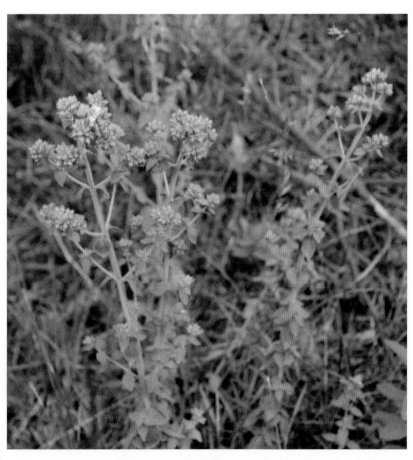

图9-71 牛至原植物（方清茂/摄）

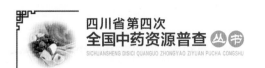
牛至挥发油中，主要含有对－聚伞花素、香荆芥酚、麝香草酚、香叶乙酸酯等，有利尿、促进食欲、改善消化、祛痰、抗菌的作用，每1毫克挥发油中含抗衰老素超氧化物歧化酶187.80微克，是蔬菜中含量最高者，其抗氧化功能非常强，以其消除自由基的抗氧化效力而言，比苹果高出42倍，比马铃薯高出30倍，比橘子高出12倍。

早在东汉时期，人们已把牛至作为一种中草药使用，它可用于治疗因暑湿所引起的发热、头痛、身困倦、呕吐、腹泻、腹痛等症状。现代用于治疗急性胃肠炎、沙门氏菌感染等疾病。

美国农业部的"植物化学和植物物种学"的研究资料表明，牛至含有30多种抗菌化合物，因而牛至可能是一种潜在的非药物型天然抗菌剂。

在四川松潘地区与川北地区，夏天有用牛至泡水喝的习惯，松潘地区称为地胡茶，而川北地区称为香龙草。

八、多穗柯与甜茶

甜茶为壳斗科植物多穗柯（*Lithocarpus polystachyus* Rehder）等植物的树叶。生于海拔400~1 400米的向阳山坡、林中，分布于米易、德昌、洪雅。叶滋阴补肾、清热止泻、祛风，用于腰膝酸痛、湿热痢疾、头目昏痛。

多穗柯嫩叶经浸泡后有很高的甜味，因而被称为甜茶。多穗柯作为甜茶饮用历史久远，古人认为具有清热解毒和安神降压之功效。研究表明，多穗柯的甜味来自其中所含的根皮苷，含量达12.6%，属于黄酮化合物中的二氢查耳酮类。中科院药物研究所实验发现根皮苷可以很好地抑制机体对糖分的吸收，同时具有修复体内胰岛素细胞的功能。多穗柯中黄酮类成分含量达22.2%，多酚类化合物含量6.18%，具有很好的降脂、降血糖、抗肿瘤、抗氧化和抗过敏功效。

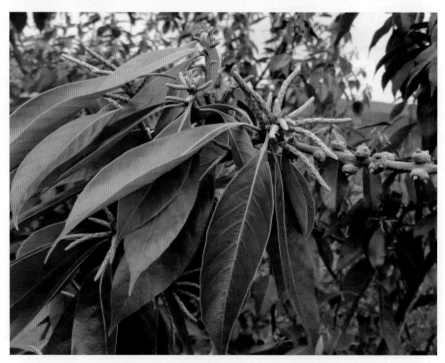

图9-72　多穗柯原植物（方清茂/摄）

多穗柯嫩叶在攀枝花市米易县群众中有食用的历史和习惯，可采摘嫩叶直接在口中咀嚼，常饮对高血压、肥胖症、心脏病及糖尿病患者均有辅助疗效。健康者常饮多穗柯茶，能生津止渴，体感舒适，提神解乏，延年益寿。多穗柯叶有清热利湿的功能，可治湿热痢疾、皮肤瘙痒、痈疽恶疮，还可治高血压。采摘"谷雨"前的当年生嫩叶可制甜茶。

九、沙棘

沙棘为胡颓子科植物沙棘（*Hippophae rhamnoides* L.）的果实，主要分布于阿坝藏族羌族自治州（简称阿坝州）与甘孜藏族自治州（简称甘孜州）。

沙棘果实入药具有止咳化痰、健胃消食、活血散瘀之功效。现代研究表明，沙棘可降低胆固醇，缓解心绞痛发作，还有防治冠状动脉粥样硬化性心脏病的作用。

沙棘果实营养丰富，据测定其果实中含有多种维生素、脂肪酸、微量元素、沙棘黄酮、超氧化物等活性物质和人体所需的各种氨基酸。其中维生素 C 含量极高，每 100 克果汁中，维生素 C 含量可达到 825~1 100 毫克，是猕猴桃的 2~3 倍。含糖 7.5%~10%，含亚油酸 3%~5%。

沙棘在美容中起主要作用的是沙棘油，其中含有大量的维生素 E、维生素 A、黄酮和 SOD 活性成分，能够有效清除自由基以达到抗衰老的作用。

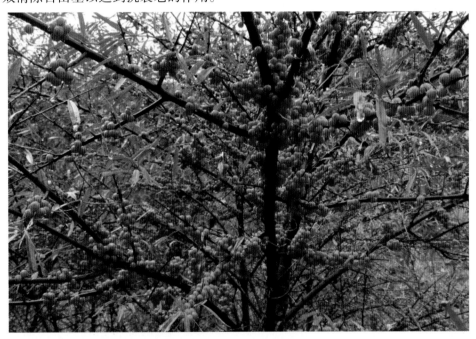

图9-73　沙棘原植物

十、八月瓜

八月瓜为木通科植物三叶木通 [*Akebia trifoliata*（Thunb.）Koidz.] 或白木通 [*Akebia trifoliata*（Thunb.）Koidz.var. *australis*（Diels）Rehd.] 的干燥近成熟果实。八月瓜的根、茎、叶、花、果全身是宝。我国传统医学中把三叶木通的根、茎、果实、种子分别称为木通根、木通、八月札、预知子，应用很广，能通乳，治疗风湿关节疼痛、腹痛、脚痛、肝癌、肺癌、疝气、乳汁不通等 10 多种疾病。《中草药大词典》记载："根主治顽癣、斑秃及皮肤病，茎有舒肝补肾、止痛消炎、利尿除湿等作用。"

八月瓜果实剥皮后可生食，肉白，味如蜜糖，富含糖、维生素 C 和 17 种氨基酸。主治阳痿、便

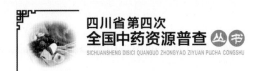

秘，具有清理体内垃圾、促进血液循环、改善消化系统等作用，长期食用使人面色红润生辉，消除皮肤皱纹和皮肤沉淀及色斑色素，强身健体，无副作用。为野生水果中的珍品，是无公害绿色食品。

八月瓜性味苦、平，归膀胱经、心经与肝经。具有疏肝理气之功效。藤茎及果实，用于胸胁疼痛、肝胃气痛等症。常吃八月瓜鲜果，可使胸腹气息调畅通达。由于八月瓜能理气散结，近年来用于治疗淋巴结核、乳腺癌和消化道癌肿。

八月瓜连籽都吃下后，剩下的壳，可烤干或晒干，泡水当茶喝，也可和茶一起喝，效果更佳。

现代都市女性由于工作压力大，最常见的疾病就是肝气郁结、烦躁易怒引起的乳房胀痛、乳腺炎、乳腺肿瘤与乳腺癌。香港的资料统计表明，20% 的中老年女性不同程度患有乳腺增生与乳腺肿瘤。因此，开发疏肝解郁的八月瓜果肉的食品与保健食品，就具有十分广阔的市场前景。

十一、木姜子

木姜子为樟科植物木姜子 ［*Litsea cubeba*（Lour.）Pers.］的果实。

木姜子的果、根与叶温中、健脾、暖胃、消食止呕、祛风散寒、行气止痛，用于食积气胀、脘腹冷痛、外感头痛、风湿骨痛、胃寒腹痛、寒疝腹痛、反胃呕吐、四肢麻木、腰腿痛。果又用于血吸虫病。叶可用于痈疖肿毒、乳腺炎、蛇虫咬伤，还可预防蚊虫叮咬。种子用于感冒头痛、消化不良、胃痛。

木姜子叶与根是凉山州彝族人烧烤的佐料。

十二、人参果

人参果又名蕨麻，为蔷薇科植物鹅绒委陵菜（*Potentilla anserine* L.）的块根，生于海拔 1 600~4 800 米的高山草地、河滩、地边，主要分布于甘孜州、阿坝州。人参果具有补气血、健脾益胃、生津止渴、利湿，用于病后血虚、营养不良、脾虚腹泻、脘腹胀满、风湿痹痛。

人参果是高原藏族人民的一种常用食物。

十三、桑

为桑科植物桑（*Morus alba* L.）的叶与果实。主产于凉山州与南充市、绵阳市。桑的叶、芽、果、嫩枝、根皮都可以药用，桑葚是药食两用的水果。桑枝当作柴火煎药，可以增加药力。《本经逢原》记载："时珍云，煎药用桑者，取其能利关节、除风寒湿痹诸病也。"

桑叶祛风除湿、凉血、利水、清热明目、疏风散热，用于风热感冒、头痛、目赤、口渴、肺热咳嗽、咽痛、风热咳嗽、风痹、瘾疹、糖尿病以及肝阳上亢引起的头痛头昏。桑芽代茶饮，退热、明目。

桑葚补肝益肾、息风、滋阴补血、明目，用于肝肾不足之头目眩晕、失眠健忘、消渴、血虚津少之便秘、目暗、耳鸣、神经衰弱、瘰疬、关节不利、须发早白。桑根治惊痫、筋骨痛、肝阳上亢引起的头痛头昏、目赤、鹅口疮。桑虫瘿治鹤膝风。桑白皮泻肺、止咳平喘、行水消肿，用于肺热咳嗽、吐血、水肿腹胀、脚气、小便不利、消渴、伤口久而不愈。嫩枝祛风活络、清热利水、平肝、利关节，用于风湿痹痛、四肢拘挛、脚气浮肿、肌体风痒、风湿麻木、肝阳上亢引起的头痛头昏。桑沥用于大风疥疮、眉发脱落。

十四、土人参

为马齿苋科植物土人参［*Talinum paniculatum* (Jacq.) Gaertn.］的根、叶。功效为补中益气、健脾消食、润肺、生津止咳、止渴、催乳、调经、滋补强壮，用于气虚乏力、脾虚劳倦、泄泻、肺痨咳痰带血、热病伤津、眩晕潮热、盗汗、体虚自汗、月经不调、带下、乳汁不足。嫩叶可以作为蔬菜食用。

十五、商陆

又名莒陆、见肿消、山萝卜，为商陆科植物商陆（*Phytolacca acinosa* Roxb.）或垂序商陆的根、叶、花，生于海拔 3 400 米以下的草丛、山坡、荒地、溪边、地边，分布于全川。商陆根通二便、泄水、凉血散结、利水通淋、消肿、解毒，用于水肿胀满之实证、肝硬化腹水、小便不利、肿毒、脚气、喉痹、痈肿、恶疮、子宫颈糜烂。根外敷用于痈肿疔疮、跌打损伤。花用于心悸、多忘喜误。叶为蔬菜，具有消肿的作用。

《名医别录》曰："商陆生咸阳山谷。如人形者有神。"

《太平圣惠方》记载："商陆酒：商陆末（白色者）、天门冬末各五斤，细曲（捣碎）五斤，糯米（净淘）十斤。上先炊米熟，候如人体温；另煎热水适量，放冷，入诸药拌匀，再与米饭细曲拌和；入瓮中，密封，酿 60 日成，去精取用。滋养健壮、补肺益气、润泽皮肤、通利二便。"

李时珍曰："商陆昔人亦种之为蔬，取白根及紫色者擘破，作畦栽之，亦可种子。根、苗、茎并可洗蒸食，或用灰汁煮过亦良，服丹砂、乳石人食之尤利。"

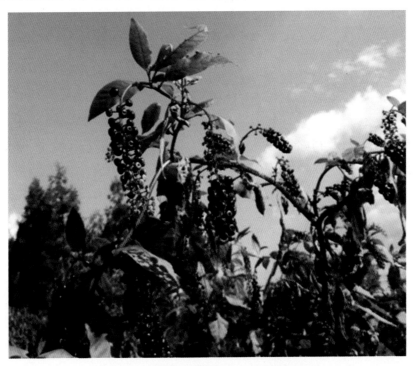

图9-74 垂序商陆原植物（方清茂/摄）

苏颂曰："古方术家多用之，亦可单服。五月五日采根，竹盛，挂屋东北角阴干百日，捣筛，井

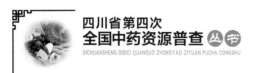
华水调服，云神仙所秘法也。"

《道源仙踪》记载："薛昌，生卒年不详，河北人，自幼学道，喜欢寻访天下奇人。唐玄宗天宝七年（748 年）到青城山学道。"薛昌炼丹之处，现青城山尚有薛仙洞，及刻于宋理宗绍定元年（1228 年）的古碑《薛仙洞记》。青城山《薛仙洞记》记载："真人（薛昌）幽冀人也，姓薛，唐天宝中初隐此山，以菖陆酒服丹而仙，今山脊之泉，即浴丹池也。"

传说薛昌在洞天观学道期间，有一天来了一位山中老人，带来了一个大菖陆（商陆），形状如一只巨龟，身上的龟甲花纹毕现，连头脚都齐全。山中老人对洞天观的道士说，把这只菖陆切细烘干，加酒曲酿半年以上，喝了酿的酒就可登仙。道士就依照老人的话如法配制。半年后的一天，常道观做道场，洞天观的道士都去做斋醮仪轨，只有薛昌借故没有去。三天后，道士们回到观里，见薛昌睡在酒瓮边，耳朵、鼻子在流血，怎么喊也喊不醒。一直过了好几天薛昌才醒过来。薛昌睁开眼，顿时觉得眼睛明亮，有想要飞起来的感觉。从此以后，山川、岩石都无所障碍，他可以随意穿越。后来他隐居在赵公山，没有人再看见他。

十六、松

为松科植物马尾松（*Pinus massoniana* Lamb.）及其同属植物油松的树脂、松节、根皮、松果、松子、松针。生于海拔 1 100~1 500 米的石砾地、岩石缝、向阳山坡，分布于金川、壤塘、小金、九寨沟、茂县、马尔康、什邡、邛崃、彭州、雷波、南充、绵阳、洪雅、峨眉山、都江堰等地。

王安石《字说》云：松柏为百木之长。松犹公也，柏犹伯也。故松从公，柏从白。古语云"寿比南山不老松"。

松节、根皮祛风燥湿、舒筋通络、活血消肿、止血生肌、宣痹止痛，用于风湿骨痛、历节风痛、转筋挛急、脚气痿软、鹤膝风。松节用于提取松节油。树皮用于肠风下血，煅后生肌。松果、松子用于痔疮。松针安神、解毒、活血止血、利气血，预防感冒，用于失眠、脚气水肿、跌打损伤、气痛发痧、肝胃燥气、胡豆黄。松花粉润心肺、收敛止血，外用于刀伤、湿疹、黄水疮、皮肤糜烂、脓水淋漓。松香排脓生肌、除湿杀虫，用于风痛、痈疽恶疮、斑秃。

《本经》云："（松脂）久服，轻身不老延年。"

葛洪《抱朴子》云："上党赵瞿病癞历年，垂死，其家弃之，送置山穴中。瞿怨泣经月，有仙人见而哀之，以一囊药与之。瞿服百余日，其疮都愈，颜色丰悦，肌肤玉泽。仙人再过之，瞿谢活命之恩，乞求其方。仙人曰：此是松脂，山中便多。此物汝炼服之，可以长生不死。瞿乃归家长服，身体转轻，气力百倍，登危涉险，终日不困。年百余岁，齿不坠，发不白。夜卧忽见屋间有光，大如镜，久而一室尽明如昼。又见面上有（小）采女二人，戏于口鼻之间。后入抱犊山成地仙。于时人闻瞿服此脂，皆竞服之，车运驴负，积之盈室。不过一月，未觉大益，皆辄止焉。志之不坚如此。"这个故事告诉我们，成功者须要恒心与毅力，坚持才会胜利。

苏颂曰："凡用松脂，先须炼治。用大釜加水置甑，用白茅籍甑底，又加黄砂于茅上，浓寸许；然后布松脂于上，炊以桑薪，汤减频添热水。候松脂尽入釜中，乃出之，投于冷水，既凝又蒸，如此三过，其白如玉，然后入用。道人服饵，或合茯苓、松柏实、菊花作丸，亦可单服。"

李时珍曰："松叶、松实，服饵所须；松节、松心，耐久不朽。松脂则又树之津液精华也。在土不朽；流脂日久，变为琥珀，宜其可以辟谷延龄。"

青城山天师洞的宋代"九株松"为马尾松，胸径 80 厘米以上，现仅存三株。宋代范蜀公有诗咏青城九株松"九松峥嵘姿，一一大夫封"（见图 9-76）。

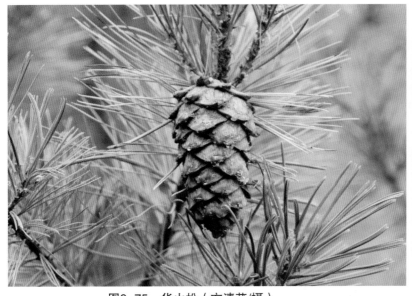

图9-75　华山松（方清茂/摄）

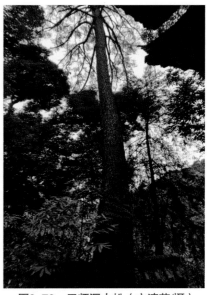

图9-76　天师洞古松（方清茂/摄）

十七、茯苓

茯苓为多孔菌科真菌茯苓［*Poria cocos*（Schw.）Wolf.］的菌核，生于松林下的老松树根部，分布于广元、米易、九寨沟、峨眉山等地（见图9-77）。

茯苓利水渗湿、健脾、补中、宁心安神、消肿，用于体虚浮肿、湿停水肿、小便不利、小便淋漓、梦遗白浊、脾虚湿困、痰饮、腹泻、咳嗽多痰、恶心、心慌、头昏、心神不安、失眠。茯苓皮利水消肿，用于水肿。茯神为茯苓菌核中天然包裹松根的白色部分，《本草经疏》谓："茯神抱木心而生。"茯神安神宁心，用于心神不宁、健忘、心悸。

《神农本草经》云：茯苓久服，安魂养神，不饥延年。

寇宗奭曰："多年樵斫之松根之气味，抑郁未绝，精英未沦。其精气盛者，发泄于外，结为茯苓，故不抱根，离其本体，有零之义也。津气不盛，只能附结本根，既不离本，故曰伏神。"

《仙经》言：茯苓大如拳者，佩之令百鬼消灭，则神灵之气，亦可征矣。

《大明本草》谓："补五劳七伤，开心益智，止健忘，暖腰膝，安胎。"张元素："止渴，利小便，除湿益燥，和中益气，利腰脐间血。"李杲："逐水暖脾，生津导气，平火止泄，除虚热，开腠理。"王好古："泻膀胱，益脾胃，治肾积奔豚。"

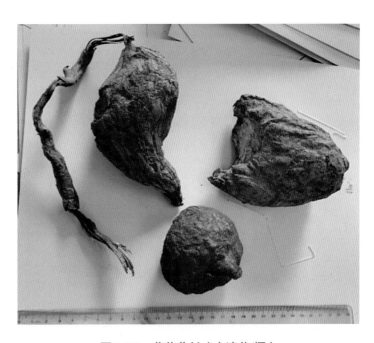

图9-77　茯苓药材（方清茂/摄）

十八、姜与萝卜

"冬吃萝卜夏吃姜""冬天萝卜赛人参"。姜与萝卜都是常用的蔬菜，却又具有很好的辅助治疗疾病的作用。

姜为姜科植物姜（*Zingiber officinale* Rosc.）的根茎。干姜主要作为炒菜的佐料，而泡生姜则是夏天的一种美味可口的菜肴。姜的根茎发表散寒、温中、回阳通脉、止呕、开胃、祛痰，用于风寒感冒、胃寒呕吐、痰饮喘咳、胀满泄泻、恶心。解半夏、天南星、鱼蟹、鸟兽肉毒。姜皮行水消肿，治水肿胀满、小便不利。姜汁化痰止呕，用于中风痰迷、口噤不语。煨姜温中散寒，用于胃寒腹痛。干姜温中、回阳、逐寒，用于脘腹冷痛、虚寒吐泻、手足厥冷、痰饮咳嗽。炮姜温经止痛，用于虚寒性吐血、便血、功能性子宫出血、痛经、消化不良。

萝卜为十字花科植物莱菔（*Raphanus sativus* L.）的鲜根。

萝卜的鲜根消食化痰、降气定喘、宽中、解毒、清热利尿、健胃，用于食积气滞、胸腹胀满、痰咳失音、吐血、衄血、消渴、痢疾、偏正头痛。萝卜的种子（莱菔子）下气定喘、行滞消食、化痰，用于咳嗽、痰喘、食积气滞、胃脘痞满、嗳气吐酸、腹痛、胸闷、腹胀、下痢后重。萝卜叶清热止泻、消食理气，用于胸膈痞满作呃、食滞不消、泻痢、喉痛、妇女乳肿、乳汁不通。

十九、蜂蜜

蜂蜜为蜜蜂科昆虫中华蜜蜂（*Apis cerana* Faber L.）的蜜。蜂蜜为蜜蜂从植物的花中采取含水量约为75%的花蜜或分泌物。蜜蜂生于树洞、岩洞、墙壁、屋檐，有家养。分布于全川。

蜂蜜滋阴润燥、解毒，用于肺燥干咳、肠燥便秘。蜂胶用于恶性肿瘤、鸡眼、寻常疣。蜂蜡（黄蜡）润脏腑、补中益气、续绝伤，用于赤白下痢、四肢疼痛、产后下痢、臁疮、金疮。幼虫（蜂子）祛风、解毒、杀虫，用于头风、麻风、丹毒、风疹、虫积腹痛、带下。蜂王浆滋补、强壮、益肝、健脾，用于病后体虚、小儿营养不良、年老体衰、风湿关节痛。工蜂尾刺的有毒液体（蜂毒）用于咳嗽痰喘、瘿瘤、高血压、风湿性关节痛。

李时珍《本草纲目》记载："蜂蜜主心腹邪气，诸惊痫，安五脏诸不足，益气补中，止痛解毒，除众病，和百药。久服，强志轻身，不饥不老，延年神仙（《神农本草经》）。养脾气，除心烦，饮食不下，止肠，肌中疼痛，口疮，明耳目（《别录》）。牙齿疳，唇口疮，目肤赤障，杀虫（藏器）。治卒心痛及赤白痢，水作蜜浆，顿服一碗止；或以姜汁同蜜各一合，水和顿服。常服，面如花红（甄权）。"

陶弘景曰："石蜜道家丸饵，莫不须之。仙方亦单炼服食，云致长生不老也。"

李时珍曰："蜂采无毒之花，酿以小便而成蜜，所谓臭腐生神奇也。其入药之功有五：清热也，补中也，解毒也，润燥也，止痛也。生则性凉，故能清热；熟则性温，故能补中；甘而和平，故能解毒；柔而濡泽，故能润燥；缓可以去急，故能止心腹、肌肉、疮疡之痛；和可以致中，故能调和百药，而与甘草同功。张仲景治阳明结燥，大便不通，蜜煎导法，诚千古神方也。"

二十、大豆

大豆为豆科植物大豆（*Glycine max* L. Merr.）的种子。

我国种植大豆已有4700多年的历史，豆腐更是中国人的一项伟大发明。豆腐含有丰富的蛋白质，几乎为零的低胆固醇，不但是清朝乾隆帝口中的"天下第一菜"，更适合现代人的饮食结构：豆腐的蛋白质堪比肉类，低胆固醇，预防血管硬化，痛风病人怕黄豆，但不用怕豆腐。黄豆的嘌呤含量高，每 100 克黄豆中含有 75～150 毫克的嘌呤，相当于瘦肉。但是豆腐由于其加工过程中嘌呤物质流失转化，其嘌呤含量为每 100 克豆腐 13 毫克左右，远远低于日常生活中的鱼、肉嘌呤的含量，痛风病人可以放心食用。

大豆抗癌功效显著，大豆中含有四类以上的具有防癌功效的物质：第一，蛋白酶抑制素是一组具有生物活性的功能性蛋白质。低浓度的胰蛋白酶抑制剂能明显预防致癌基因的激活，降低癌症发生率，而且对人体的毒副作用很小。第二，大豆中所含的肌醇六磷酸酶能抑制结肠癌的发生。第三，大豆所含豆固醇进入人体后，能较多地在肠道吸收胆固醇分解的胆汁酸，从而降低胆固醇，不仅可以抑制结肠癌，而且对心脏病也有好处。第四，大豆皂苷抑制胃癌细胞增殖的作用与绿茶中的儿茶素类相当。

古代蔬菜短缺，豆制品是中国人生活中的必需品，一日三餐不可缺，充分体现了《易经》"穷则变，变则通"的特点。炒黄豆香脆，可以用来下酒。大豆发芽了就是豆芽。大豆通过石磨磨成粉，就可以做成豆浆；豆浆用胆巴一点，嫩的就是豆腐脑，老的就是豆花；豆花压干了就是豆腐，豆腐发酵就是红豆腐。豆腐又有多种做法，豆制品堪称中国的第五大发明。

剑门关是入川的雄关，剑门关豆腐据说是姜维驻守剑门关发明的，豆腐解决了蜀国大军的饮食问题。

二十一、鱼腥草

鱼腥草为三百草科植物蕺菜（*Houttuynia cordata* Thunb.）的全草。它既是南方常常食用的蔬菜，又是一种中药材。鱼腥草味辛，性寒凉，归肺经。能清热解毒、消肿疗疮、利尿除湿、清热止痢、健胃消食，用治实热、热毒、湿邪、积热为患的肺痈、疮疡肿毒、痔疮便血、脾胃积热等。现代药理实验表明，鱼腥草具有抗菌、抗病毒、提高机体免疫力、利尿等作用。鱼腥草冰糖雪梨汤为自流井区仲权镇胜利村卫生室的经验方。取新鲜鱼腥草 20~30 克，冰糖 20 克，另选梨（黄皮或白皮）1 个，煎煮食用，具有止咳化痰的功效，主治咳嗽，临床疗效显著。

二十二、苦笋

苦笋为禾本科植物苦竹［*Pleioblastus amarus*（Keng）Keng］的嫩竹笋。苦笋质地脆嫩，色白，清香微苦，回甜滑口，以春末出土的为佳。苦笋不但为佳肴原料，而且还可入药。

李时珍《本草纲目》载："苦笋味苦甘寒，主治不睡，去面目及舌上热黄，消渴明目，解酒毒、除热气、益气力、利尿、下气化痰，理风热脚气，治出汗后伤风失音。"夏季炎热，人体脾胃功能较差，食欲大多不振，而吃苦味食品能恢复脾胃功能，增进食欲，且苦味入心，可泄降心火。

中国是食笋最早的国家之一，已有 3 000 多年的历史，宋代文豪苏东坡称赞苦笋"待得余甘回齿颊，已输岩蜜十发甜"；黄庭坚在四川宜宾居住时，每天都要吃苦笋，留下了《苦笋赋》（见图9-78），对四川宜宾苦笋的味道与作用赞扬有加："僰道苦笋，冠冕两川。"苦笋主要产于四川长江与岷江流域，营养丰富，含有粗纤维、丰富的微量元素以及多种维生素和氨基酸，生长环境无污染，被认为是绝佳的绿色食品。在日本、加拿大、韩国等地，苦笋也是天然的蔬菜之一。

苦笋中含有的苦味糖苷有刺激巨噬细胞生成的作用，巨噬细胞有防癌解毒的功效；苦笋含丰富的纤维素，能促进肠蠕动，从而缩短胆固醇、脂肪等物质在体内的停留时间，故有减肥和预防便秘、结肠癌等功效。

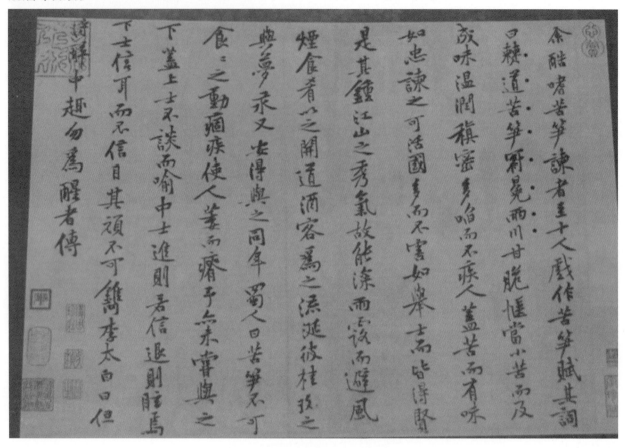

图9-78 北宋黄庭坚《苦笋赋》

二十三、块菌

块菌（Tuber），也称松露，为块菌科真菌印度块菌（*Tuber indicum* Cooke et Massee）和假凹陷块菌（*Tuber pseudoexcavatum* Y. Wang）的子实体。

人类食用块菌已有上千年的历史。块菌是一种具有独特风味和丰富营养价值的食用真菌，同时还具有抗衰老、美容、防治心脑血管疾病、滋阴补肾、调经等药用价值。攀枝花市是我国主要的块菌栽培产地，全国有将近一半的块菌产自攀枝花。2008年，攀枝花市获得了"中国块菌之乡"认证。根据《地理标志产品保护规定》，2013年国家质量监督检验检疫总局批准对"攀枝花块菌"实施地理标志产品保护。2020年，我国175个中欧地理标志第二批保护名单中就包括攀枝花块菌。

二十四、核桃

核桃为胡桃科植物核桃（*Juglans regia* L.）的果实，与扁桃、腰果、榛子并称为"四大干果"。核桃仁含有丰富的营养素，每百克含蛋白质15~20克，脂肪较多，碳水化合物10克，并含有人体必需的钙、磷、铁等多种微量元素和矿物质，以及胡萝卜素、核黄素等多种维生素。中医认为，核桃味甘、性温，入肾、肺、大肠经。具有补肾、固精强腰、温肺定喘、润肠通便的作用。用于肾虚喘嗽、腰痛、肠燥便秘。隔心木（核桃中木质隔层）味苦、性温，具有补肾、涩精的作用。

广元朝天区有一项具有特色的治疗方法——"手疗核桃"。朝天区核桃种植面积大，所以一到核桃成熟的季节，当地人常常手握核桃出门，核桃就在手里转来转去。俗话说"十指连心"，手掌中的诸多穴位和心脏息息相关，核桃的棱角在手中刺激着各个穴位，对促进气血运行、筋骨的松弛和心脏健康有一定的益处，所以被称为"手疗核桃"。当地人还喜欢将核桃仁用在药膳中，用核桃仁搭配健脾顺气的山药和温补的老母鸡炖成汤，不仅能补益元气，还可以活血养血，减轻气血瘀滞引发的疼痛。老人们适量食用核桃仁，还可以在日常生活中辅助药物控制血糖血脂，增强抵抗力和免疫能力。在汶川县、茂县，羌族群众则将核桃的花用来炒腊肉。

二十五、雪梨

雪梨为蔷薇科植物沙梨［*Pyrus pyrifolia*（Burm. F.）Nakai］或白梨（*Pyrus bretschneideri* Rehd.）的果实。

苍溪县是著名的雪梨之乡，梨树漫山遍野。1928年的《苍溪县志》载："苍溪梨近圆锥形，大者达斤余，果肉细密，白如雪，洁似玉，果汁丰富，具强烈香气，味甘美，食之清爽无渣。其品质之优美，远于它梨之上，加上制罐，烹制佳肴，提炼膏饴，润肺化痰，消炎理气，清心明目，补脑增智，有特殊效益。"唐会昌元年（公元841年）唐武宗患疾，百药无效，青城山邢道人以苍溪雪梨汁治好了他的病，之后苍溪雪梨被作为贡品上供皇家。苍溪当地人喜食雪梨来促进消化，增强食欲，还喜欢拿雪梨来下火、润燥化痰。当地人自制的"苍溪雪梨膏"是苍溪特有的产品，是将雪梨与中药材白蔻熬制成膏，是润肺止咳的良药。雪梨中含有柠檬酸、苹果酸及维生素，具有清热解毒的功效。

阿坝藏族羌族自治州的金川雪梨果实倒卵形，果柄肉质酷似鸡腿，所以又叫"大金鸡腿梨"。金川雪梨皮薄如纸，果肉嫩化渣，脆甜如蜜，汁多欲滴，嚼之味浓、馨香、无渣，余味悠长，还具有止咳化痰之功效。

二十六、天门冬

天门冬为百合科植物［*Asparagus cochinchinensis*（Lour.）Merr.］的块根（见图9-79）。生于海拔3 300米以下的灌丛、林下，分布于全川。天门冬为川产道地药材，主产于内江、古蔺、安岳。内江天门冬具有"根短、味甜、气香"的特点。天冬蜜饯是内江的特产，以鲜天冬、白糖为主要原料，口味纯甜、滋润化渣，能补中益气。内江天冬蜜饯1979年被四川省商业局评定为1979年度优质产品。

天冬蜜饯的制作方法如下：

①选天冬：选择2年左右生、根条齐整、光滑饱满的小天冬（俗称米天冬）为坯料。

②燎煮：将坯料放入开水锅中燎煮至能撕去表皮时滤起，放入冷水缸内。冷却

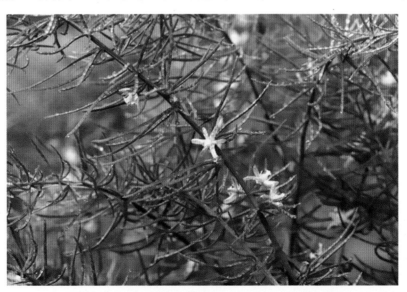

图9-79 天门冬雌株原植物（内江产）（张美/摄）

后撕净表皮，置于清水池中浸漂 12 小时，其间换水 2 次。

③灰漂：将天冬坯放入石灰水中浸漂 12 小时，灰漂时每 100 千克天冬坯需石灰 3 千克。

④水漂：将灰漂后的天冬坯放在清水中浸漂 48 小时，其间每 2 小时换水一次，务将灰水退尽。

⑤再燎煮：水漂后再次燎煮。天冬坯在开水锅中煮至软熟的程度，捞起，放在清水池中回漂 6 小时左右。其间换水一次，然后喂糖。

⑥浸泡（喂糖）：将天冬坯放入蜜缸，再倒入冷糖浆，喂糖 24 小时。后将糖浆与坯料分开，将糖浆下锅熬至 104℃时，舀入盛坯料的蜜缸内回喂 48 小时。再将糖浆熬至 104℃后，再回喂 48 小时，然后收锅。

⑦收锅：将糖浆入锅熬至 112℃时，再放入蜜坯。待蜜坯吃透蜜水、略透明、糖浆温度至 115℃左右时，起入粉盆。坯料冷至 50 ~ 60℃时，制成蜜饯成品。

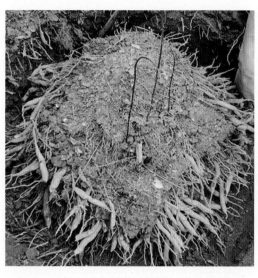

图9-80　天门冬药材（内江产）（吕向阳/摄）

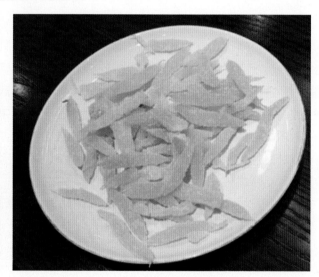

图9-81　天冬蜜饯（方清茂/摄）

第四节　其他用途中草药

一、柏树

柏树为柏科植物方枝柏（*Juniperus saltuaria* Rehder & E. H. Wilson）或柏木（*Cupressus funebris* Endl.）的枝叶。

在羌族文化中，木香树（柏树）具有芳香的气味，以香味的馥郁芬芳，给予人感官的愉悦享受，缓解各类心理疾病，有效提高身体的素质；同时通过燃烧释放的芳香成分达到杀菌消毒、净化空气的作用，甚至可用于防止相关疾病的扩散和蔓延。羌族几千年的文化传承中，羌族神树——"木香树"具有重要的地位和作用。木香树经鉴定为方枝柏。木香树的枝叶燃烧后用于芳香避秽、杀菌消毒、净化空气、预防和治疗疾病，广泛用于祭祀活动、丧葬仪式避秽、食物烟熏保存、家居除晦辟邪等。例如羌族的祭山会中，会首（主祭者）在祭祀塔前"煨桑"祭天，随后人们也将随身携带的木香树抛进煨桑炉里，或在冒烟的柴堆上撒些五谷杂粮、白酒等，以示酬神还愿，祈求吉祥；释比（祭师）在作法时常手持点燃的柏枝；羌族的丧葬仪式中的熏烟，常常以木香树枝点燃，在停尸间周围烟熏，达到芳香避秽、祛除病菌和净化空气的目的；羌族常采用木香树的树枝燃烧后产生的烟熏肉，起到防腐作用；特别是羌族医学中流传下来的烟熏疗法，即采用木香树枝点燃后，在病人四周挥动，再配合心理暗示，使病人在心情愉悦的状态下接受治疗，帮助病人康复。

在壤塘县宗教和民俗活动中也有使用特定植物，如具有特色的煨桑仪式常用的方枝柏（*Juniperus saltuaria* Rehder & E. H. Wilson）。此外柏树还有多种用途，如藏民在迎接客人或家人归来时，折小段柏枝置于火炉生烟，消灾祛晦，祈求平安；家中有病人或妇女生育，采树枝于门前标记，提示客人当前不便。因此如柏树这类带有特殊含义或宗教意蕴的林材，一般不用作建材和薪材。壤塘县用于煨桑仪式或其他民俗活动的植物还有甘松、桑枝（*Morus alba* L.）、岷江冷杉（*Abies fargesii* Franch.var. *faxoniana* Tang S. Liu）、油松（*Pinus tabuliformis* Carr.）、高山柳（*Salix cupularis* R ehd.）和苦荞麦 [*Fagopyrum tataricum*（L.）Gaertn.]等。

在盐亭县，每年的医祖节，都要举行"岐伯行乡"，出发时，每个人都要从点燃冒烟的柏木上跨过去，据说可以预防疾病。

在剑阁县，每年春秋两次的"文昌出巡"，家家户户都要熏柏香，搭柏树叶香案，迎接文昌帝君。

四川各地都有熏腊肉的习惯，而柏树枝熏的腊肉味道最香。

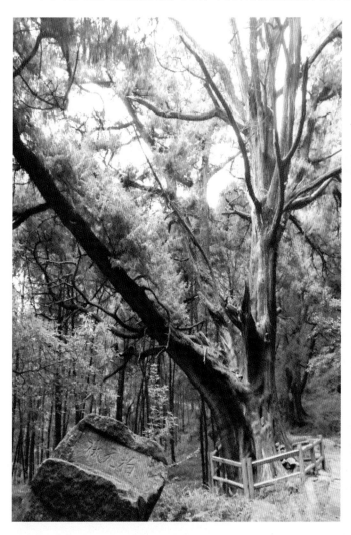

图9-82 剑阁状元柏

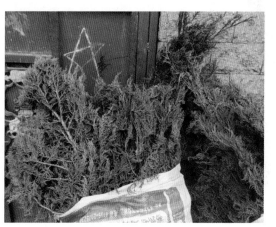

图9-83 熏香用方枝柏（红原）

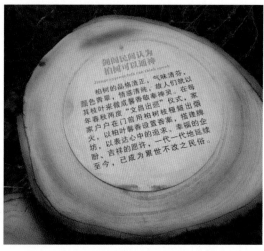

图9-84 剑阁县关于柏树通神的传说

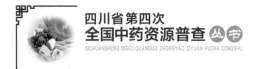
四川省中医药民间知识

146

二、葫芦

葫芦来源为葫芦科植物葫芦［*Lagenaria siceraria*（Molina）Standl］的果实。葫芦子酸、涩、温。入肺、胃、肾经，具有止泻、引吐、利尿、消肿、散结、利水、润肤、抗癌的作用，用于热痢、肺热咳嗽、皮疹、重症水肿、腹水、瘰疬、烦热、口渴、黄疸、疮毒。

盐亭民间流传的歌谣："葫芦是个宝，百物壶内装。装酒酒味长，装茶茶更香。装水不变质，装药药中王。"

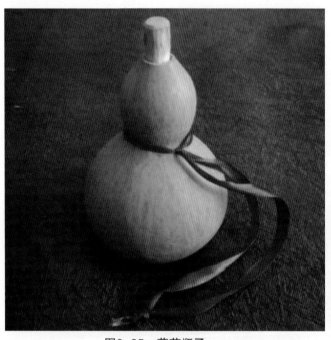

图9-85　葫芦瓶子

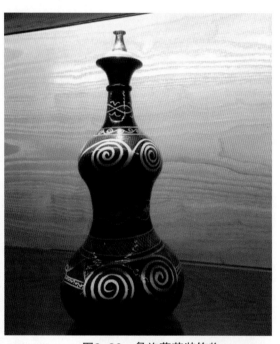

图9-86　彝族葫芦装饰物

人们常说"不知葫芦里卖的什么药"，因为葫芦有很强的密封性，潮气不能进入，容易保持物品的干燥。古代人们多用它来装药，以长时间保存药物。《中华历代名医画像·孙思邈》中药王孙思邈的拐杖上就挂着一个药葫芦。过去有的药店门前也挂一葫芦幌子，后来人们因此称卖药的、行医的为"悬壶"，美称医生职业为"悬壶济世"。葫芦除了能盛药，本身也可入药。葫芦味甘，性平无毒。能亲热解毒，润肺通便，愈是陈年的葫芦，疗效愈高。

葫芦是一个幾学双玄（见图9-87）的立体形构，而双玄则常常以葫芦作比喻。中国的传统文化当中经常描述一些成功的师父们，如铁拐李都背着一只葫芦，有的葫芦里面装的是药——济世的灵丹妙药，有的说里面装的是酒，而实际上是葫芦藏世界。宋代白玉蟾曾经说过："大包天地，小入毫芒。上无复色，下无复渊，一物圆成，千古显露，不可得而名者，圣人以心契之，不获已而名之曰道。"

历史有一个关于葫芦仙的故事，《后汉书·方术列传·费长房传》记载："费长房者，汝南人也。曾为市掾。市中有老翁卖药，

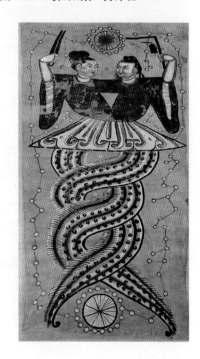

图9-87　伏羲女娲双玄图

悬一壶于肆头，及市罢，辄跳入壶中。市人莫之见，唯长房于楼上睹之，异焉，因往再拜奉酒脯。翁知长房之意其神也，谓之曰：'子明日可更来'。长房旦日复诣翁，翁乃与俱入壶中。唯见玉堂严丽，旨酒甘肴，盈衍其中，共饮毕而出。翁约不听与人言之。后乃就楼上候长房曰：'我神仙之人，以过见责，今事毕当去，子宁能相随乎？楼下有少酒，与卿作别。'长房使人取之，不能胜，又令十人扛之，犹不举。翁闻，笑而下楼，以一指提之而上。视器如一升许，而二人饮之终日不尽。"

三、银杏

银杏为银杏科植物（*Ginkgo biloba* L.）的种仁、叶、树枝，又名公孙树、白果树，是长寿的象征。生于海拔1 500米以下的山地，多栽培，分布于全川。白果为银杏的种子，具有敛肺气、止咳平喘、止带浊、缩小便、止带的作用，用于咳嗽、哮喘、白带、白浊、遗精、淋病、小便频数，外用于鸡眼、足疣。树枝烧灰调油搽牛皮癣、铜钱癣。叶活血止痛、止咳喘，用于冠状动脉硬化性心脏病、心绞痛、血清胆固醇过高、痢疾、象皮肿、咳嗽气喘、灰指甲、鸡眼、漆疮肿痒。

四川古银杏树众多，如青城山天师洞以及泸定县、绵竹市、简阳市等都有1 000年以上的大树。天师洞的大银杏树据说是张天师亲手栽植的，树龄1 900年左右（见图9-88）。徐悲鸿在天师洞居住期间，曾绘有该银杏的画（见图9-89）。

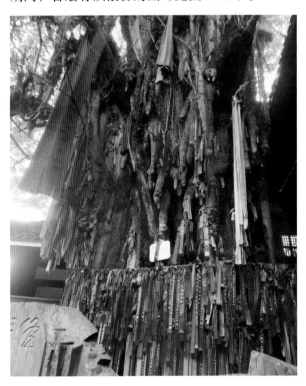
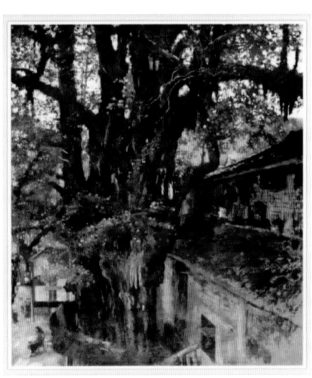

图9-88　青城山天师洞1 900岁古银杏（方清茂/摄）　　图9-89　徐悲鸿绘天师洞银杏（方清茂/摄）

四、结香

结香为瑞香科植物结香（*Edgeworthia chrysantha* Lindl.）的皮、根、花蕾、全株。又名打结花、打结树、黄瑞香、家香、喜花、梦花。灌木，高0.7~1.5米，小枝粗壮，褐色，常作三叉分枝，幼枝常被短柔毛，韧皮极坚韧，叶痕大，直径约5毫米。叶在花前凋落，长圆形，披针形至倒披针形，先

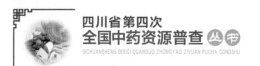
端短尖，基部楔形或渐狭。结香分布于我省盆地与丘陵地区，多为栽培。茎皮纤维可做高级纸及人造棉原料。全株及根皮入药能舒筋活络，消炎止痛，可治跌打损伤、风湿痛；也可作兽药，治牛跌打。花蕾清肝明目、清热养阴、安神、散翳，用于青盲翳障、多泪羞明、梦遗、虚淋、失音。根治梦遗、早泄、白浊、虚淋、血崩、白带。

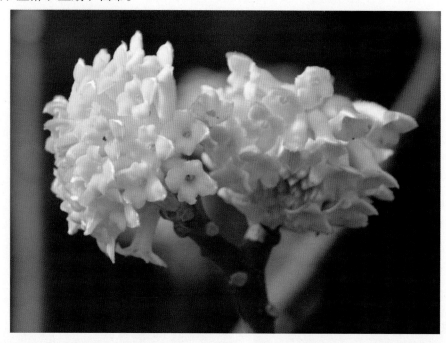

图9-90　结香花（方清茂/摄）

结香的花语和象征意义是：喜结连枝。

在我国，结香被称作中国的爱情树。因为很多恋爱中的人们相信，若要得到长久的甜蜜爱情和幸福，只要在结香的枝上打两个同向的结，这个愿望就能实现。

结香的传说：

相传秦始皇时，宫廷内有一对男女相爱。女的出身显贵，男的出身贫贱，按照当时律法，他们是不能结婚的。这对情侣万般无奈准备分手时，在结香树上打了个结，寓意他们的感情从此了结。谁知那一年，那打过结的枝条上开的花不仅比别的枝条多，而且香味特别浓郁。此事在宫廷内传开，秦始皇迷信地以为这是有神灵在保佑他们，就破例让他们结了婚。此后，民间渐渐形成了在结香树上打结许愿的风俗。

还有一个民间传说，是说清晨梦醒后，在结香树上打花结可以有意外之喜：若是晚上做了美梦，早晨的花结就可以让你美梦成真；若是晚上做了噩梦，早晨的花结可以助你解厄脱难，让你一帆风顺。所以，结香树就被人们称为梦树，它的花自然也就成了梦花。

五、灵龟

乌龟是长寿的动物。相较于大部分动物，乌龟具备着得天独厚的"长寿基因"。它的胚胎细胞的分裂代次能达到110代左右，因此，在先天因素上，它比一般动物的寿命都要长。

乌龟虽属爬行动物，但它有着其他爬行动物所没有的显著特征。

龟壳，坚硬而厚实。它不但能保护乌龟的内脏，在面临外界危险时，它还能覆盖住头、四肢和尾巴。这一独特的外形构造，使得乌龟在面临敌害时，不用"疲于奔命"，而只需将身体缩进龟壳里，

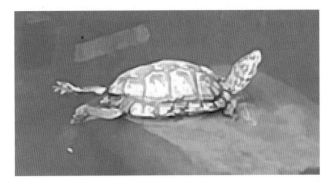

图9-91　彭祖山乌龟（方清茂/摄）

那些敌人们便"无从下口"了。

另外一个影响着生物界寿命的因素便是后天的生活习性（后天因素）。

乌龟的睡眠、呼吸与食量小而次数少等生活习性，导致它可以对外界的恶劣环境应付自如，更能够健康长寿，这也是人修身的主要方式。其他动物都是头朝前或者向地的。乌龟努力使头朝天，获得天德能量，也是它区别于其他动物的一种特殊生活方式。

大量的剧烈运动，能迅速消耗体力，从而加快身体机能的新陈代谢。乌龟不但行动缓慢，更是一个十足的"懒惰鬼"。它一天里的运动量极少，因此，它的体能消耗小，新陈代谢也就变得极其缓慢。

乌龟不但"懒于行动"，它还是个"瞌睡虫"。它一年里既要冬眠还要夏眠，一天就能睡15个小时以上，全年有10个月的时间都是在睡觉。

不但如此，乌龟"懒惰"的程度甚至超乎想象，它可以数月不吃不喝，而长期待在一个地方不动，就像修行者在静坐一样。

当然，乌龟也是一种药用的动物，龟肉具有滋阴补肾、柔肝补血、祛火明目的功效，龟板具有滋阴潜阳的功效。

六、芸香草

芸香草为禾本科植物芸香草［*Cymbopogon distans* (Nees) A. Camus］的全草（见图9-92）。芸香草，又名丝茅草、臭茅草、香茅筋骨草、臭草、细叶茅草、筋骨茅草、灵香草。生于海拔400~3 200米的山坡草地。全草疏风解表、止咳平喘、舒经活络、利湿，用于感冒头痛、伤暑、支气管炎、消化不良、咳嗽、虚寒胃痛、泄泻、淋病、风湿痹痛、风湿筋骨疼痛、跌打损伤、产后腹痛。

古人常在书籍中放芸香草防止虫咬噬书籍。它的香气也称为"书香"。芸香草有一股清香之气，夹有芸香草的书籍打开时清香袭人，故而称"书香"。芸香草新鲜时没有丝毫香气，但一经干燥后就越来越香，能保持20年之久。

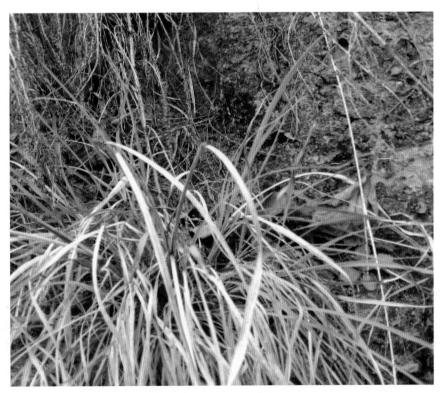

图9-92　芸香草（方清茂/摄）

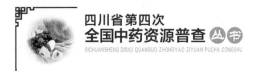

七、陈艾

陈艾为菊科植物艾（*Artemisia argyi* Lévl. et Vant.）的叶，生于海拔 200~2 800 米的山坡、路旁，多栽培，分布于全川。在凉山州会东、普格等地有大面积栽培。

艾叶理气散血、逐寒湿、温经止痛、止血、安胎，用于心腹冷痛、泄泻转筋、久痢、吐衄、下血、月经不调、宫寒不孕、崩漏、带下、胎动不安、痈疡、疥癣、风湿麻木、鹤膝风、疮疖、湿疹、皮肤瘙痒、凉寒感冒。

叶与叶背的绒毛为灸条的主要原料。

八、菖蒲

菖蒲又名水菖蒲，为天南星科植物菖蒲（*Acorus calamus* L.）的根茎与叶，生于海拔 2 800 米以下的沼泽、浅水中，分布于全川。根茎豁痰开窍、醒神益智、健脾利湿、温胃除风、开胃，用于癫痫、惊悸、健忘、神志不清、湿滞痞胀、泄泻痢疾、风湿疼痛、痈肿疥疮、食积腹痛、耳鸣耳聋、心悸不眠、心胃痛、湿疹、瘙痒。

五月初五日端阳节，民间有在门口挂菖蒲避邪的习俗。

九、使君子

使君子为使君子科植物使君子（*Quisgpualis indica* L.）的果实、叶、根，栽培于海拔 500~2 800 米的灌丛中（见图 9-93）。本品为川产道地药材，分布于成都、宜宾、眉山、井研、荣县等地。

果实消积、杀虫、健脾消疳，用于蛔虫腹痛、蛲虫肛痒、小儿脾虚疳积、乳食停滞、腹胀泻痢。叶与根杀虫开胃、健脾，用于小儿疳积、蛔虫腹痛，根煎水服还可治呃逆。

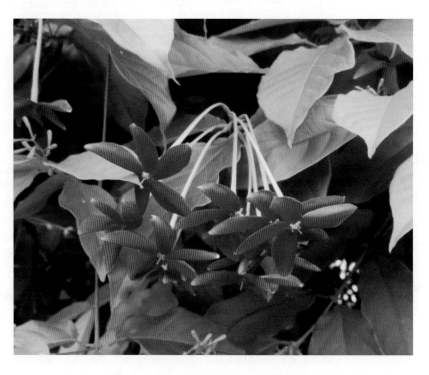

图9-93　使君子原植物（方清茂/摄）

十、川楝子

川楝子为楝科植物川楝（*Melia toosendan* Sieb. et Zucc.）的果实、根皮、花、树皮、叶，生于海拔2 200米以下的路边，有栽培，分布于全川（见图9-94）。本品为川产道地药材，主产于四川盆地与丘陵地区。

果实（金铃子）疏肝理气、除湿热、泻火、止痛、杀虫，用于肝胃气痛、腹痛、胁肋胀痛、热厥心痛、疝气、虫积腹痛、钩虫、蛲虫、滴虫。花焙干研末擦热痱。树皮、根皮、叶驱虫杀虫，用于蛔虫、蛲虫。

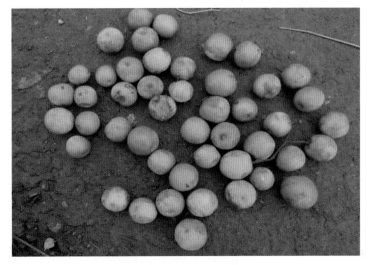

图9-94　川楝子药材（方清茂/摄）

第五节　民间常用于高血压的中草药

一、夏枯草

夏枯草为唇形科植物（*Prunella vulgaris* L.）的果穗及全草，生于海拔3 200米以下的向阳山坡草地、林缘、灌丛中，分布于全川（见图9-95）。此草常见易得，盆地与盆地周围山区都可以发现。

夏枯草清肝火，散郁结，常用于治疗高血压病具有头痛、目眩、耳鸣、烦热、失眠等肝热证候者，可配伍决明子、黄芩、菊花等，水煎服，每次15～30克。

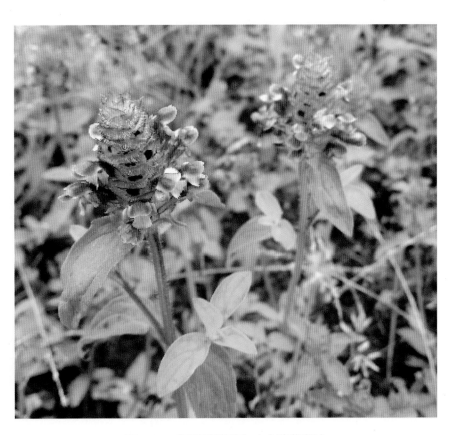

图9-95　夏枯草原植物（方清茂/摄）

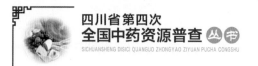

二、钩藤

钩藤为茜草科植物钩藤［*Uncaria rhynchophylla*（Miq.）Jacks.］或华钩藤［*Uncaria sinensis*（Oliv.）Havil.］的带钩茎枝（见图9-96）。

钩藤平肝息风清热，可用于肝阳上亢所致的眩晕、头痛、目赤等症，常与石决明、白芍同用，每次20~30克。

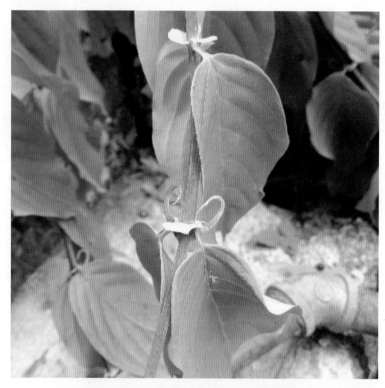

图9-96　华钩藤原植物（方清茂/摄）

三、天麻

天麻为兰科植物天麻（*Gastrodia elata* Bl.）的块茎，生于海拔3 000米以下的阴湿混交林中，分布于全川（见图9-97）。主产于青川、金口河、荥经、平武等地。

天麻平肝息风，适用于肝阳上亢所致的头痛、眩晕等症，常与川芎配伍，如天麻丸。若为湿痰眩晕可配用半夏、白术、茯苓等健脾燥湿药物，如半夏白术天麻汤。每次用9~12克。

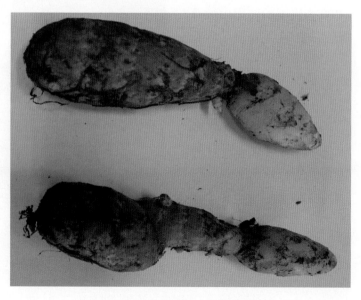

图9-97　天麻药材（方清茂/摄）

四、野菊花

野菊花为菊科植物野菊［*Dendranthema indicum*（L.）Des Moul.］的全草或花，生于海拔 2 000 米以下的路旁、荒地、屋边，分布于全川（见图 9-98）。

全草清热解毒、疏风消肿，用于流感、流脑、痈肿、疔疮、甲沟炎、毒蛇咬伤、目赤、瘰疬、天疱疮、湿疹。花疏风、清热解毒、消肿、平肝泻火，用于风热感冒头痛、目赤流泪、咽喉肿痛、痈疽疔毒、头晕、肺炎、百日咳、胃肠炎、高血压、疔痈、口疮、丹毒、湿疹、疔疮疖肿、腮腺炎、乳腺炎、天疱疮。治疗高血压可以单味煎服，亦可与夏枯草、草决明同用，每次 10~15 克。

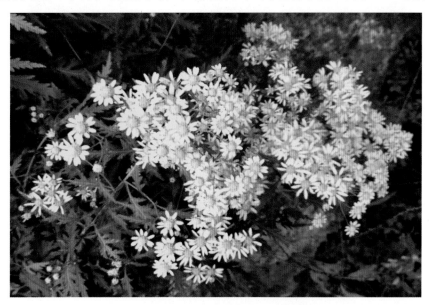

图9-98　野菊花原植物（方清茂/摄）

五、葛根

葛根为豆科植物野葛［*Pueraria lobata*（Willd）Ohwi］的根、花、叶，生于海拔 300~2 500 米的山坡或灌木林中，分布于全川。

葛根升阳解肌、解表、生津止渴、透疹、止泻、除烦、退热，用于伤寒感冒、湿热头痛、项强、烦热、消渴、泄泻、痢疾、麻疹初起、斑疹不透、高血压、心绞痛。花解酒醒脾、解渴、解酒毒，用于伤酒发热烦渴、不思饮食、胸膈饱胀、发呃呕吐、脓痰及酒毒伤胃之吐血、呕血、口渴。

葛根是常用的祛风解表药，临床报道用于治疗高血压伴有颈项强痛者疗效显著，每次 15~30 克。

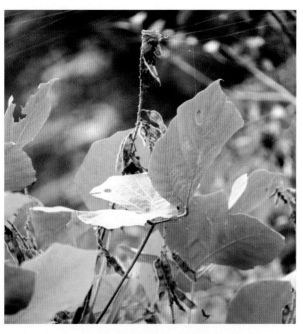

图9-99　野葛原植物（藜跃成/摄）

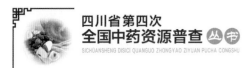
六、桑寄生

桑寄生为桑寄生科植物桑寄生［*Loranthus parasitica* (L.) Merr.］的干燥带叶茎枝，寄生于海拔1 000米以下的树上，分布于筠连、长宁、隆昌、纳溪、合江、洪雅、巴中、古蔺、凉山州等地（见图9-100）。

桑寄生祛风湿，补肝肾，养血安胎，主要用于痹证血不养筋、肝肾不足的筋骨痿弱、腰膝酸软等症，亦常用于肝肾阴虚型高血压病的治疗，每次10~15克。

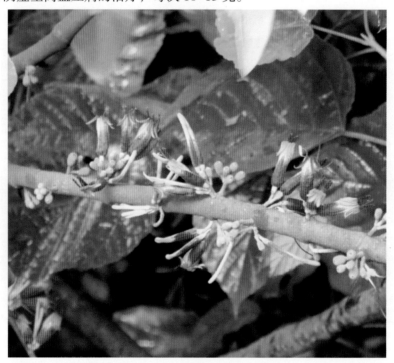

图9-100　桑寄生原植物（方清茂/摄）

七、川芎

川芎为伞形科植物（*Ligusticun chuanxiong* Hort.）的根茎。

川芎性温味辛，可祛风活血止痛，主要用于头身疼痛以及血瘀气滞的痛经、闭经及产后血瘀阻腹痛等。临床上与利血平合用治疗高血压病有良好的协同作用，用量每次9~15克。

第六节　民间常用于高血糖的中草药

一、川赤芍

川赤芍为毛茛科植物川赤芍（*Paeonia veitchii* Lynch）的根，生于海拔1 400~3 700米的高山灌丛中、林下阴暗处，主要分布于甘孜州、阿坝州、凉山州（见图9-101）。

川赤芍清热凉血、活血通经、行瘀、消肿止痛、泻肝火，用于热入营血、温毒发斑、吐血、月经不调、痛经、瘀滞经闭、疝瘕积聚、腹痛、肝郁胁痛、衄血、血痢、肠风下血、目赤痈肿。现代的药理研究证明，赤芍能增强人体胰岛素的抵抗力，具有降低血糖、血脂等多方面的功效。

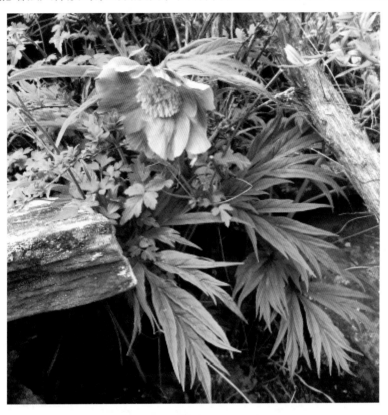

图9-101 川赤芍原植物（方清茂/摄）

二、黑木耳

黑木耳为木耳科植物木耳［*Auricularia auricular judae* (Bull.) J. Schröt.］的全株。寄生于杂木的腐木上，分布于宜宾、泸州、金阳、雷波、越西、洪雅、宣汉、万源、通江、南江、峨眉山、剑阁等地（见图9-102）。黑木耳多为栽培，主产于青川、九寨沟。黑木耳清热凉血、益气强身、活血祛瘀、止血、止痛、补血、补脾，用于气虚血亏、肺虚久咳、咳血、衄血、血痢、痔疮出血、妇女崩漏、高血压、眼底出血、子宫颈癌、阴道癌、跌打损伤等。本品含木耳多糖、维生素、蛋白质、胡萝卜素和钾、钠、钙、铁等矿物质，其中木耳多糖有降糖作用，动物实验表明，木耳多糖可以

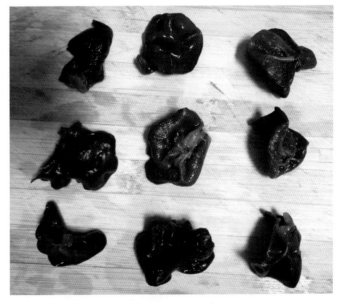

图9-102 木耳原植物（方清茂/摄）

降低糖尿病小鼠的血糖。黑木耳还是常用的蔬菜。

三、当归

当归为伞形科植物当归 [*Angelica sinensis* (Oliv.) Diels] 的干燥根，生于海拔 2 000~2 500 米的山坡阴湿处，分布于九寨沟、松潘、若尔盖等地（见图9-103）。

本品具有补血活血、调经止痛、润肠通便的作用，用于血虚萎黄、眩晕心悸、月经不调、经闭痛经、虚寒腹痛、肠燥便秘、风湿痹痛、跌扑损伤、痈疽疮疡。酒当归活血通经。

现代研究表明，当归多糖具有降血糖作用。

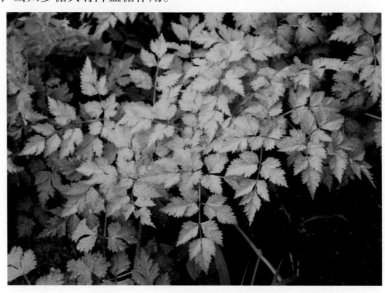

图9-103　当归原植物（方清茂/摄）

四、玉米须

玉米须为禾本科植物玉米（*Zea mays* L.）的果实的须与果轴，栽培于海拔 3 000 米以下的地区，分布于全川。

轴（苞谷芯）健脾利湿、利小便、降压、清血热，用于小便不利、水肿、脚气、泄泻。玉米须具有利尿、泄热、平肝、利胆的作用。玉米须用于肾炎水肿、脚气、黄疸肝炎、高血压、胆囊炎、胆结石、糖尿病、吐血、衄血、鼻渊、乳痈。

玉米须发酵剂对实验动物糖尿病有明显降血糖作用，且对糖尿性高血压、肾病有改善作用。临床用玉米须45克，黄芪30克，白术15克，猪胰1具，共炖，每日一剂。

五、洋葱

洋葱为百合科植物洋葱〔*Allium cepa* L.）的鳞茎，栽培，分布于全川。洋葱用于创伤、溃疡、阴道滴虫、便秘。洋葱含有的硫醇、硫化丙烯、S-甲基半胱氨酸亚砜等成分具有降血糖、降血脂的作用。洋葱中含有的磺脲丁酸，可以通过促进细胞对糖的利用而有效降低血糖。郫都区民间用洋葱泡红酒服，用于治疗高血压。现代研究表明，洋葱中所含前列腺素 A 是一种较强的血管扩张剂，可对抗儿茶酚胺等升压物质，促进钠盐排泄，有降血压作用。

六、苦瓜

苦瓜为葫芦科植物苦瓜（*Momordica charantia* L.）的果实，栽培，分布于全川。

苦瓜果实清暑涤热、健胃、止痛、明目、泻火解毒，用于热病烦渴、中暑、暑热挟湿、牙痛、疔疖红肿、痢疾、赤眼疼痛、痈肿丹毒、恶疮。种子益气壮阳，并解食物中毒（捣为汁灌服）。藤叶清热解毒，治痢疾疮毒。

苦瓜含有的苦瓜皂苷刺激胰岛素释放，具有显著的降血糖作用。

七、南瓜

南瓜为葫芦科植物南瓜（*Cucurbita moschata* Duch.）的果实，栽培，分布于全川。果补中益气、消炎止痛、解毒、杀虫。种子清热解毒、驱虫、杀虫，用于肺热咳嗽、虫积腹痛、绦虫、蛔虫，对血吸虫有抑制和杀灭作用，和槟榔同用治绦虫。南瓜蒂外用治疗疮。瓜瓤治火药伤及烫火伤。花清湿热、消肿毒。南瓜须治妇人乳房剧烈疼痛。藤一把加食盐少许捣烂用开水泡服，用于肺结核、低烧。

南瓜甘温无毒，有补中益气功效。南瓜含有能抑制葡萄糖吸收的果糖，能与人体内多余的胆固醇结合，有防止胆固醇过高、预防动脉硬化的作用。现代医学研究表明，南瓜中还含有腺嘌呤、戊聚糖、甘露醇等许多对人体有益的物质，并有促进胰岛素分泌的作用。糖尿病患者每天煮食南瓜100克，对改善症状有良效。

八、黄瓜

黄瓜为葫芦科植物黄瓜（*Cucumis sativus* L.）的果实、藤、叶、根，栽培，分布于全川。

黄瓜果实除热、利水、清热解毒、止渴，用于肺热咳嗽、烦渴、咽喉肿痛、火眼、烫火伤。茎用于腹泻、痢疾、黄水疮。藤、叶清热解渴、利尿、止痛，用于暑热腹痛、小便不通、腹胀腰痛。根开窍通气，用于鼻塞不通。

黄瓜性凉味甘，甘甜爽脆，具有除热止渴的作用。研究表明，黄瓜含糖仅1.6%，是糖尿病患者常用的代食品，并可从中获得维生素C、胡萝卜素、纤维素和矿物质等。黄瓜中所含的丙醇二酸，能抑制人体内糖类物质转变为脂肪，也适合肥胖人群。

九、生地黄

生地黄为玄参科植物地黄［*Rehmannia glutinosa* (Gaertn.) Libosch. ex Fisch. et Mey.］的块根，生于海拔2 200米以下的山地沙质肥沃土壤，栽培。鲜地黄具有清热生津、凉血、止血的作用，用于热病伤阴、舌绛烦渴、温毒发斑、吐血、衄血、咽喉肿痛。生地黄具有清热凉血、养阴生津的作用，用于热入营血、温毒发斑、吐血、衄血、热病伤阴、舌绛烦渴、津伤便秘、阴虚发热、骨蒸劳热、内热消渴。

熟地黄滋阴补血，用于阴虚潮热、阴虚血少、腰膝酸软、劳咳骨蒸、遗精、盗汗、崩漏、消渴、月经不调、尿频、耳聋、目昏。叶捣涂恶疮、手足癣。

生地黄有滋阴清热的作用，能使动物血糖明显下降，临床应用于糖尿病时，多以生地配天冬、枸杞子等。环烯醚萜类化合物和多糖是生地中的主要化学成分和活性部分，而梓醇又是生地中含量最高的环烯醚萜类化合物，具有抗癌、神经保护、抗炎、利尿、降血糖及抗肝炎等作用。

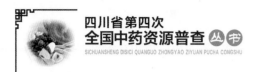

十、其他

海带中有一种名为褐藻酸钠的成分，能让糖尿病病人对胰岛素的敏感性提高，空腹血糖下降，糖的耐受量得以改善。

紫茉莉根打粉与猪胰腺干粉一起冲服，具有治疗糖尿病的功效。

丹参煎剂可明显降低实验动物的血糖，作用可持续 5 小时之久，且可降低血脂及血黏稠度。临床应用丹参、花粉、葛根各 15 克，黄芪 20 克，五味子 7 克，忍冬藤、玄参各 10 克，治疗糖尿病合并高凝血、高血脂有效。

前面介绍的枸杞、葛根等也具有降血糖作用。

第七节　民间常用于高血脂的中草药

很多中草药都有降低血脂的功效，比如决明子、泽泻、山楂、蒲黄、丹参、银杏叶等。

一、决明子

决明子为豆科植物决明（*Cassia tora* L.）的种子，生于海拔 300~2 100 米的山野、路旁、灌丛，分布于全川，主产于荣县、盐亭、剑阁等地（见图 9-104）。

决明子具有清热明目、润肠通便的作用，用于目赤涩痛、羞明多泪、头痛眩晕、目暗不明、大便秘结。决明子含有多种成分，主要包括蒽醌类、萘及萘并吡喃酮类、脂肪酸类和无机元素，最主要成分为蒽醌类成分，约占 1%。现代研究表明决明子可以通过降低血清总胆固醇（TC）、甘油三酯（TG）及低密度脂蛋白胆固醇（LDL）水平，提高高密度脂蛋白胆固醇（HDL）水平，起到调节血脂的作用。

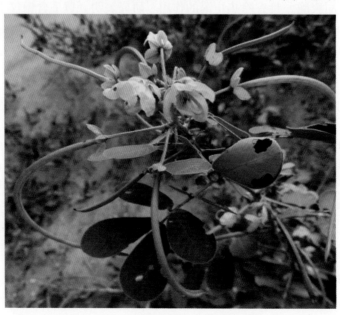

图9-104　决明原植物（方清茂/摄）

二、泽泻

泽泻为泽泻科植物泽泻（*Alisma plantago~aquatica* Linn）的根茎，生于海拔1 400米以下的湖泊、河湾、溪流、水塘的浅水带、沼泽、沟渠及低洼湿地，有栽培。泽泻分布于彭山、夹江、古蔺、都江堰等地。泽泻甘、淡，寒。归肾、膀胱经；具有利水渗湿、泄热、化浊降脂的功效，用于小便不利、水肿胀满、泄泻尿少、痰饮眩晕、热淋涩痛、高脂血症。

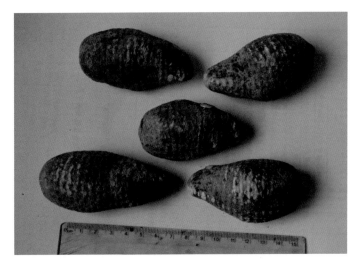

图9-105　泽泻药材（方清茂/摄）

三、山楂

山楂为蔷薇科植物山楂（*Crataegus pinnatifida* Bunge）的果实、叶、根。栽培于海拔3 500米以下的地区，分布于甘孜县、康定、新龙、道孚等地。山楂酸、甘，微温；归脾、胃、肝经；具有消食健胃、行气散瘀、化浊降脂的作用，用于肉食积滞、胃脘胀满、泻痢腹痛、瘀血经闭、产后瘀阻、心腹刺痛、胸痹心痛、疝气疼痛、高脂血症。焦山楂消食导滞作用增强，用于肉食积滞，泻痢不爽。

四、蒲黄

蒲黄为香蒲科植物香蒲（*Typha angustifolia* L.）与宽叶香蒲（*Typha latifolia* L.）的果穗、花粉，生于河流两岸、池沼等水边，分布于全川，普格、雷波、冕宁、宁南、木里、泸县、纳溪、江安、石棉、屏山、南充、绵阳、九寨沟、峨眉山等地。

蒲黄甘、平，归肝、心包经；具有止血、化瘀、通淋的作用，用于吐血、衄血、咯血、崩漏、外伤出血、经闭通经、胸腹刺痛、跌扑肿痛、血淋涩痛。

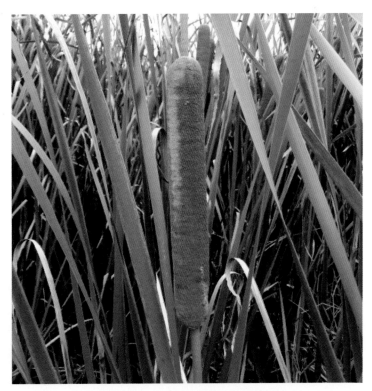

图9-106　香蒲原植物（方清茂/摄）

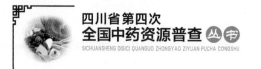

五、金银花

金银花为忍冬科植物忍冬（*Lonicera japonica* Thunb.）的花、茎叶，生于林边、灌丛，有栽培，分布于四川盆地周围山区（见图9-107）。金银花甘，寒；归肺、心、胃经。具有清热解毒、疏散风热的作用，用于痈肿疔疮、喉痹、丹毒、热毒血痢、风热感冒、温病发热。民间有夏天喝金银花茶的习惯。

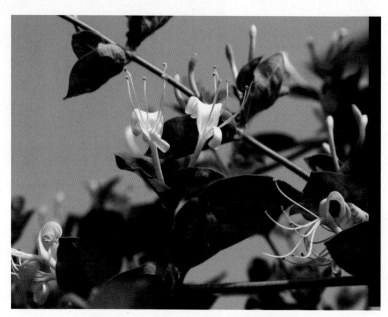

图9-107　金银花原植物（甘友清/摄）

六、黄芩

黄芩为唇形科植物黄芩（*Scutellaria baicalensis* Georgi）的根，生于海拔600~3 500米的向阳山坡、草地，分布于甘孜州、凉山州、达州市等地。黄芩苦、寒，归肺、胆、脾、大肠、小肠经。具有清热燥湿、泻火解毒、止血、安胎等作用，用于湿温、暑湿、胸闷呕恶、湿热痞满、泻痢、黄疸、肺热咳嗽、高热烦渴、血热吐衄、痈肿疮毒、胎动不安。

七、绞股蓝

绞股蓝为葫芦科植物绞股蓝［*Gynostemma pentaphyllum* (Thunb.) Makino］的全草。生于海拔3 200米以下的荒坡、灌丛、林下，分布于全川，如都江堰、宜宾、江安、珙县、眉山、开江、邻水、巴中、峨眉山、峨边、马边。

全草清热解毒、止咳、祛痰、益气安神、利水除湿，用于风湿疼痛、湿热黄疸、疮毒、痢证、气虚体弱、少气乏力、心悸失眠、肺虚咳嗽、慢性支气管炎、高血脂。

八、大蒜

大蒜为百合科植物蒜（*Allium sativum* L.）的鳞茎，栽培，分布于全川。大蒜具有行滞气、暖脾胃、消癥积、解毒、杀虫的作用，用于饮食积滞、脘腹冷痛、水肿胀满、泄泻、痢疾、疟疾、百日咳、痈疽肿毒、白秃癣疮、蛇虫咬伤。叶醒脾、消谷食，但多食伤肝、昏眼目；蒜梗治疮肿湿毒、烧灰治臁疮、坐板疮。大蒜中含有的精油能阻止动脉脂质增生及胆固醇诱发的相关疾病，如高血脂等。

第八节　民间常用于减肥的中草药

肥胖是一种亚健康的表现，主要原因在于过食油腻厚味、起居不规律、半夜饮食等，导致脂肪日积月累而发胖。虽然决明子、大黄、山楂、荷叶、番泻叶、车前子、陈皮、何首乌、甘草、女贞子、枳壳、魔芋、香菇等中草药都具有减肥的作用，但是良好的生活与睡眠习惯、适量运动、适度饮食是减肥成功的关键。

一、车前子

车前子为车前草科植物车前（*Plantago asiatica* L.）的种子，生于潮湿处、路边、向阳草地，分布于全川。车前子甘，寒，归肝、肾、肺、小肠经，具有清热利尿通淋、渗湿止泻、明目、祛痰的作用，用于热淋涩痛、水肿胀满、暑湿泄泻、目赤肿痛、痰热咳嗽。食用车前子能够让人有饱腹的感觉，减少食物的摄入量，从而达到减肥的效果。车前子还用于高血压。

二、陈皮

陈皮为芸香科植物柑橘（*Citrus reticulata* Blanco.）的果皮，栽培，分布于全川，主产于资阳、简阳、合江。橘的果肉、叶、橘络、橘核、幼果都具有药用价值。

陈皮理气健胃、调中、燥湿化痰，用于脘腹胀满、呕吐呃逆、咳嗽痰多、慢性气管炎、水肿、慢性胃炎、乳腺炎。在2020年预防新冠病毒肺炎感染的三个中药处方中都有陈皮。果肉开胃、止咳、润肺，用于胸膈郁气、呕逆、消渴。橘叶舒肝解郁、行气散结、化痰、理气、消肿毒，用于乳腺炎、胁痛、冷气腹痛。橘络通经活络、理气活血、化痰，用于痰滞经络、咳嗽胸胁疼痛。橘核温通下焦滞气、理气、散结止痛，用于小肠疝气、睾丸肿痛、乳腺炎。幼果（青皮）舒肝破气、止痛、消积化滞，用于胸胁疼痛、乳房肿痛、乳腺炎、疝气等。民间在包汤圆时，有时也加入一些陈皮。

陈皮含有挥发油、橙皮苷、维生素B、维生素C等成分，它所含的挥发油对胃肠道有温和刺激作用，可促进消化液的分泌，排除肠管内积气，增加食欲。陈皮中含有的川陈皮素对肥胖大鼠具有减肥、降血脂的作用。

三、甘草

为豆科植物甘草（*Glycyrrhiza uralensis* Fisch.）的根状茎，生于干旱山坡，有栽培。

甘草有益气和中、清热解毒、祛痰止咳的功效。甘草中含有的甘草甜素（glycyrrhizin）对肥胖大鼠具有显著的减肥和调血脂作用。

161

四、枳壳

枳壳为芸香科植物酸橙（*Citrus aurantium* L.）及其栽培变种的干燥未成熟果实，分布于南充、成都、宜宾、纳溪、叙永、隆昌、合江、泸县、屏山、普格、雷波、金阳、眉山市、达州市、巴中市、峨眉山、泸定等地。枳壳主产于达州、巴中、苍溪、安岳、泸县、蓬溪等地。

枳壳具有理气宽中、消胀提肛的作用，用于脘腹痞满胀痛、湿热食积、痰湿内阻、肝胃不和、胃脘胀闷、胸胁疼痛。枳壳具有降脂、减肥的作用。

五、香菇

香菇为口蘑科植物香菇［*Lentinus edodes*（Berk.）Sing.］的子实体，生于阔叶树的朽木上，有栽培，分布于凉山州、阿坝州、甘孜州、峨边、旺苍等地。香菇具有养血补气、开胃、抗肿瘤、延缓衰老等作用，用于佝偻病、乳蛾、麻疹不透、高血压、贫血、小便失禁、毒菌中毒。

香菇清汤：鲜香菇 10 个，加水小火煮 15 分钟，不加盐或加少许盐和调料。早上空腹适量饮用此汤，有助于减肥，消除过多脂肪。高血压、高血脂、感冒初期都可以饮用。

第九节　民间中医知识

一、中草药药性与受伤诊断打油诗

四川民间对于中草药的功效，进行了总结。"草木中空善治风，叶枝相对治见红，叶边有刺皆消肿，叶中有浆拔毒功，毒蛇咬伤就地医，内血面白必戒酒，忍气吞声验内伤"。

（1）中空草木善治风：草木中间为空心的可以治疗风湿骨痛。

（2）叶枝相对治见红：草木叶与枝是对生的可以外用止血。

（3）叶边有刺皆消肿：叶边有毛有刺的可以治肌肉红肿。

（4）叶中有浆拔毒功：叶子一经揉搓即有黏滑浆的可以治无名肿毒或蛇、蝎、蜂、蜈蚣咬伤等。

（5）毒蛇咬伤就地医：被毒蛇咬伤，切勿惊慌失措、拔足狂奔。应冷静地挤或吸出毒汁，然后在原地 10 平方米范围内即可找到解药（按第 4 句话找）。

（6）内血面白必戒酒：凡内伤出血的人就会出现面白口渴，此时不论服何药物皆忌与酒同服。

（7）"忍气吞声验内伤"：跌打损伤，外伤为轻内伤为重。一般四肢、肌肉损伤红肿为外伤，那么什么叫内伤，该怎么辨别呢？辨别过程如下：令伤者深吸一口气如吞食物一样，然后闭住呼吸，憋不住的时候再呼出气！在憋气过程中如自觉伤处犹如针扎样刺痛或刀割样痛，重者则不能憋气，此即为内伤之症。以上虽短短数句话，在危急中却可产生救命之效，望认真记熟背好，在紧急关头才可自救、救人。

二、盐亭县中草药与养生知识

四川省流传了很多关于中草药治病的俗语，仅盐亭县就有以下一些俗语在民间流传，如"七叶一枝花，无名肿毒一把抓""识得千里光，一生不生疮""识得半边莲，不怕共蛇眠""蛇咬离不了一支箭，补气、壮阳、痈肿散""眩虚当用盘龙参，遗精早泄腰痛灵""透骨消治风寒湿，关节疼痛伤损痊""常种土三七（血当归），跌打消肿离不得""刮筋板配排风藤（白英），主治月交痨最灵"，"打得地下爬，离不开祖师麻（黄瑞香）"。此外，四川省还有大量的养生俗语，如"饭后三百步，不用开药铺""常常晒太阳，身体健如钢""早晨洗脚，如吃补药""要得小儿安，常带三分饥与寒"等。

三、藏医的药材鉴别方法

藏医主要采用舌头来鉴别药材。德格县藏医院的巴夏老师，就用他的舌头来评价所有藏医院用药的真伪优劣。不管是有毒的还是无毒的藏药，巴夏老师都用嘴咀嚼，用舌头来判别其味道。

理塘县藏医院的兄兄副院长也是用舌头来判别药材的真伪优劣。在普查的过程中，每发现一种药材，兄兄都要取一点放入口中，咀嚼、舌头尝一尝，剧毒的雪上一枝蒿，他也放入口中咀嚼，但是他并没有中毒。古代认为我国西部的人皮粗肉厚，抗毒能力强，《黄帝内经》谓"（西方）其民华食而脂肥"。

中医也有用舌头尝味道来判断药材的，比如五味子就是尝出来的，又如乌梅、花椒、大黄、黄连、甘草等都是用尝来鉴定。但是，中药的鉴别更是结合了外观形态、颜色、质地、气味等进行的综合判断，不像藏医凡是药都用舌头进行鉴定，这是藏医的一个特殊的技术。

四、女廉丸

药枕也是古代一种常用的养生方法，《串雅内外编》记载："五月五日，七月七日，取山林柏木锯板作枕，长一尺三寸，高四寸，以柏心赤者为之，盖厚四五分，工制精密，勿令走气，又可启闭，盖上钻孔如米大，三行，每行四十九孔，凡一百四十七孔，内实药二十四品，按廿四节气用川芎、当归、白芷、辛夷、白术、藁本、木兰、蜀椒、官桂、杜衡、柏实、秦艽、干姜、防风、人参、桔梗、白薇、荆实、蘼芜、白蘅、飞蠊、薏苡、款冬花、肉苁蓉，加外八味毒者以应八气风：乌头、附子、藜芦、皂角、茵草、矾、半夏、细辛，上共三十二物各五钱为末，和入枕匣，外用布囊缝好，枕百日过，面有光泽。一年体中风疾一切皆愈，而且身香。四年发白变黑，齿落更生，耳目聪明，神方秘验。此方乃女廉传玉清，玉清传广成子，圣圣相传，不可轻忽。常以袱包盖，勿出气。"

五、普查中发现的中草药治病经验

雪茶有清热解毒生津、醒脑安神功效，主要用于心烦口渴、肺热咳嗽、阴虚等症。金莲花有清热解毒、消肿、明目的功效，主要用于感冒发热、咽喉肿痛、口舌生疮等症。铁棒锤（伏毛铁棒锤）有祛风除湿、活血镇痛的功效，主要用于风湿痹痛、跌打损伤，牙痛等症。如甘孜县中藏医院以伏毛铁

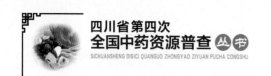

棒锤与草乌、马钱子、三七等配伍治疗跌打损伤、风湿痹痛等症。雪莲花有除寒、壮阳、调经、活血、止痛消肿功效，主要用于中风、妇女小腹冷痛、肾虚等。无尾果有平肝息风、活血调经、清热解毒、行气止痛的功效，主要用于头痛发热、高血压、月经不调等症。

盐源县用水豹子（红苞距药姜）治疗肝硬化、肝癌等；具有退烧、降尿酸、止咳、清热解毒、活血止痛的作用。鹿衔草（鹿蹄草）治疗发烧咳嗽、尿酸高等。

宁南县周医生具有丰富的用药经验，他用于治疗风湿的中药处方为：倒竹伞、追风伞、透骨草、绿升麻、叶下花、叶上花、大青藤、血藤、风藤等；用于治疗肾虚腰痛的中草药有倒竹伞、悬钩子、叶上花、叶下花、红伸筋草、九股牛、红樟木、重楼、蜘蛛香、灵芝等。

自贡市贡井区刘医生用三金三子三石加味汤治疗肾结石，该方由金钱草、海金沙、鸡内金、菟丝子、车前子、枸杞子、石韦、滑石、鱼脑石、瞿麦、玉米须 11 味药组成，有利尿通淋、排石之效。

自贡市荣县民间用瓜蒌壳、瓜蒌根熬水擦洗手上冻疮，泡脚可以治疗脚上的冻疮。"瓜蒌洗手，可治裂口"。用丝瓜瓢制作的鞋垫，轻松舒适，吸汗透气，预防脚臭，祛风、通络、活血。蝉蜕、白菊花熬水用于目翳（眼睛布满红丝）。桑螵蛸（刀螂在桑树上产的卵）用于治疗遗尿、尿床。

泸州市江安县用具有消肿利尿、增强免疫力作用的百花粉（各种植物的花粉混合物）治疗前列腺炎。筠连县张医生用扛板归的干燥地上部分治疗带状疱疹。石豆兰阴干后与核桃一起咀嚼食用，治疗肾结石、胆结石。

邛崃市闵医生使用海芋的根缓解直肠癌引发的疼痛，他还把马兰用于肥胖与高脂血症。

布拖县的艾滋病辅助治疗处方，由金银花、板蓝根、雷公藤组成，使用时配合麻杏石甘汤。布拖县的静脉曲张治疗处方，组成为土茯苓、桂枝、地龙、红花。严重时可配合鸡冠豆丁（当地别名）和毛子草捣碎外敷脚面。五匹草（打破碗花花）也用于治疗静脉曲张。

乐山市中医张医生用王不留行的种子贴耳朵治疗失眠。乐山市犍为县梁医生用刺梨枝叶、齐头蒿治疗各种癌症。

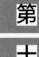

癌症的中医预防与治疗

第一节　中医治疗癌症的原则

癌症的临床症状多种多样，主要表现有疼痛、溃烂、消瘦、肿块等情况。又因癌发生于人体不同部位而又有不同的名称。所以，治疗癌症以重塑道德、改造心理素质和情绪为要务。在治疗上应用中医理论及相应的诊法治法，用整体辨证思维体系贯通起来的理、法、方、药；分辨表里、阴阳、虚实、寒热，判明是外因、内因还是本因；掌握法则，综合选择针、灸、汤液、薄贴、导引诸法，补偏救急，活人性命。

癌症是重症，也是顽症。治疗癌症可按《孙子兵法·计篇》"故极之以计，而索其情，曰主孰有道"的原则，要分清主次，时刻以保持病人机体的整体平衡为要务，使生命舒展，生化不绝。何脏虚，对何脏行补；哪脏实，对哪脏行泻。如消化不良，即行宽中健脾胃之法；遇呼吸不畅，即行清肺宽胸利膈之法；看胆道不利，即行利胆之法；二便不通，即行通利大小便之法。再如血液中毒素太多，就要对病人血液行清利之法；若有表证还应发表。

第二节　中医预防癌症的方法

癌症的预防，主要包括调情志（养性、养心）、顺时节、适寒暑、慎起居、和饮食、导引真气诸

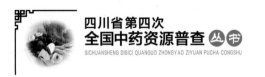

方面内容。养心、养性调情志的关键点如下：

人是由自然生命、社会生命和精神生命共同构成的一个统一体，故养性、养心对于养生具有非常重要的作用，而养生是预防癌症的重要组成部分。

一是避免七情对人体的损害。人生在世，离不开"喜、怒、惊、恐、忧、思、悲"七情。但太过或不及，又会损伤人体情志与身体机能，从而导致疾病的发生。《黄帝内经》谓："怒伤肝，喜伤心，思伤脾，忧伤肺，恐伤肾。"怒气损伤人体肝经，狂喜损伤人体心经，久思（长时间的思虑）损伤人体脾经，忧悲损伤人体肺经，惊恐损伤人体肾经。《五行经》提倡"仁、义、礼、智、信"五德，即深契此理。具体以仁德（恻隐之心）养肝，以礼德（辞让之心）养心，以信德（无妄之心）养脾，以义德（羞恶之心）养肺，以智德（是非之心）养肾。《黄帝内经》云："精神内守，病安从来。"即人能做到心平气，阴平阳秘，又哪来的病呢？

另据《道藏》记载，不唯暴怒伤肝，阴怒（不服人）亦伤肝；狂喜伤心，恨人亦伤心；久思伤脾，常常抱怨亦伤脾；忧悲伤肺，气恼亦伤肺；惊恐伤肾，烦恼亦伤肾。因此，避免七情对人体的伤害，应自觉克服不正常的七情五志。所谓"德高寿高"，诚非虚言。

二是掌握避免七情五害的验证方法。首先看当下反应：即从每一事当下，看自己遇事时，是否有暴怒心、不服人的心意与行为？是否有狂喜、恨人的心意与行为？是否有久思（怀疑）及抱怨人的念头与言语？是否有忧悲、气恼之心意？是否有惊恐、烦人之心念与言语？然后观私下念头：即已发生的事情，是否常在脑海中浮现还放不下？凡有放不下的事情，即没有想通，应积极设法调整自己的心态，进而以平和心对待世间的一切人与事。再者是察梦境清浊：较为深入之法，是凌晨睁眼，即稽查自己的梦境，若梦境已相对清净，就说明能够较好地调控自己的七情了。

三是保持愉悦与感恩的心态。我们每天晚上应独自反思：我们此生有如老子、孔子留下德于世间吗？我们此生有如药王孙思邈、唐将郭子仪有功于世吗？我们此生有不惜生命救民于水火吗？我们此生有不问未来贫富赠千金于社会吗？我们此生有传播学问于万千民众吗？因此，我们应该感恩我们的祖国、父母、师友及世间一切兄弟姐妹，能让我们以一个健康人正常生活在这个世界。既有机会服务社会民众，亦有机缘追求相对自由如意的人生道路。这样，不仅具备了养生的生理心理基础，亦具备了立生与达生的心理基础，临终之际，反观自身，可以相对无憾矣。

第三节　中医临床使用的抗癌中药

李仲愚先生认为，癌症的治疗方法，相当于兵法的战略思想和战术的方略。在具体战术上，治疗癌症重点还要与其他内脏疾病鉴别，要把它当作恶性的痈疽疮疡治疗。癌的扩散，应当作外科的"走黄"看待。李仲愚先生在临床实践中发现了大量的抗癌中草药，自拟了抗癌与康复的组方，并且制定了气功与食疗的康复方法。

李仲愚先生常用的抗癌中药包括：

鱼腥草：又名折耳根、猪屁股，对肺、大肠、肝、胆的癌症有效。鱼腥草有除湿解毒收敛之功，又有预防病毒性感冒及控制癌细胞扩散的作用。

仙鹤草：它是止血、活血及养阴解毒的良药。一切癌症都可用它，同时对肠、脑溢血及白血病引发的出血都有很好的疗效。仙鹤草具有延年益寿的功效，民间传说乾隆皇帝寿过八十，养生方法之一就是服用仙鹤草。

败酱草：它是解毒和消结的良药。传说张仲景和孙思邈曾用它治疗胃炎和肠痈。内服对治疗疮痈、癌症均有较好的疗效。

薏苡仁：又称薏米，用于疮症，可以排脓，并且是补益脾胃的良药。在治疗癌症方面，可以排除癌细胞分泌的毒液和产后恶露（但因有收缩子宫的作用，孕妇忌服）。

土茯苓：消肿杀菌、软坚散结效果好，故各系统癌症均可用它。

海藻：古人多用于治疗甲状腺肿大和瘿瘤。其实，海藻软坚散结、控制癌细胞扩散效果均很好，而且不损伤正气，不损伤白细胞。

橘核、荔枝核：古人多用二者治疝气。其实，两者对于消散包块、控制肿瘤及癌细胞生长都有效。

山楂：散结、消肿块作用很好，尤其是对消散肝脏、盆腔的包块和癌细胞作用好。

蜂房：吸收毒素，托毒、生肌效果好，对癌肿溃烂者有特效。

此外，还有天青地白草、蓖麻叶、臭牡丹叶等，治疗癌症效果很好。

癌肿外敷药：凡癌组织已露于肌表、能够摸得着看得见，则当选外用药配合治疗。李仲愚先生自拟"六合散"，外用疗效显著。其处方为：牛耳大黄、蒲公英、紫花地丁、矮桐叶、白矾、雄黄捣烂，加蜂蜜调成软膏外敷。要一直敷到癌肿的"黑根"脱落，才算根治。

167

第四节　中医治疗癌症的方法

李氏（李仲愚）抗癌肿方——子房根汤

[组方] 矮桐子 60 克，蜂房 6~10 克，棉花根 60 克。

[功效] 用于癌肿、结核杆菌，增强免疫力。

[主治] 骨结核及一切癌肿。

按：此为一天的剂量，加水炖猪排骨内服。若是脊柱结核，可用以上药物炖猪或羊的脊骨内服。坚持长期服用，不仅能抗结核杆菌，同时加速骨细胞的生长，加快骨头的恢复。

李氏抗消化道癌方——巴豆霜

[组方] 巴豆 1 粒，人参 10 克。

[功效] 益气通膈。

[主治] 食道梗阻，一切消化道癌症。

按：李氏祖辈在长期临床实践中，参以道家秘方，自拟此方，名巴豆霜，对一切消化道癌症的疼痛均有控制发展、减轻痛苦的功效。即以巴豆数粒，完全去油，每日以 1 粒巴豆的量，配以等量人参粉或等量人参汤冲服。坚持每日服用 1 次，直至症状完全消除。

李氏抗脑癌方——三元汤加减 1

脑癌用三元汤加标药如贝母、白及、三七、陈皮、香附、桃仁、丹皮、红花、海藻。在治疗癌症时，海藻可以与甘草配伍，效果更好。

李氏抗肝癌方——三元汤加减 2

肝癌用三元汤加除湿利胆之药，如茵陈、木通、血通、姜黄等。再加上固脾的标药。

注：中医处方的中药分为两种，标与本。本方中，三元汤为本，其他添加的中药为标。

李氏抗肺癌方——参麦散

肺癌用参麦散加三元汤主之，另外加酒军（酒大黄）。酒军不仅可以通便，更可以清洁血液，舒张正气，恢复卫气，增强抵抗力。肺部出现空洞，可以用白及补损。

李氏抗淋巴癌方——阳和汤加减

淋巴结肿大可以用玄参、牡蛎、夏枯草、连翘、土茯苓、浙贝母等。在颈两侧，可以用柴胡引经，加香附、青皮、木香、山楂、橘核、荔枝核外敷化结。淋巴癌还可以用阳和汤主之，另加大青叶、夏枯草、板蓝根等。晚期难治。

李氏抗瘿瘤方——导痰汤加减与药酒

辨证：痰气交阻，瘀滞颈部，形成瘿瘤。治法：理气化痰，活血祛瘀，软坚散结。

方药：

①导痰汤加减：陈皮 15 克，法半夏 15 克，茯苓 15 克，枳壳 15 克，制胆南星 15 克，延胡索 15 克，三棱 15 克，莪术 15 克，桃仁 10 克，红花 10 克，海藻 10 克，昆布 15 克，夏枯草 15 克，隔山撬 15 克，矮桐子 15 克，苦荞头 30 克。水煎服，每日一剂。

②大艾灸药酒方：胆南星 15 克，半夏 15 克，川芎 15 克，大黄 15 克，川乌 15 克，桃仁 15 克，红花 15 克，姜黄 15 克，栀子 15 克，三棱 15 克，莪术 15 克，乳香 15 克，没药 15g。上药白酒浸泡 1 周后备用，用时以三层以上纱布或棉花浸透药酒，盖在甲状腺肿瘤上，再将艾条 2~3 根点燃在纱布上方悬灸，以病人感觉有热感并能忍受为度，可灸 30 分钟左右，在艾灸时药酒通过加热，能迅速渗透到肿块，起到理气化痰、祛瘀活血、软坚消肿的作用。每日灸治 1 次。每百天为一个疗程。

李氏抗乳核方——逍遥散加减

辨证：肝气郁结，乳络阻滞。治法：疏肝理气，活络散结。

方药：逍遥散加减。柴胡 10 克，当归 10 克，白芍 10 克，白术 10 克，茯苓 10 克，薄荷 10 克，全瓜蒌 15 克，青皮 10 克，天花粉 15 克，玄参 15 克，贝母 15 克，丝瓜络 15 克，甘草 6 克，生姜 10 克，大枣 10 克，隔山撬 15 克，矮桐子 15 克，苦荞头 15 克。8~10 个月为一个疗程。

第五节　癌症的针灸治疗

中药和食疗配合针灸治疗癌症，是当代世纪治疗癌症和各种疾病以及瘟疫的有效方法。

针灸治疗癌症有一个特殊的穴位——截根穴。

截根穴为经外奇穴，又名截癌穴。

[定位] 位于足内侧，舟骨结节（即舟骨粗隆）下方凹陷直下 0.5 寸处。

[解剖] 有胫骨后肌腱、趾长屈肌腱和拇长屈肌腱；有跗内侧动、静脉和足底内侧动、静脉；布有隐神经的分支和足底内侧神经。

[主治] 喉癌、鼻咽癌、食管癌、胃癌、乳腺癌、子宫癌、肝癌、直肠癌、肺癌。

[操作] 针向足跖部横刺 3~4 寸（头颈部肿瘤向前刺，下部肿瘤向后刺），针感为足趾胀、麻。

[说明] 该穴位于肾经"然谷"穴下方 0.5 寸。《常见肿瘤的防治》载"截根"穴，从然谷下五分处进针，向脚心横刺 3~4 寸；头颈部肿瘤向前斜刺，下部肿瘤向后斜刺。

喉癌取穴：截根穴、通气穴、曲池、合谷、大椎、天突、少商、足三里。

鼻咽癌取穴： 截根穴、2~3 颈椎之间取穴、曲池、合谷、大椎、足三里、印堂。

食管癌取穴：截根穴、膻中、内关、中脘、足三里、脾俞、天突。

胃癌取穴：截根穴、胃俞、内关、中脘、足三里、脾俞。

乳腺癌取穴：截根穴、膻中、乳根、曲池、合谷、大椎、足三里。

子宫癌取穴：截根穴、下脘、天枢、石门、关元、中极、足三里。

肝癌取穴：截根穴、太冲、涌泉、足三里、肝俞、胆俞。

直肠癌取穴：截根穴、长强、三阴交、大肠俞、天枢、足三里。

肺癌取穴：截根穴、曲池、合谷、肺俞、鱼际、膻中。

操作方法：用 28~32 号、1.5~2 寸毫针，针刺得气后提插捻转，中等强度，留针 15~45 分钟。隔日一次（每周 3 次）或每日 1 次、5 天后休 2 日，四星期为一个疗程。

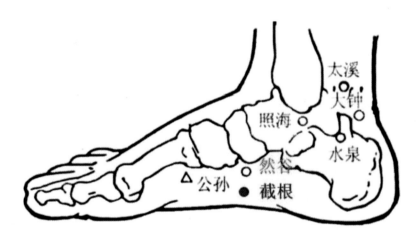

图10-1　截根穴

第六节　癌症的康复

一、癌症康复的药物组方

癌症康复方 1——三才汤

[组方] 天冬 30 克，生地黄 30 克，人参 30 克。

[功效] 养阴益气，补肾润肺，强壮补虚。

[主治] 癌症后体弱。

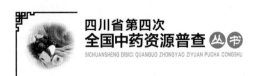

按：此方以天冬养阴生津，润肺清心，生地黄清热生津、凉血止血而补肾，人参大补元气，对于阴虚特别是经放化疗者，有很好的养阴益气作用，是"先为不败"的选择。临床应用，还当配以活动胃气的药。

癌症康复方 2——李氏三元汤

[组方] 人参 30 克，黄芪 30 克，甘草 3~5 克。

[功效] 补气健脾，调养五脏。

[主治] 放化疗后气阴两虚之证。

按：此方是李先生借用李东垣"保元汤"拟定的。人参大补元气，并调节人体各脏腑功能。人参可用红参或白晒参代替，条件不许可，也可用潞党参代替。甘草和中，养五脏而健脾解毒；甘草在有心累心跳的情况时用炙甘草，一般情况下则用生甘草。方中黄芪可增强人体卫气，提升白细胞功能。李仲愚先生认为这三种药物都具有控制和治疗癌症的作用，故称三元汤。

二、癌症康复的辅助方法

中医学认为，当癌症得到有效控制并接近根除时，是个很关键的康复阶段。

西医的放疗、化疗或手术后，也有一个康复阶段。在康复阶段，以下两个方法很重要。

一是气功锻炼。气功锻炼的方法很多，但就癌症康复来说，练数息法最为稳妥。方法为：静坐（若不能久坐时，或卧或站也可），只数入息，每入息，数一数，出息时全身放松，从一数到一百，再从一百数到一。在数息的同时，若能意守病灶更好。因为"心之所至，气即随之"，意念到达哪里，人体气血即会往哪里汇聚。不仅温度升高，氧分子也会增多，而癌细胞恰恰是厌氧又怕热的。

二是食疗。食疗治癌，不仅在康复期效果好，而且在整个治疗期间，作为药物的辅助方法也是非常有利的。例如，芡实、薏苡仁、糯米、怀山药、莲子等量，煮粥或煲汤。另外，五豆汤（绿、红、黄、白、黑五豆各 15 克，陈皮 10 克），作为食疗方效果也很好。

值得说明的是，癌症病患，在需要补充营养时，也应以药物（包括人参等）和素食为妙。李仲愚在多年临床观察中发现，越是以鸡、鸭、鱼、虾等补充营养的，一是因腥气太重（《易经》有"同声相应、同气相求"的说法），与癌细胞更接近，反而使癌细胞增长更快；二因直接打破生命本身的激素平衡，导致病情变化、恶化更快，并发胸闷、腹胀、病区剧烈疼痛、失眠、多梦及血脂、血糖、胆固醇升高和精神衰败等。贫苦人家，饮食有节，不贪厚味，唯按医嘱服药，症状减轻，有的甚至完全根治。

三、癌症的康复锻炼

生命在于运动，适度运动可以增强体质。肿瘤患者可根据自己的病情和体质，选择适宜的运动项目、运动强度和运动时间，尽量做到动静结合，以缓和的运动为主。

第一、卧床的患者，如果手脚不能动弹，则患者家属可以通过搓揉患者手脚、翻身、按摩穴位等来帮助患者身体的气血流动。如果卧床患者手脚能够动，就可以按照药王孙思邈养生口诀做一些简单的保健养生运动，如梳头、热敷面部、揎耳、揉脐、拍打腹部与背部、左右脚互摩擦等。

第二、如果患者能够坐，就可以采用郭沫若的静坐养生法进行身体自我的修复。

第三、如果患者能够自由活动，就可以使用经络拍打法，拍打十二经络以及人体的主要穴位如天门穴、膻中穴、神阙穴、劳宫穴、涌泉穴等，以疏通经络，调理气血。

第四、如果患者能够下床自由活动，则可以选择站桩、八段锦、太极拳等来恢复体能，也可以每天适度的走步等锻炼，以身体不疲劳为度。

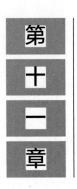

第十一章 四川古代药市

第一节　王昌遇与梓州药市

王昌遇，唐时人。《云笈七签》载：梓州（今四川三台）人。为州狱吏，（犯人）多所平反。有老父卖鼠药于市，终日不售，昌遇怜之，每遇辄鬻以归。老父疑其家鼠多，昌遇言购药之故，且言药俱在。老父曰："第用之，鼠未必死。"昌遇归，投药于食中，鼠食之，皆化为鸽飞去。昌遇大惊，往寻老父，不见也。未几，有道士日醉卧于市，人呼"落魄仙"。时昌遇为牙校，夜巡，遇落魄仙卧于道，按法当死，而昌遇匿之，携归于家。落魄仙既醒，反诬昌遇窃己赀。昌遇不辩，如数偿之。落魄仙临去，曰："他日见子于泸上（今四川泸州）。"数年后，昌遇解纲至泸州，遇落魄仙。仙传以道，起名易玄子，并云："昔之鼠药乃外丹之本，服之可仙。"至唐宣宗大中间，昌遇仙去。

《续文献通考》："唐代王昌遇，道号易元子。买异人仙药，得仙诀百篇。辞狱官之职入道，司炼丹之责采药。诊病疾，救死扶伤；行善举，广积阴德。重九上升，得道终成仙；郡人尊号，立祠易元庙。此后每逢此日，天下货药之辈，皆到此处祭祀。来者售其药，此地成药市。"

农历九月初九是我国传统的重阳节，人们颇具仪式感地插茱萸、喝菊花酒、登高望远，以治病防疾养生，祈求平安吉祥。这一天，民间还有一项非常重要的医事活动——药市开张。史载，重阳节开办药市，就是为了纪念药市行之祖王昌遇。宋代陈元靓《岁时广记》、高承《事物纪原》皆有"药市之起，自唐王昌遇始也"的记载。

宋仁宗天圣年间（1023—1031 年），龙图阁学士燕肃任梓州知州时，药市供需愈加兴旺。于是，他又将药市延长为三天，至九月十一结束。

据记载，每逢梓州药市，场面十分热闹。药市期间，地方主政官员亲率僚属在药市举办地设早宴、晚宴迎宾客，并送酒给参加药市贸易的道人饮用。"容数十斛，至杯杓，凡名道人皆恣饮"。唐末五代文学家、本草学家李珣亦入籍梓州，售卖香药，丰富了药材交易品种，满足了患者需求，扩大了药市影响。他还著书立说，编著了我国第一部介绍和研究外来药物的专著《海药本草》。

梓州之所以能够独步一时，成为"天下第一药市"，实有天时地利人和之便。四川历来药材资源非常丰富，品质上乘，药业繁盛，加之当时梓州是仅次于成都的川蜀大镇，城市建设比较完善，水路陆路交通便利，市场发达，为药材的重要集散中心，因此，各地豪商巨贾纷纷入蜀争购交易药材。

梓州药市在自身的发展过程中，不仅开市次数得以增加，交易范围也有所扩大，由单纯的药材交易市场变成以药材交易为主，并有其他生产生活物资交易的综合性贸易市场。这促进了中药材的生产与流通，也催生了药业行业组织"药商会"的出现。

第二节　成都药市

唐末，我国药市的中心逐步由梓州转向成都。一时间，成都药市盛况空前。《岁时广记》载："成都九月九日为药市，尽一川所出药草、异物与道人毕集，进行药材交易。"许多名人墨客亦慕名亲临药市购药、游逛、观赏，并留下诗篇。

北宋时期，宋祁《九日药市作》云："阳九协嘉辰，斯人始多暇。五药会广廛，游肩闹相驾。灵品罗贾区，仙芬冒闽舍……饔飧互作主，参苓交相假。曹植谨赝令，韩康无二价……顾赖药石功。"周锷《冯氏万金楼》云："杵声喧药市。"仲殊《望江南·成都好》云："成都好，药市晏游闲……愿求朱草化金丹，一粒定长年。"田况赋诗《重阳日州南门药市》云："岷峨旁礴天西南，灵滋秀气中潜含。草木瑰富百药具，山民采捋知辛甘。成都府门重阳日……卖药数种人罕识……盛言每岁重阳市，但喜见民药货售，归助农业增耡耰。"黄庭坚《送高士敦赴成都钤辖》吟咏成都药市："烧烛海棠夜，香衣药市秋。"王灼《送凝上人成都看药市》云："蜀山富奇药……九日来成都。"南宋陆游《汉宫春·初自南郑来成都作》云："看重阳药市，元夕灯山，花时万人""当年万里客西南，药市题诗倚半酣。""何妨药市微行。"南宋丞相京镗《雨中花·重阳》云："锦城药市争奇……登高望远，一年好景，九日佳期。"陈应斗《药市》云："肘后应难一一传，多将灵药种仙山。仙禽捣就仙翁卖，挑杖悬壶走世间。"

到了宋代，药市的开张日期增加到一年数次，即每年二月八日、三月九日、五月五日、九月九日等。

古代药市的形成与发展，大大促进了药材的生产、储藏与流通，推动了社会经济的发展。古人选择农历九月初九开张药市，符合天人合一、顺应四时养生之道。中医认为，九九重阳，是防病治病的重要时机，当"辟除恶气而御初寒"。

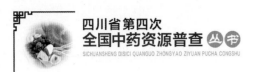
　　当然，民间不少地方也有端午药市。端午节药市是凉山彝族自治州美姑县的一个传统习俗。端午期间当地农民会上山采挖中药运到县城出售，药市热闹非凡。其中出售较多的大宗中药材有重楼、何首乌、伸筋草、茯苓、蜘蛛香、天南星、鱼腥草、仙鹤草等。

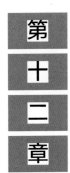

传统节日

我国民间有很多传统节日，也具有丰富的文化内涵。例如腊月初八的腊八节；腊月二十四的祭灶节；年三十的除夕；正月初一的春节；正月十五的元宵节，即上元节；二月初二的春龙节；农历二月的寒食节，寒食节的日期需要根据五运六气推演，并不固定；清明节；五月初五的端午节；七月初七的女儿节；农历七月十五的中元节；农历八月十五的中秋节；九月初九的重阳节；十月初一的祭祖节；冬至节等。

中国人讲究的是"天人合一"，人类要想获得良好的精神状态和心灵健康，要想在地球上获得生命的健康和正确发展，扎下稳固的根基，要想终生不受和少受疾病的困扰和对生命的伤害，那么只有抓住三个关键点，第一是敬天，第二是爱地，第三是修身。天就是天时，就是天德，地就是地炁（气）。民间节日就是天时的一些重要的时间节点。而修身就是人必须抓住这些关键的时间节点获得天德与地炁（气），这样才能保持心身的健康。

中国古代文化的内涵就是修身明德求真。陶行知的一句话"千教万教教人求真，千学万学学做真人"就很好地把握住了这个文化内涵。修身明德内求真的文化内涵丢失，使中国人敬天爱地、感恩心与承传之志的文化教育失去依托而走形变样，以至蜕化变质而流失，这就是中华民族文化之殇。正是因为我们把中华文明中最全面、最完整的精神内核（修身明德求真）丢失了，所以人们才会对西方的节日趋之若鹜。中国的民间传统节日都有丰富的文化内涵，这也是国家继春节大假之后，逐步恢复了清明节、端午节、中秋节、重阳节的意义所在。

第一节　腊八节

农历十二月称为腊月。腊月，既是一个采办年货的时期，同时也是对一年以来的得失、成败，进

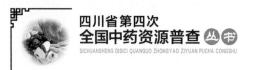
行总结分析和平衡调整的时间段和时空点。

腊月初八，又叫"腊八"，"腊八"象征着"过年"的开始，民间历来都流传着"过了腊八就是年"的俗语。腊八这一天，非常容易实现人与天地自然之间的信息交流。

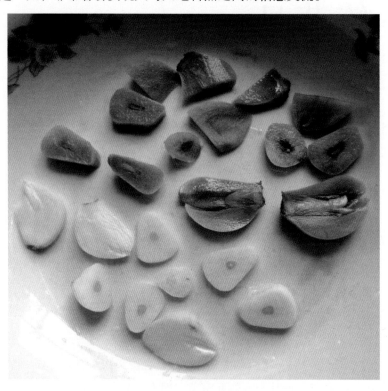

图12-1 腊八蒜（上）与普通大蒜（下）

北方，有"小孩小孩你别馋，过了腊八就是年"之说，过腊八意味着拉开了过年的序幕。每到腊八节，北方地区忙着剥蒜制醋，泡腊八蒜，吃腊八面、腊八粥。

腊八蒜，就是在阴历腊月初八的这天用醋来泡蒜。材料为醋和紫头大蒜。将剥了皮的蒜瓣儿放到一个可以密封的罐子、瓶子之类的容器里面，然后倒入醋，封上口放到一个冷的地方。慢慢地，泡在醋中的蒜就会变绿，最后会变得通体碧绿，如同翡翠碧玉。腊八蒜不仅味道好，还具有多种作用，如解腻祛腥、助消化，延缓衰老，预防癌症；腊八蒜还含有一种叫硫化丙烯的辣素，其杀菌能力可以达到青霉素的1/10，对病原菌和寄生虫都有良好的杀灭作用。腊八蒜还有预防流感、防止伤口感染、治疗感染性疾病和驱虫的功效。

腊八蒜的蒜字，和"算"字同音，以前各家商号要在腊八这天拢账，把这一年的收支算出来，包括外欠和外债，"腊八算"就是这么回事。腊八这天要债的债主子，要到欠他钱的人家送信儿，提醒人家准备还钱。

第二节　春　节

春节，是一个感恩酬谢、交通天、地、人三才的传统节日。

腊月三十（若当年没有"三十"，则是"二十九"），叫作"除夕"。这一天有"守岁"的习俗。"守岁"不但是对过去一年的追忆，更是对即将到来的新的一年的展望。

正月初一就是"春节"。"春节"是一年的开始，象征着新的气象、新的起点，更象征着美好的希望，这一天举国欢庆，普天之下的华夏儿女，都沉浸在浓浓的年味之中，大家说得最多的一句话就是——"过年好！"

在历史上，春节经过了几次变迁。腊月初八与冬至节都曾被作为春节。

我国过年历史悠久，在传承发展中已形成了一些较为固定的习俗，有许多还相传至今，如买年货、扫尘、贴对联、吃年夜饭、守岁、拜岁、拜年、舞龙舞狮、拜神祭祖、祈福禳灾、放鞭炮、放烟花、游神、押舟、庙会、游锣鼓、游标旗、上灯酒、赏花灯等。拜祭祖先不仅涵盖了中国所有的古老传统节日，也是中国民俗节日永远的主题。

汉代东方朔《岁占》收录的古俗认为，正月初一日为鸡日，初二日为狗日，初三日为猪日，初四日为羊日，初五日为牛日，初六日为马日，初七日为人日。传说因为女娲创造万物生灵的时候，先造的六畜，后造的人，因此初一到初六都是六畜之日。

除夕辞旧，大年初一迎新，初一迎新要吃斋，初二解除斋戒等禁忌，是崭新的开始，俗称"开年"。开年习俗是要吃"开年饭"。

农历正月十四，四川蓬溪县有"送蛴蟆"的传统民俗活动，参与活动的人员不仅能吃到正宗农家"坝坝宴"，还能手持竹制灯笼登山，燃放烟花并"送蛴蟆"，迎接农历新年的好运。

正月十五，叫作"元宵节"。这一天，是一年之中第一次"月圆"的时候。另外，这也是"过年"的最后一个"节点"。过了"元宵节"，"年"也就过去了。

正月十五元宵。宋代民间即流行一种元宵节吃的新奇食品。这种食品，最早叫"浮元子"，后称"元宵"，生意人还美其名曰"元宝"，寓意团团圆圆。宵者，不明也。古代晚辈给长辈写信就自称"不宵"。元宵就是用正月十五的圆月改变自己的不明的状态，老子《德道经》曰："用其光，复归其明。"

春节中的各种礼节，属于仁义礼智信五德当中礼德的范畴，这里的"礼"既包含内在的"礼德"（品质品格），也包括行于外的礼仪。"礼德"与每个人的身心健康、性格养成息息相关。拱手礼又叫作揖、揖礼，是古时汉民族的相见礼，其历史非常悠久。《论语·微子》曾载"子路拱而立"。

每年除夕夜，《新闻联播》主持人都会拱手致意："给您拜年了！"向电视机前的亿万观众送上新春祝福。

中国人讲究人和人之间保持一定的距离来表现"敬"的内涵，拱手礼恰恰体现了中国人的这种人文精神，能充分地表达敬意，是非常恰当的一种交往礼仪。拱手礼具备以下几个优点：

一是方便：随时随地都可以施礼，男女通用。二是卫生：没有身体的接触，有利于预防交叉感染。尤其在幼儿园，宝宝们年龄小，抵抗力弱，易感冒，易传染，不仅仅是新冠疫情，像水痘、腮腺炎、手足口病、麻疹、风疹、流感、肠炎都是幼儿园高发且高传染的病种。幼儿园行拱手礼，比起行握手礼，更有利于降低交叉感染。三是自主：不分先后，不会有难堪、失礼。四是优美：立身如柱，气宇轩昂，简洁大方。

拱手礼标准动作是"揖深圆，拜恭敬"。双手抱拳后，面向行礼的对象弯腰，双手保持抱拳动作，同步在胸前画一个圆，圆的最下方以不低于小腹为准。画圆后，双手仍然抱拳，回到胸前的起始位置，同时身体立直。

平时人与人之间行礼时，以阳侧手在外（男左女右）；当面向古圣先贤以及去世的长辈表示礼敬时，应以阴侧手在外（男右女左）。这也合于阴阳相应之理。

总之，一个标准的拱手礼，一句甜甜的问候，会让自己跟别人的距离亲近了不少，会让他人感受到体贴和关怀，让人觉得舒服、受尊重。我们更期待每个人都能够学习与实践拱手礼，在中华大地上形成一道美好而宏大的独特风景，呈现出礼仪之邦的千年气度与大国风范！

第三节　青龙节

农历二月初二，俗称"青龙节"，传说是龙抬头的日子，它是我国的一个传统节日，又名"龙头节"。俗话说："二月二，龙抬头，大家小户使耕牛。"此时，阳气回升，大地解冻，春耕将始，正是运粪备耕之际。传说此节起源于三皇之首伏羲氏时期。伏羲氏"重农桑，务耕田"，每年二月二这天，"皇娘送饭，御驾亲耕"，自理一亩三分地。后来黄帝、唐尧、虞舜、夏禹纷纷效法先王。到周武王，不仅沿袭了这一传统做法，而且还当作一项重要的国策来实行，于二月初二，举行重大仪式，让文武百官都亲耕一亩三分地，这便是龙头节的历史传说。

农历二月初二之所以称为龙抬头节，其实与古代天象有关。旧时人们将黄道附近的星象划分为二十八组，俗称"二十八宿"，以此作为天象观测的参照。"二十八宿"按照东西南北四个方向划分为四大组，产生"四象"：东方苍龙，西方白虎，南方朱雀，北方玄武。"二十八宿"中的角、亢、氐、房、心、尾、箕七宿组成一个龙形星象，人们称它为东方苍龙，其中，角宿代表龙角，亢宿代表龙的咽喉，氐宿代表龙爪，房宿代表龙角，心宿代表龙的心脏，尾宿和箕宿代表龙尾。《说文解字》中有龙"能幽能明，能细能巨，能短能长，春分而登天，秋分而潜渊"的记载，实际上说的是东方苍龙星象的变化。

古时，人们观察到苍龙星宿春天自东方夜空升起，秋天自西方落下，其出没周期和方位正与一年之中的农时周期相一致。春天农耕开始，苍龙星宿在东方夜空开始上升，露出明亮的龙首，夏天作物生长，苍龙星宿悬挂于南方夜空；秋天庄稼丰收，苍龙星宿也开始在西方坠落；冬天万物伏藏，苍龙星宿也隐藏于北方地平线以下。而每年的农历二月初二晚上，苍龙星宿开始从东方露头，角宿，代表龙角，开始从东方地平线上显现，大约一个钟头后，亢宿，即龙的咽喉，升至地平线以上，接近子夜时分，氐宿，即龙爪也出现了。这就是"龙抬头"的过程。之后，每天的"龙抬头"日期，均约提前一点，经过一个多月时间，整个"龙头"就"抬"起来了。后来，这天也被赋予多重含义和寄托，衍化成"龙抬头节""春龙节"了。

"二月二，曰龙抬头，煎元旦祭余饼，熏床炕，谓之熏虫儿，谓引龙，冲、虫不出也。"（《帝京景物略·卷二春场》）古代二月二还有一个习俗就是用烟熏床，可以预防床生虫。

第四节　雨水节

雨水，二十四节气之中的第六个节气。从这一天开始，气温回升，冰雪融化，降水也随之增多，处处生机勃勃。

这一天，对于四川的都江堰、雅安等地的人来说，也是一个特殊的节日——"雨水节"，又叫

"接限"。四川地区深受道教文化影响，道家认为人的寿命都是有定数的，称为"大限"，子女们希望借助雨水节气自然生命萌发的意象来为家中的老人增福添寿，延缓他们的"大限"，这就叫作"接限"。

罐罐肉，是雨水时节出嫁的女儿给父母奉上的礼物。用瓦罐细火慢煨，这样炖出来的肉最酥最香。猪蹄髈肉炖得烂烂的，加上甘蔗、红枣、桂圆、枸杞等配料，香甜滋补，包含了子女对老人的一片孝心。

"接限"的主角，是出嫁了的女儿。"雨水节"当天，女儿要带着丈夫一起回娘家给父母送礼，送上一段红红的绸带。红绸

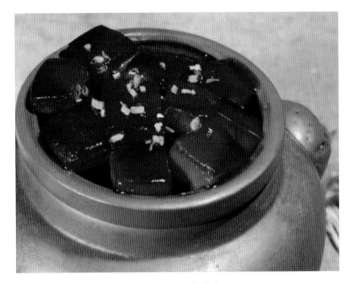

图12-2　罐罐肉

带的讲究在尺寸上：九尺九寸长，取"久久长寿"之意，祈求的是父母长寿；一丈二尺长，取"月月红"之意，祈求的是父母安康。父母接过红绸带，就作为裤子或围腰的带子扎起来。如果是农历的闰年闰月，礼物中还要增加一对竹椅，红绸带缠在椅背上，寓意着儿女已成家立业，父母可以坐下来安享晚年了。

"雨水节"是女儿们尽孝的节日，提醒人们永远不能忘记父母的养育之恩。

第五节　老子祭奠

农历二月十五，是中国道家学派创始人老子诞辰日。老子祭奠在每年农历二月十五进行。祭奠活动历史悠久，可追溯到东汉桓帝时。老子祭奠体现了老子文化和道家文化的统一，同时也是连接海内外中华儿女情感的重要纽带。每逢此日，都会有海内外数万信众、李氏宗亲等云集青城山祭拜先贤。祭拜活动包括上香、进献花篮、恭读祭文、鞠躬等。老子文化的普及，对树立文化自信，建设文化强国，具有天然的优势和强大的生命力。

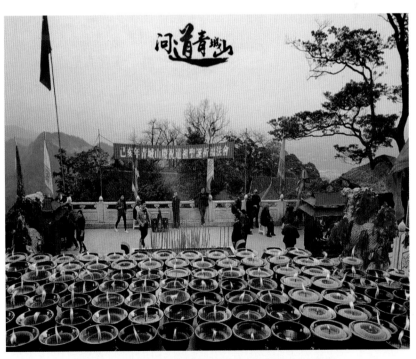

图12-3　2019年青城山庆祝老子圣诞2 590周年

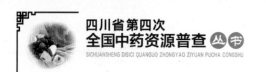

2019年，老子诞辰2 590年。青城山道教协会为了更好地弘扬老子文化、道教文化以及中华传统文化，举办了传统的以道文化为核心的纪念活动。青城山建福宫、天师洞、上清宫、道学院及都江堰二王庙同期设坛诵经。同时，各宫观开展了朝真礼圣、供祀诸天、燃灯礼斗、升文上表、祈福延祥、回向众生等活动。

第六节　寒食节

农历寒食节，又称为"寒食月"，古代为一个月，起始于谷雨节，结束的时间是清明节。"寒食节"的由来很古老。在三千多年前的周代，《周礼·秋官司寇》记载的"司烜氏"，用木铎警告人们小心火烛，以免天干物燥发生火灾以及森林大火，后来就演变成为禁火一个月，彻底防范火灾。因此，这个月内所吃的食物，是干粮和冷食，所以就叫作"寒食节"。到现在，世界其他一些民族，如回族也还保持着一个月的类似"寒食节"的习俗。

寒食节亦称"禁烟节""冷节""百五节"，是沿袭了远古的改火旧习。每到初春季节，气候干燥，不仅人们保存的火种容易引起火灾，而且春雷发生也易引起山火。古人在这个季节要开展祭祀活动，把上一年传下来的火种全部熄灭，即是"禁火"，然后重新钻燧取出新火，作为新一年生产与生活的起点，谓之"改火"或"请新火"。改火时，要举行隆重的祭祀活动，将谷神稷的象征物焚烧，称为"人牺"。相沿成俗，便形成了后来的禁火节。在这段无火的时间里，人们必须准备足够的熟食以冷食度日，即为"寒食"，故而得名"寒食节"。寒食节已有两千余年的历史。

寒食节的另外一个由来，是用以纪念春秋时期晋国的名臣义士介子推。传说晋文公流亡期间，介子推曾经割股为他充饥。晋文公归国为君侯，分封群臣，独介子推不愿受赏，携老母隐居于绵山。后来晋文公亲自到绵山恭请介子推，介子推不愿为官，躲进山里，晋文公手下放火焚山，原意是想逼介子推露面，结果，介子推抱着母亲一起被烧死在一棵大柳树下。为了纪念这位忠臣义士，晋文公下令，介子推死难之日不生火做饭，要吃冷食，称为寒食节。

寒食节还有"一百五"的别称，这是由于寒食节是在冬至日后的105天。宋代苏辙的《新火》谓："昨日一百五，老樨俱寒食。"宋代梅尧臣《依韵和李舍人旅中寒食感事》："一百五日风雨急，斜飘细湿春郊衣。"

寒食禁火，把冬季保留下来的火种熄灭了。到了清明节，又要重新钻木取火。唐代诗人韦庄的诗写道："寒食花开千树雪，清明火出万家烟。"

柳为寒食节象征之物，原为怀念介之推追求政治清明之意。早在南北朝《荆楚岁时记》就有"江淮间寒食日家家折柳插门"的记载，安徽、苏州等地还盛行戴芥花、佩麦叶来代替柳枝。各地史籍有"插柳于坟""折柳枝标于户""插于檐""插柳寝灶间""亦戴之头或系衣带""瓶贮献于佛神""门皆插柳"的记载，故民间有"清明（寒食）不戴柳，红颜成白首"之说。

秋千原为古代寒食节宫廷女子游乐项目。五代王仁裕《开元天宝遗事》载"天宝宫中至寒食节竞竖秋千，令宫嫔辈戏笑以为宴乐。帝呼为半仙之戏，都中士民因而呼之"。宋代宰相文彦有博诗《寒食日过龙门》，诗中描写为"桥边杨柳垂青线，林立秋千挂彩绳"。

为什么这么多年来"寒食节"一直没有消失呢？熊春锦先生说，因为古人发现"寒食节"的日子正值春天，结合春天阳气生发之时进行一段时间的寒食可以让人的身体内部得到调整与清理，心灵会更加的清静与平和，而达到身心清明，这样才能在清明节达到身清静、心清静的状态，从而与天地、祖先之间实现无障碍的交流。

第七节　清明节

清明节是在冬至节后的第 105 天。清明节的"清"，是指心要清、意识要清、身要清，达到心、意、身三清；其中的"明"，包括两明，一是身要明，一是心要明，这就是"清明"的本义，指我们的身体内部要达到清明的状态。对自然界来说，是指天清地明，通过天道的五运六气将木气能量推运到最高峰的时候，在天给予地大量的雨水进行沐浴和洗涤之后，地龙已经腾飞起来，天地阴阳二气的能量开始升降运动，阴阳能量的交汇互融明显地接近了。

要想实现心、意、身的清明，一个关键的因素就是要慎终追远，缅怀祖先，把自己的根接续起来。任何事物如果离开了根，就没办法重新发芽生长。

古人创立修身明德的学问，就是要求我们年年都要培根育苗，反复把这个根一年年培下去。其中，培根、护根和养根都要与自己的根文化、与自己的祖宗之根接续起来，这样才能真正把我们自己的根与家族的根、血缘宗亲根、民族的根、国家的根联系起来，离开了这个根，就无法厚积薄发，兴旺发达。

祭祀文化，是一个寻根续源的文化，是一个与圣贤居、与圣贤谋的文化，是完成能量的厚重积淀和喷薄迸发的文化，是对祖先表达深沉真挚的感恩，继承祖先的责任、义务，完成他们誓愿的文化。祖先把我们带到这个世界上来，传承祭祀文化，接续祖先之根，是我们真正实现清明必须要达到的重要目标。

除了祭祀家族宗亲的祖先，还要跳出小我，一直要追念到伏羲和女娲抟土造人那个时代。伏羲和女娲是我们的人文之祖，它们繁衍了我们这些子孙后代，所以至今为中华民族所追念。伏羲和女娲的故事具有真实的历史内涵，所以古人在祭祀文化中，追远要追溯到伏羲和女娲氏，作为祭祀的重点和根本，这就是"道德天地国亲师"里的"亲"这个系统所能追溯到的最远的一个祭祀目标。（注：古代为"道德天地国亲师"，"道德天地君亲师"发端于《国语》，形成于《荀子》，在西汉思想界和学术界颇为流行，明朝后期以来，崇奉天地君亲师更在民间广为流行。）

中国的祭祀文化是祀神供祖的仪式，需要备办相应的贡品，然后再对道、德、天、地、神、佛、先烈、祖先行礼、献祭，表示崇敬、感恩、缅怀、酬谢，并祈求保佑，具备系统的礼仪形式与行为要求。

现在每到清明节，很多子女都会到父母或祖先的坟上去转一圈，但如果没有把身心融入祭祀文化的精神框架里去，没有真正在坟前表述出对先人的崇敬，那就只是一种盲目的形式。我们是否能够真正静静地站在坟头前默思几分钟，感念一番："我的身体来源于你们，你们生养了我，但是我这一生忙于生活，忙于生存，对你们甚少关怀，对不起你们。"能够回想和缅怀，能够真正对父母和祖先的恩情、恩德进行慎终追远的反思和感应吗？如果能做到这一点，那么心里就会非常自然地升起一种感念，深切地感觉到时间太容易逝去了，自己已经失去了在生活中孝敬父母的机会，那么就要从另外一个角度来进行感恩回报，继承先人们的志愿、誓愿，把这一颗心传承下去，要做得更好，不再给自己留下遗憾。只有真正从内心对于父母祖先赐予我们的福慧进行酬谢，才是祭祀礼仪的灵魂所在。而绝不仅仅是在坟头上烧几件衣服，烧几辆纸制的汽车，再烧多少冥币，就以为是完成祭祀的要求了。有

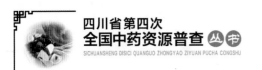
的人上坟时烧了面值上亿的冥币冥钞，结果晚上就做了一个梦，梦见父亲告诉他钱收到了，但都没有用，因为那边找不开。这其实是一种讽刺，如果自己心里清净，做得适当，个人的能量场就是正的，那么所反馈过来的能量场信息也是正确的；既然产生了错误，那就要反观自己，从自己身上去找到错误的原因。烧面值上亿元的纸钱来祭祀，那都是将人间假设的一种妄念妄想强加给我们的祖先，真的是一堆废纸而已。这实际上是对祖先的不够尊敬。

第八节　端午节

农历五月初五为端午节。端午节是民俗文化中非常重要的节日，又名端五、重五、端阳、天中节、解粽节、五月节、艾节、夏节、女儿节、菖蒲节、龙舟节、浴兰节等。端午节民间有挂菖蒲、陈艾，吃粽子，喝雄黄酒，划龙舟，洗药浴，吃独蒜等习俗。

端午节的来源，一句话可以说是感恩龙情。熊春锦先生揭示了端午真义："端午，就是'天向一中分造化'。"端午也是天中，就是天处在一种能量中间值的状态，在这个"天一"之中，造化开始酝酿。"巳时正纯阳，德一乾卦彰；午时分造化，归入五脏藏"。原来天的能量和地的能量在天地间运行以后，过了端午，就会出现一个分藏的生理状态。……我们体内的能量，在这一天开始已经可以进入到一种分流状态，流向自己的肝心脾肾肺，就称之为五行分藏，也称之为五行能量分藏，深入到自己的五脏，从而使体内的活力开始骤然发生变化，支撑一年中各种强势的活动力。所以，端午这天我们当把握"天向一中分造化"的"一"，把握这个天地能量的峰值，并顺从"德一"能量的"分造化"，而在我们体内主动地分藏。

以周易乾卦之龙的阳性能量运行做比喻，熊先生认为："天地的能量态势进入乾卦完成式，为一年的生态变化过程奠定全局，天地对万物提供能量的养息增长过程，也就进入了收尾阶段，就必将进入到一个大的转折期。能量将从放转化为收，从予（赐予）转变为收回（夺取），从输布转化为收敛。"由此，我们知道天地能量阴阳消长以及予与夺的玄机，就应当更为感恩天地无言的滋养，更加勤奋地修身明德以偕天而行，更为关注当下的储备和分藏，无使天地"德一"的能量因贪欲妄念而耗散。

熊春锦先生说："五月份这个时间段是一个非常重要而关键的时间段。如果输布的能量充足而收敛缓慢，对自然界的植物动物而言，对它们都是福音，对我们体内是同样的原理。就看人类这个万物之灵，是否能远远胜于植物和动物，从更高层面上把握住适应这样一个大的转折期，关爱自己的生命，爱护自己身体中的众生，把握住这个能量的转换，掌握住能量的储备，足够身体内的众生全年所需，维护他们的健康和活力。"道德修身文化是珍爱生命、感恩自然的文化，也是明德自省、明理重行的文化。证道不离身，传统节气文化隐喻藏诀[1]，不离修身。

人是万物之灵。这个灵与昧，要看我们是否能把握和适应"天向一中分造化"的转折期，把端午"德一"能量，既充足地布输于我们的身体，又缓慢地收敛，减少一切不必要的耗散，而使生命更加持续"给力"。

中国历史上是一个节日很多的国家，春节、清明节、端午节、七月半、中秋节、重阳节、冬至节、腊八节，每一个节日都很热闹，有好吃的，好看的，好玩的。"民以食为天"，对于老百姓来

---

[1] 诀就是一些口传亲授的方法与口诀。

说，吃饱肚子就是很满足的事情，所谓"肚中有粮，心中不慌"。说到吃的，吃到嘴里，每个人都很高兴。

其实，节日是一种文化，饮食也是一种文化。在四川，春节吃汤圆（北方称为"元宵"），端午节吃粽子，中秋节吃糍粑。汤圆、糍粑、粽子都是糯米做的，变花样，换吃法，是中国人的一大智慧。

为什么端午节要吃粽子？

对于粽子，我们再熟悉不过，年年都在吃，也许觉得并没有什么特别的。那么，汤圆、糍粑、粽子的差别在哪里呢？在形状的区别！古人对形状的研究十分深入，黄帝建立了"刑名法"，《黄帝四经》谓："刑（形）名已立，声号已建则无所逃迹匿正矣"，"刑（形）名已立，则黑白之分矣"。一个事物在没有诞生之前，无名无刑（形），一旦诞生之后，就有了形态与名称，这个东西就具备了阴阳的属性，再也不能够变得无影无踪，就被看得见、摸得着。例如，一个孩子是从"无"诞生的，生出来之后，就有胖瘦，一般都要称一下有多少斤，重的孩子都被认为是身体好的象征。同时，还会给孩子取乳名，读书后，还会取大名。

粽子是什么形态？锥体或者说金字塔形。金字塔形有什么特殊之处？这得从"礼"字说起。楚简《五行经》说"礼型于内，胃（谓）之德之刑（形），不型于内，胃（谓）之行"。这个是关于"礼"比较早的记载。《五行经》说仁、义、礼、智、信，是天上五种看不见的能量，而不仅仅是品格修养，只有吸收"礼德"的能量进入人体的心中，使心产生内在的光明，才是修身明德的"德之行"。如果仅仅是注重礼节、礼貌、礼仪等品行的修养，就不是真实的礼德修为。当然，礼德能量的吸收离不开礼仪、礼貌与礼节的修养。没有礼貌、不讲礼节的人是不可能获得"礼德"能量的。

甲骨文的"礼"字，下面就是一个金字塔形，表意的是感恩酬谢祭台上的金字塔形物体。表明当时的人类慧识能力极强，能够运用金字塔聚集与接收、发送能量信息的原理，从能量学与信息学两个领域中，连接三维以上的质象空间[①]，与天德能量场以及质象生命进行信息交流。通过金字塔实践物相量子层级的暗能量与信息纠缠，达成与质象境内的通讯效应。熊春锦在《礼》一书中道破了"礼"字的天机，埃及修建金字塔，重庆地区老百姓的坟墓也修成金字塔，二者的目的，也与粽子的目的是同样的。包粽子、吃粽子的文化内涵也就清楚明白了。粽子是古代中国人与三维以上的质象空间，与天德能量场以及质象生命进行信息交流的一个载体。恭喜你，你吃的不仅仅是美味，你获得的是无形的天德能量场的能量，这个才是更关键的，"礼型于内，胃之德之刑"。

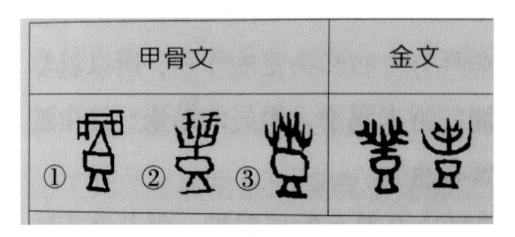

图12-4 礼的甲骨文、金文（摘自熊春锦著《礼》）

---

① 相对于有形的物相空间而言，质象空间是无形的高维度空间。

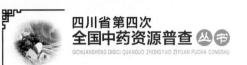

为什么是端午节吃粽子？五月初五，月与日都是五，故称为重五。五、六这两个数字属土，土为信德能量。五数是阳土信德，是阳气最充足之数，是度、数、信最准确之数，是能量最纯正之数，是乾卦纯阳能量充满之数。而五又与"午"相通，五月是午月，午时为"阳辰"，所以端午节又被称为端阳节，两个五，就是一年之中阳气最足的一天。在五月初五的午时过后，就会有一缕地炁（气）开始生发起来，与天阳能量相交。万物借此炁机的升腾，开始迅速地长其形，生长的速度十分惊人，例如黄瓜的苗，一夜可以增加 10 多厘米。

当然，传统上吃粽子都是素的，糯米做的，也有加花生等。后来人们为了满足口福，就在粽子里边包了鲜肉、腊肉等。虽然吃起来似乎味道好，但是却可能让人们忘记了粽子本身的作用。端午节吃粽子获得的天德能量比吃肉的能量要高得多。"五月初五阳气足，吃个粽子当吃肉（四川话，音入）；金字塔形通天地，天德地炁是大补"。

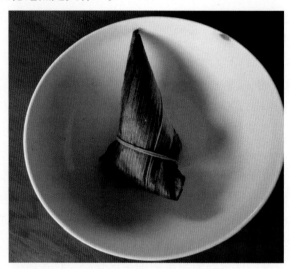

图12-5　粽子（方清茂/摄）

《黄帝内经》中说："天之在我者德也，地之在我者气也，德流气薄而生者也。"这句话揭示的就是"天德之炁养神，地谷之气养形"。天德能量滋养人们的精神系统。

老子说，对于普通人而言，"天食人以五气从鼻入，地食人以五味从口入"。天上有不可见、不可观的五种德性能量——仁德、义德、礼德、智德、信德，是这五种能量滋养着我们的精神和灵魂，维持着身体的正常工作。离开这五种德性能量的滋养，我们性命两大系统中的精神系统也就无法正常地在体内工作，生命的健康和活力也就难以保持。轻者就表现为亚健康、肥胖、三高，重者就可能生病甚至发生脑溢血。当人的精神系统完全不能获得天德的营养，不得不离开命体（身体）的时候，就是生命终结之时。可见天德就是人体健康的至关重要的营养物质，而端午节吃粽子可以获得比平常加倍的天德能量，不得不感恩祖先留给我们这样宝贵的非物质文化遗产。所以，吃粽子的时候一定要感恩天地，感恩祖先，这样粽子吃起来味道就更香了。

康定市柳杨村的村医杨医生介绍，在端午节这一天，百草皆药，这一天的草熬水喝，延年益寿。这又与汉族的端午节挂"菖蒲、陈艾"不谋而合。端午节过后，气候开始变得炎热，酷暑降临，端午节采收的药材，除湿、杀菌、解暑的功效最佳。

端午节除了吃粽子之外，还有挂菖蒲和陈艾、划龙舟、喝雄黄酒、洗药浴、吃独蒜等活动。

1988 年，乐山五通桥被四川省体委授予"龙舟之乡"。2007 年，五通桥"龙舟竞技"成为四川省第一批非物质文化遗产。五通桥龙舟会作为一种在全国范围内较具影响、并已绵延数百年的地方文化盛会，"龙舟之乡"美誉名副其实。《犍为县志》载："五月端午节，五通桥尤竞行龙船会。仕女游江，舟多如鲫，其盛况冠于治域及沿江各场。"早期龙船会在王爷庙码头，由各大民间码头、帮会、商家和移民宗祠会馆集资举办。端午时，各码头的盐船趸船在简单装饰后齐聚王爷庙前，供奉三牲祭拜龙王爷——川主神李冰，祈求保佑盐船及船工平安。后来恐因岷江水激风高，龙船会移至茫溪河与新开江（因盐运需要而开凿的涌澌江）汇流的四望关处，龙船会易名为龙舟会。龙舟多以盐运用船改装，或将过渡小船改造为"双飞燕"舟，饰以龙头龙尾。其图腾为龙，其主题仍为祭龙王爷保盐船平安。

在眉山市的彭山区的彭祖山，每年端午节也有划龙舟的习俗。

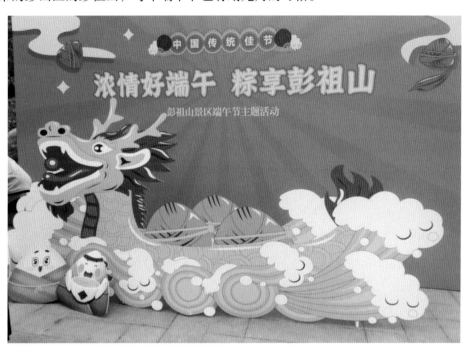

图12-6　龙舟（方清茂/摄）

雄黄，俗称"鸡冠石"，是一种中药，其主要成分是二硫化二砷，可以用做解毒剂、杀虫剂。雄黄酒，即是用研磨成粉末的雄黄泡制的白酒或黄酒。雄黄需在太阳下晒，有的从五月初一晒到初五。《清嘉录》记载："研雄黄末，屑蒲根，和酒饮之，谓之雄黄酒。"雄黄酒是中华民族传统节日端午节的饮品。成人喝雄黄酒，未到喝酒年龄的小孩子，大人则给他们的额头、耳鼻、手足心等处涂抹上雄黄酒，意在消毒防病，虫豸不叮。古诗云："唯有儿时不可忘，持艾簪蒲额头王。"端午节这天，孩子们拿了艾叶，戴上菖蒲，额头上用雄黄酒写了"王"字，以辟邪防疫。把雄黄酒洒在墙角、床底等处，可以驱虫，清洁环境。

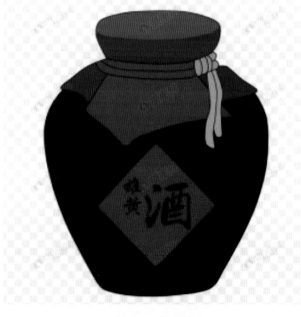

图12-7　雄黄酒

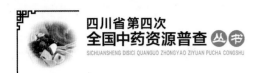
端午时节及节后，气候炎热，蝇虫飞动，毒气上升，疫病萌发。古人认为人是吃五谷杂粮生百病的，而病从口入，多为邪杂之气，经口鼻吸入。人们在长期同各种病魔斗争过程中，发现饮雄黄酒、佩戴香包能驱邪解毒。

用大蒜防病。取独蒜，捣烂涂面皮手脚，一年不生恶疮，冬月不生冻疮，但不可多擦。把整头的大蒜放在炉膛里烧熟了给孩子吃，一个孩子吃一头独蒜，不能分吃。这样夏天不得痢疾，腹内不生寄生虫。

第九节　七夕节

每年农历七月初七是七夕节，又称"乞巧节"，是中国传统的情人节。这个节日起源于一个关于牛郎和织女的爱情故事。夏秋之交的七月份，每逢夜晚，当人们抬头仰望星空时，银河横跨天际，有一颗皎洁的明星，正处在我们的头顶上空，这就是织女星（"织女正东向"，是指由两颗较暗的星星形成的开口朝东敞开）。织女星东方稍偏南"河汉清且浅"的东岸，就是牵牛星。这时人们自然会想到有着神奇传说的传统节日——"七夕"。

七夕，月、日皆为七，也称重七、双七。"七"又与"吉"谐音，"七七"又有双吉之意，是个吉利的日子。《太平御览》："七月黍熟，七日为阳数，故以糜为珍。""七月七日为良日"，传说王母娘娘亲自指定"七夕"为牛郎织女相会期。

甲骨文作"𠂇"。《说文解字》谓"阳之正也"。《汉书·律历志》谓："七者，天地四时人之始也。"七据天盘之中央，为先天之"中"。传统文化中日、月与水、火、木、金、土五大行星合在一起叫"七曜"。在二十八宿中（以数字七为基础，$4 \times 7 = 28$），北斗七星居中，也最亮。《史记·天官书》说："斗为帝车，运于中央，临制四乡。分阴阳，建四时，均五行，移节度，定诸纪，皆系于斗。"

七夕节活动包括吃七巧果、为牛贺生、祭拜织女、穿针乞巧、拜魁星等。

1）吃七巧果

七夕节自然也有它独有的美食——七巧果。七巧果又称"乞巧果子"，《东京梦华录》中称之为"笑厌儿"，主要的材料是油、面、糖、蜜，并会做成瓜果花草等模样。据记载，在宋朝街市上就已经有七巧果出售了。

2）为牛贺生

在牛郎织女的故事中，老牛为了帮助牛郎跨越天河，让牛郎把自己的皮揭了下来，使得牛郎能够借助牛皮过天河见织女。为了纪念自我牺牲的老牛，在七夕节这一天，儿童会采摘野花挂在牛角上，以此祭奠老牛，表示对老牛的敬重。

3）祭拜织女

在七夕节的晚上，女主人会在月光下摆好桌椅，并在桌子上放好茶、酒、水果、五子（桂圆、红枣、榛子、花生、瓜子）等物品。大家一起围坐在桌子前，一边吃着瓜果点心，一边向织女默默许愿。

4）穿针乞巧

汉代刘歆《西京杂记》记载："汉彩女常以七月七日穿七孔于开襟楼，人具习之。"在七夕节这天，每家每户的女子都会走出家门，聚在一起，拿出自己的针线女红，通过穿针的方式乞巧。

5）拜魁星

传说七月七日是魁星的生日。古代士子考中状元会称"大魁天下士"或"一举夺魁"，这个"魁"就是指的魁星。在古人看来，魁星主考，为了能金榜题名，在农历七月七日这一天读书人会祭拜魁星。

第十节　中秋节

中秋节是上古天象崇拜——敬月习俗的遗痕。在二十四节气"秋分"时节，是最古老的"祭月节"，中秋节则是由传统的"祭月"而来。在传统文化中，月亮和太阳一样，这两个交替出现的天体是先民崇拜的对象。中秋节庆源自古人对月亮的祭祀，是中华民族祭月习俗的遗存和衍生。祭月，在我国是一种十分古老的习俗，实际上是古时候我国一些地方古人对"月神"的一种崇拜活动。据考证，最初"祭月节"是定在干支历二十四节气"秋分"这天，不过由于历史发展，后来历法融合，使用阴历（夏历），所以将"祭月节"由干支历二十四节气"秋分"调至夏历（农历）八月十五。

祭月。祭月作为中秋节重要的祭礼之一，在古代有"秋暮夕月"的习俗。夕月，即拜祭月神。自古以来，人们都有在中秋晚上拜祭月神（拜月娘、拜月光）的习俗。拜月时，设大香案，摆上月饼、西瓜、苹果、红枣、李子、葡萄等祭品。在月下，将"月神"牌位放在月亮的那个方向，红烛高燃，全家人依次拜祭月亮，祈求福佑。

赏月的风俗来源于祭月，严肃的祭祀变成了轻松的欢娱。据说此夜月球距地球最近，月亮最大最圆最亮，所以从古至今都有饮宴赏月的习俗。这天回娘家的媳妇是日必返夫家，以寓圆满、吉庆之意。民间中秋赏月活动的文字记载出现在魏晋时期，但未成习。到了唐代，中秋赏月、玩月颇为盛行，许多诗人的名篇中都有咏月的诗句。

中秋节有吃月饼、桂花糕与糍粑的习俗。

月饼，又叫月团、丰收饼、宫饼、团圆饼等，是古代中秋祭拜月神的供品。月饼最初是用来祭奉月神的祭品，后来人们逐渐把中秋赏月与品尝月饼作为家人团圆的一大象征。人们经常在中秋时吃月饼赏桂花，食用桂花制作的各种食品，以糕点、糖果最为多见。中秋之夜，仰望月中丹桂，闻着阵阵桂香，喝一杯桂花蜜酒，欢庆合家甜甜蜜蜜，已成为节日一种美的享受。八月中秋吃糍粑起源于两千多年前的春秋战国时期，是人们为纪念楚国大将军伍子胥而流传至今的传统习俗。糍粑是一种信物，圣洁的食品。八月中秋舂糍粑、吃糍粑赏月活动即喻示家家团结幸福、吉祥如意。糍粑的黏结成团，喻示着全家和睦团结；糍粑的香甜，喻示着生活甜蜜幸福；就连清早打糍粑，起得越早也代表来年丰收越大；糍粑成大小圆形，喻示着人们"有缘"；当然吃着圆圆的糍粑就自然象征全家和和气气、团团圆圆、平平安安了。糍粑是圆的凝聚，它始终与圆相伴。蒸糯米的蒸笼，打糍粑的碓窝，放糍粑的簸箕，做馅的黄豆、花生、芝麻等无不与圆同在。

第十一节　重阳节

农历九月初九，二九相重，称为"重阳节""重九"。汉代后期的儒家阴阳观有"六阴九阳"之说。九是阳数，故重九亦叫"重阳"。民间在该日有登高的风俗，所以重阳节又称"登高节"。还有茱萸节、菊花节等说法。

除此之外，九月初九"九九"谐音是"久久"，有长久之意，所以常在此日祭祖与推行敬老活动。重阳节与除夕、清明、盂兰节是中国传统节日里祭祖的四大节日。近年来，人们又把此节日称为"老人节"。

南朝梁人吴均之《续齐谐记》记载：东汉时，汝南县里有一个叫桓景的人，他所住的地方突然发生大瘟疫，桓景的父母也因此病死，所以他到东南山拜师学艺，仙人费长房给桓景一把降妖青龙剑。桓景早起晚睡，披星戴月，勤学苦练。一日，费长房说："九月九日，瘟魔又要来，你可以回去除害。"并且给了他茱萸叶子一包，菊花酒一瓶，让他家乡父老登高避祸。九月九那天，他领着妻子儿女、乡亲父老登上了附近的一座山，把茱萸叶分给大家随身带上，如此则瘟魔不敢近身；又把菊花酒倒出来，每人喝了一口，避免染瘟疫。他和瘟魔搏斗，最后杀死了瘟魔。汝河两岸的百姓，就把九月九登高避祸、桓景剑刺瘟魔故事一直传到现在。从那时起，人们就过起重阳节来，有了重九登高的风俗。

汉代，《西京杂记》中记西汉时的宫人贾佩兰称："九月九日，佩茱萸，食蓬饵，饮菊花酒，云令人长寿。"相传自此时起，有了重阳节求寿之俗。

重阳节古代还有祭祀大火的仪式。作为古代季节星宿标志的"大火"，在晚秋九月退隐，《夏小正》称"九月内火"。大火星的退隐，不仅使一向以大火星为季节生产与季节生活标识的古人失去了时间的坐标，同时使将大火奉若神明的古人产生了莫名的恐惧。火神的休眠意味着漫漫长冬的到来，因此，在"内火"时节，一如其出现时要有迎火仪式那样，人们要举行相应的送行祭仪。江南部分地区有重阳祭灶的习俗，灶是家居的火神，由此可见古代九月祭祀"大火"的蛛丝马迹。

四川南溪县读书人旧时于此日在龙腾山岑山楼聚会，纪念诗人岑参，称为"岑公会"。民间旧俗，重阳前后要以糯米蒸酒，制醪糟。俗话说"重阳蒸酒，香甜可口"。

第十二节　冬至节

冬至是中国农历廿四节气之一，冬至是白天最短、夜晚最长的一天。《周易·复》中指出："先王以至日闭关，商旅不行，后不省方。"至日就是指冬至日。冬至日是指太阳直射南回归线，北半球日影达到极长的日子。

冬至日这一天，北半球日影达到极长，阴气极盛，太阳直射点达到南端极限后开始回归，向北移动，我国中原地区阳气衰极而复返。

冬至过节源于汉代，盛于唐宋，相沿至今，《清嘉录》甚至有"冬至大如年"之说。这表明古人对冬至十分重视。人们认为冬至是阴阳二气的自然转化，是上天赐予的福气。汉朝以冬至为"冬节"，官府要举行祝贺仪式称为"贺冬"，例行放假。《后汉书》中有这样的记载："冬至前后，君子安身静体，百官绝事，不听政，择吉辰而后省事。"所以这天朝廷上下要放假休息，军队待命，边塞闭关，商旅停业，亲朋各以美食相赠，相互拜访，欢乐地过一个"安身静体"的节日。

唐、宋时期，冬至是祭天祭祖的日子，皇帝在这天要到郊外举行祭天大典，百姓在这一天要向父母尊长祭拜，现在仍有一些地方在冬至这天过节庆贺。

早在3 000多年前，周公始用土圭法测影，在洛邑测得天下之中的位置，定此为"土中"（中国的中心）。

"土圭测景"的目的是找出"土中"。这种方法的要义是"树八尺之表，夏至日，景长尺有五寸；冬至日，景长一丈三尺五寸"（即竖起高为8尺的标杆，在夏至日观测，中午的日影是1.5尺，冬至日中午的日影是13.5尺），"测土深，正日影，求地中，验四时"。用这种方法测到的就是"土中"洛邑（洛阳）的理论位置。

依周公测影所定的天下之中，周人详细规划了灭商后的第一座国家都城，《逸周书·作雒》载："乃作大邑成周于土中……南系于洛水，北因于邙山，以为天下之大凑""定天保，依天室"。国家社稷（都城、宗庙）完成之后，周公在成周明堂制礼作乐，详细制定了国家礼仪制度。据记载，周代以冬十一月为正月，以冬至为岁首过新年，也就是说，周公选取的是经土圭法测得的一年中"日影"最长的一天，为新的一年开始的日子，相当于现在的春节，就是过年。

由周到秦，以冬至日当作岁首（春节）一直不变。至汉代依然如此，《汉书》有云："冬至阳气起，君道长，故贺……"也就是说，人们最初过冬至节是为了庆祝新的一年的到来。古人认为自冬至起，天地阳气开始兴作渐强，代表下一个循环开始，是大吉之日。因此，后来一般春节期间的祭祖、家庭聚餐等习俗，也往往安排在冬至。

周代的正月等于如今的十一月，所以拜岁和贺冬并没有分别。直到汉武帝采用夏历后，才把正月和冬至分开。因此，也可以说专门过"冬至节"是自汉代以后才有，盛于唐宋，相沿至今。

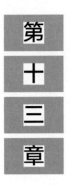

廿四节气

　　中国古代天文学是指以北极星为参照物的天体运动学，古人认为北极星是宇宙的中心。北斗星围绕着北极星旋转，所谓斗转星移。北斗星的斗柄在四个季节里，会指向东南西北四个方向，所以古人也常用它来划分四季。而斗柄转过一周也就是天帝巡行一周，便是过了一年。

　　北斗七星斗柄的指向与四季的关系：斗柄朝东，天下皆春；斗柄朝南，天下皆夏；斗柄朝西，天下皆秋；斗柄朝北，天下皆冬（见图 13-1）。

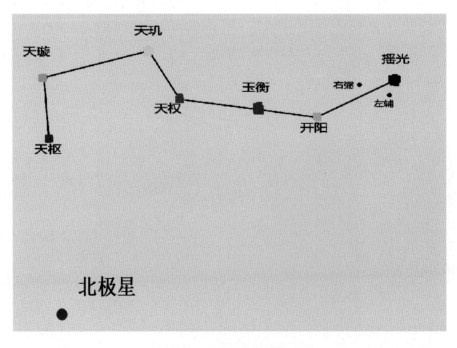

图13-1　北极星与北斗星

第一节　《黄帝四经》与宇宙的运行法则

　　1973年长沙马王堆出土的《黄帝四经》总结了宇宙天体的运行法则，《黄帝四经》将天地的自然法则用度、数、信来进行表述。《黄帝四经·称》记载："天执一，明三，定二，建八正，行七法，然后施于四极，而四极之中无不听命矣。"自然大道是如何治理整个宇宙的秩序，如何建立法则的呢？它牢牢地执掌着"一"，"执一以为天下牧"。"一"是什么呢？就是"德"。天是居于道，用于德，虚无生万有，用"德一"而成就的一种无为而治。天运用德之光的精明透物穿象，清楚明白地掌握着"三"的规律性；并且用"三"来确定"二"的位置和其中的属性，在这样的基础上，确立了八正和七种方法。所以，整个星系的排列，任何一个类似于地球这样的星球在宇宙当中的排列，都是井然有序的，是有规则的，这就是"信"。而它的动态法则使整个银河系、太阳系，包括大银河系、多个银河系的自然法则，都是吻合着道和德的根本规律在进行运转，这样才会无数个亿万之年都在平静而不是动荡地、有序而不是混乱地运行着（见图13-2）。

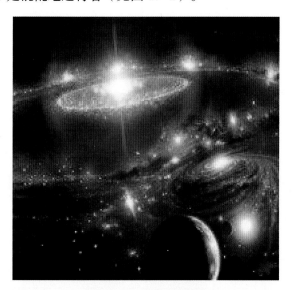

图13-2　银河系总图

　　来自网络：https://image.baidu.com/search/detail?ct=503316480&z=0&ipn=d&word=%E9%93%B6%E6%B2%B3%E7%B3%BB%E5%9B%BE&step_word

　　银河系的中心有一个"一"，这是个垂直的能量轴，虽然是无形而质象的，但是由于极其巨大，已经被捕捉到了；而地球的南北极之间，也有个能量轴，也是一个质象而非物相的"一"。银河系的运动、运转，恪守着、把握着这个"一"；地球也同时运用着这个"一"，实现围绕着太阳的公转和本身二十四小时的自转，以及每一年四季的俯仰偏转。度、数、信都包含在其中。

　　信，指的是恒常不移的动态总法则，《黄帝四经》说："列星有数，而不失亓行，信之稽也。"信德是宇宙自然的法则。整个银河系内所有的星球，不论是行星还是恒星，都具有信德，以信仪作为运动变化的法则，不离不弃，始终如一。将度、数、信聚之于一身，不失其运行的规律性，以及星球体内本身与宇宙空间环境之间的和谐关系和秩序。仪，就是规矩度数，是品质、品格、品行这三品当中

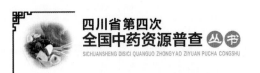

的品行。内在的信德要靠外在的信仪表现出来，在执行应用中要按照规矩才能画出圆与方。

度，指的是空间，是指空间玄曲运动变化，以太阳为坐标的地球运动演化出"日信出信入，南北有极，度之稽也"。日月运转有度，地球自转有度，各星系运转皆守度，恪守着空间坐标轨迹而不偏离。

数，指的是时间，是指时间玄曲运动变化。以地球为坐标来进行观察，月球的运动演化出"月信生信死，进退有常，数之稽也"。月亮本身黑魄白魂的月度周期律的消长进退变化，恪守着三十天晦朔弦望的数值而不变移失信。

伏羲画八卦，创立了易道文化。一般认为，日月为易，既表示阴阳交替之义，也表明地球上的万物与日月之间有着极为密切的关系。植物生物链依赖日光能量而生长，动物生物链依靠月亮能量而繁衍，人作为万物之灵，对太阳能量与月亮能量都具有需求性。日月为易，天地阴阳能量的升降，日月能量的躔度变化，就是易之易而不易。易学的根本是天地阴阳变化之易，日月躔度变化之易，生命氤血能量变化之易。易所揭示的是天地人三才的根本法则、规律、秩序，是三才的度、数、信的和谐统一。

古人在仰观天文、俯察地理的过程中，将度、数、信三个字结合起来进行综合研究，发明了历法，总结出了一年四季、廿四节气、七十二候，并且用《易经》的十二消息卦来表示一年四季、廿四节气、七十二候的能量动态变化规律。

第二节　六十甲子与中国历法

中国古代有三种历法，一种是太阳历，一种是太阴历，第三种是阴阳合历。太阳历用十天干（甲乙丙丁戊己庚辛壬癸）用来记一年十个月，太阴历用十二地支（子丑寅卯辰巳午未申酉戌亥）来记一年十二个月，以后才用来纪年纪日。由于中原与东夷文化的碰撞融合，最终天干与地支融合为六十甲子，于是殷商甲骨文中出现了完整的六十甲子表（见表13-1）。现在使用的农历为阴阳合历。

表13-1　六十甲子干支表

甲子	乙丑	丙寅	丁卯	戊辰	己巳	庚午	辛未	壬申	癸酉	甲戌	乙亥
丙子	丁丑	戊寅	己卯	庚辰	辛巳	壬午	癸未	甲申	乙酉	丙戌	丁亥
戊子	己丑	庚寅	辛卯	壬辰	癸巳	甲午	乙未	丙申	丁酉	戊戌	己亥
庚子	辛丑	壬寅	癸卯	甲辰	乙巳	丙午	丁未	戊申	己酉	庚戌	辛亥
壬子	癸丑	甲寅	乙卯	丙辰	丁巳	戊午	己未	庚申	辛酉	壬戌	癸亥

第三节　廿四节气的产生与含义

在《黄帝内经》中就提出了"候、炁、四时、岁"的概念，"五日谓之候，三候谓之炁（气），六气谓之时，四时谓之岁"（《黄帝内经·素问·六节藏象论篇第九》）。五天为一个候，三候（15

天）为一个节气，6 个节气为一个季节，四个季节为一年。所谓的候，就是物候，就是一年之中万物出现的规律。例如，三月桃花开，五月石榴开，七月荷花来，八月桂花香，九月菊花黄，十二月蜡梅开等等。惊蛰，雨润大地麦冬生；芒种，秧苗嫩绿附子长；白露，金桂飘香贝母收；冬至，蜡梅映雪丹参藏。一年廿四节气共七十二候。

什么是炁（气）？《灵宝毕法》之《真源篇》记载："一岁以冬至节为始，是时也（每一年是从冬至节开始的，这就是四时的规律性），地中阳升 [在这个规律性当中，地炁（气）当中的阳炁（气）就开始上升了]。凡一炁（气）十五日，上升七千里。三炁（气）为一节（三次上升，称之为一个节点），一节四十五日，阳升共二万一千里。二节为一时，一时九十日，阳升共四万二千里，正到天地之中，而阳合阴位，阴中阳半，其炁（气）为温，而时当春分之节也。过此阳升而入阳位，方曰得炁（气）而升，亦如前四十五日立夏。"

廿四节气起源于黄河流域。远在黄帝时代，就定出仲春、仲夏、仲秋和仲冬四个节气。以后不断地改进与完善，到秦汉年间，廿四节气已完全确立。公元前 104 年，由邓平等制定的"太初历"，正式把廿四节气订于历法，明确了廿四节气的天文位置。

廿四节气反映的是太阳周年视运转，实际上是地球围绕太阳的运转。所以节气在现行的公历中日期基本固定，上半年在 6 日、21 日，下半年在 8 日、23 日，前后只差 1~2 天。

廿四节气歌：

春启雨春谷清天，夏满芒夏暑相连，

秋处露秋寒霜降，冬雪雪冬小大寒。

上半年来六廿一，下半年是八廿三，

每月两节日期定，最多相差一两天。

本节气歌的顺序与普通的版本不一样。第二个字"启"是指启蛰，是惊蛰这个节气的本名。汉代为避汉景帝讳，改为惊蛰，并且放到了雨水之后。谷雨与清明的顺序也在东汉发生了颠倒，应该是谷雨在前，清明在后。

节气的含义：

立春：立是开始的意思，立春就是春季的开始。

启蛰：蛰伏在土中冬眠的动物开始活动了。

雨水：降雨开始，雨量渐增。

春分：分是平分的意思。春分表示昼夜平分。

谷雨：雨生百谷。雨量充足而及时，谷类作物能茁壮成长。

清明：天气晴朗，草木繁茂。

立夏：夏季的开始。

小满：麦类等夏熟作物籽粒开始饱满。

芒种：麦类等有芒作物成熟。

夏至：炎热的夏天来临。

小暑：暑是炎热的意思。小暑就是气候开始炎热。

大暑：一年中最热的时候。

立秋：秋季的开始。

处暑：处是终止、躲藏的意思。处暑是表示炎热的暑天结束。

白露：天气转凉，露凝而白。

秋分：昼夜平分。

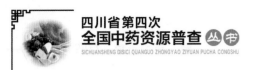

寒露：露水已寒，将要结冰。

霜降：天气渐冷，开始有霜。

立冬：冬季的开始。

小雪：开始下雪。

大雪：降雪量增多，地面可能积雪。

冬至：寒冷的冬天来临。

小寒：气候开始寒冷。

大寒：气候最寒冷。

卦　名	坤	復	臨	泰	大壯	夬
卦　象						
農歷月份	十月	十一月	十二月	一月	二月	三月
節　氣	立冬　小雪	大雪　冬至	小寒　大寒	立春　启蛰	雨水　春分	谷雨　清明
時　辰	亥	子	丑	寅	卯	辰

卦　名	乾	姤	遁	否	觀	剝
卦　象						
農歷月份	四月	五月	六月	七月	八月	九月
節　氣	立夏　小满	芒种　夏至	小暑　大暑	立秋　处暑	白露　秋分	寒露　霜降
時　辰	巳	午	未	申	酉	戌

图13-3　廿四节气与十二消息卦

第四节　廿四节气与七十二候

所谓物候是指自然界的花草树木、飞禽走兽，按一定的季节时令活动，这种活动与气候变化息息相关。物候是地球上的万物感应天地之间阴阳二气变化的结果。

物候包括三个方面：各种植物的发芽、展叶、开花、叶黄和叶落等现象；候鸟、昆虫以及其他动物的飞来、初鸣、终鸣、离去、冬眠等；一些水文气象现象，如初霜、终霜、结冰、消融、初雪、终雪等。

各候均与一个物候现象相应，称候应。其中植物候应有植物的幼芽萌动、开花、结实等；动物候应有动物的始振、始鸣、交配、迁徙等；非生物候应有始冻、解冻、雷始发声等。七十二候应的依次变化，反映了一年中气候变化的一般情况。

一个节气有三候，廿四节气与七十二候之间的对应关系如下：

立春：立春之日东风解冻，又五日蛰虫始振，又五日鱼上冰（鱼陟负冰）。

启蛰：启蛰之日獭祭鱼，又五日鸿雁来（候雁北），又五日草木萌动。

雨水：雨水之日桃始华，又五日仓庚鸣，又五日鹰化为鸠。

春分：春分之日玄鸟至，又五日雷乃发声，又五日始电。

谷雨：谷雨之日桐始华，又五日田鼠化为鴽，又五日虹始见。

清明：清明之日萍始生，又五日鸣鸠拂其羽，又五日戴胜降于桑。

立夏：立夏之日蝼蝈鸣，又五日蚯蚓出，又五日王瓜生。

小满：小满之日苦菜秀，又五日靡草死，又五日小暑至（麦秋至）。

芒种：芒种之日螳螂生，又五日䴗始鸣，又五日反舌无声。

夏至：夏至之日鹿角解，又五日蜩始鸣，又五日半夏生。

小暑：小暑之日温风至，又五日蟋蟀居宇，又五日鹰乃学习（鹰始鸷）。

大暑：大暑之日腐草为萤，又五日土润溽暑，又五日大雨时行。

立秋：立秋之日凉风至，又五日白露降，又五日寒蝉鸣。

处暑：处暑之日鹰乃祭鸟，又五日天地始肃，又五日禾乃登。

白露：白露之日鸿雁来，又五日玄鸟归，又五日群鸟养羞。

秋分：秋分之日雷始收声，又五日蛰虫培户，又五日水始涸。

寒露：寒露之日鸿雁来宾，又五日雀入大水为蛤，又五日菊有黄华。

霜降：霜降之日豺乃祭兽，又五日草木黄落，又五日蛰虫咸俯。

立冬：立冬之日水始冰，又五日地始冻，又五日雉入大水为蜃。

小雪：小雪之日虹藏不见，又五日天气上腾地气下降，又五日闭塞而成冬。

大雪：大雪之日鹖旦不鸣，又五日虎始交，又五日荔挺生。

冬至：冬至之日蚯蚓结，又五日麋角解，又五日水泉动。

小寒：小寒之日雁北乡，又五日鹊始巢，又五日雉始雊。

大寒：大寒之日鸡使乳，又五日鸷鸟厉疾，又五日水泽腹坚。

春分竖蛋。廿四节气中有两个比较特别的节气，那就是春分和秋分。在春分和秋分这两天，太阳几乎直射地球赤道，全球各地几乎昼夜等长。不同的是春分以后，北半球的白昼越来越长；秋分以后，北半球的白昼越来越短。《明史·历一》说："分者，黄赤相交之点，太阳行至此，乃昼夜平分""春分到，蛋儿俏"，春分这一天最好玩的莫过于"竖鸡蛋"：选一个光滑匀称、刚生下四五天的鸡蛋，轻手轻脚地在桌上把它竖起来。古代人对春分非常重视。春分竖蛋的游戏起始于 4 000 年前，以庆祝春天的到来。在古老的传说中，春分这天最容易把鸡蛋立起来（见图 13-4）。

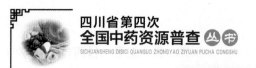
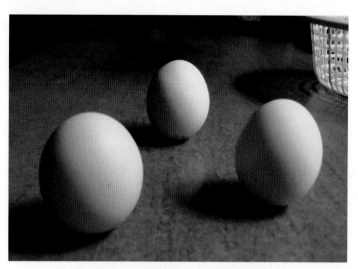

图13-4　春分竖蛋（方清茂/摄）

第五节　十二消息卦与天地间阴阳二气的变化

古人观察到冬至与夏至是阴阳变化的关节点。"冬至至长，夏至至短"，就是说太阳在冬至这一天影子最长，离地球最远，白天最短，给地球带来的能量最少，本应该是最寒冷的一天。太阳在夏至这一天影子最短，离地球最近，白天最长，给地球带来的能量最多，本应该是最炎热的一天。实际上地球的气候与天气的变化不一致，要慢一拍。冬至过后一个月左右的"三九"最冷，而夏至过后的"三伏"最热。

古人使用八卦中的阳爻与阴爻来代表一年之中阴阳交替消息的现象，在一个卦体中，凡阳爻去而阴爻来称为"消"，阴爻去而阳爻来称"息"。每年的十二个月对应《易经》的十二卦，称为十二消息卦。这十二卦是：复、临、泰、大壮、夬、乾、姤、遁、否、观、剥、坤，又称为十二辟卦。辟既有君王之意，也是幾学辟析法的应用，所以辟卦又称为君王之卦，以卦的方式形象地辟析（表达）年度周期中五运能量的变化动态规律，"玄之有玄"的度数信。十二消息卦象，是反映天德地炁（气）交融中动态的信息能量流，"动有事"的规律变化，以简驭万物之象与相的公式。

创立节气文化的华夏祖先在内文明的修身实践中，发现天、地、人三才一体，冬至是一年之始，而且在冬至这一天最容易发现天、地、人的统一性、同步性。对于后代人而言，这是需要静下心来花费很大工夫证之于内才能发现的奥秘，却早在五千年前已经被我们的祖先所发现，而且延用于外，并运用圣人观乎天文的结论进行佐证，成为治人事天的一种典型运用。根据历史记载，在廿四个节气中，最早测定出来的是冬至。十二消息卦是以天德五运能量的消长变化为主，亦是以廿四节气中的冬至为起始点。

天地阴阳能量在年、月、日、时以及四季的消长，严格地恪守着度、数、信的法则，在十二个月中依次从复卦到坤卦，与时辰以及人体中的经脉流注相对应，与臟腑相对应，体现出天人合一的特征。

复卦，是阴历十一月的能量卦象，地支对应于子；在一天当中，对应于23~1时，也就是子时。人体有十二条经络，一天有十二个时辰，每个时辰炁（气）血流注一条经脉，如此日日循环。臟腑对应于肾臟。复卦所对应的这一时辰，炁（气）血流注于胆经。

临卦，是阴历十二月的能量卦象，地支对应于丑；在一天当中，对应于1~3时，也就是丑时。臟腑对应于三焦。临卦所对应的这一时辰，炁（气）血流注于肝经。

泰卦，是阴历一月的能量卦象，地支对应于寅；在一天当中，对应于 3~5 时，也就是寅时。臓腑对应于肝。泰卦所对应的这一时辰，炁（气）血流注于肺经。

大壮卦，是阴历二月的能量卦象，地支对应于卯；在一天当中，对应于 5~7 时，也就是卯时。臓腑对应于胆。大壮卦所对应的这一时辰，炁（气）血流注于大肠经。

夬卦，是阴历三月的能量卦象，地支对应于辰；在一天当中，对应于 7~9 时，也就是辰时。臓腑对应于心包。夬卦所对应的这一时辰，炁（气）血流注于胃经。

乾卦，是阴历四月的能量卦象，地支对应于巳；在一天当中，对应于 9~11 时，也就是巳时。臓腑对应于小肠。乾卦所对应的这一时辰，炁（气）血流注于脾经。

姤卦，是阴历五月的能量卦象，地支对应于午；在一天当中，对应于 11~13 时，也就是午时。臓腑对应于心。姤卦所对应的这一时辰，炁（气）血流注于心经。

遁卦，是阴历六月的能量卦象，地支对应于未；在一天当中，对应于 13~15 时，也就是未时。臓腑对应于脾。遁卦所对应的这一时辰，炁（气）血流注于小肠经。

否卦，是阴历七月的能量卦象，地支对应于申；在一天当中，对应于 15~17 时，也就是申时。臓腑对应于胃。否卦所对应的这一时辰，炁（气）血流注于膀胱经。

观卦，是阴历八月的能量卦象，地支对应于酉；在一天当中，对应于 17~19 时，也就是酉时。臓腑对应于肺。观卦所对应的这一时辰，炁（气）血流注于肾经。

剥卦，是阴历九月的能量卦象，地支对应于戌；在一天当中，对应于 19~21 时，也就是戌时。臓腑对应于大肠。剥卦所对应的这一时辰，炁（气）血流注于心包经。

坤卦，是阴历十月的能量卦象，地支对应于亥；在一天当中，对应于 21~23 时，也就是亥时。臓腑对应于膀胱。坤卦所对应的这一时辰，炁（气）血流注于三焦经。

十二消息卦中，坤卦、复卦、临卦，对应于冬季；泰卦、大壮卦、夬卦，对应于春季；乾卦、姤卦、遁卦，对应于夏季；否卦、观卦、剥卦，对应于秋季。

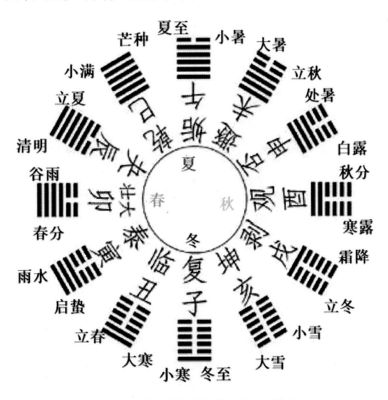

图13-5　十二消息卦与廿四节气对应图

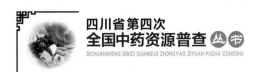
　　中国古代划分节气的标准，主要是以质象中的能量变化和星系在天文上的变化为主体依据，进行质象与物相完美和谐统一的论证与确定。廿四节气是单纯的法天阳，反映地球上的气候变化；农历是法天阳与法天阴的阴阳合历；在质象上，太阳与太阴之间的调适也存在着变化规律。日行一度，月行十三度有余，月之数就有大月、小月以及闰月的微调，以平衡年度周期中的 365 天的总数。这样就形成十二消息卦与农历能够完全对应，而节气与卦象和月度周期律的对应，就会出现移位现象。太阳历、太阴历以及《易经》卦象的质象能量等，是一个信息的集约体，需要完整把握，整体运用。

　　廿四节气是根据地球在黄道（地球绕太阳公转的轨道）上的位置来确定的。在天文学上，以黄经 0 度为春分点（此时，太阳正好垂直照射在地球赤道上，太阳在地球上的垂直照射点处于从南向北移动的过程中），每前进 15 度为一个节气，运行一周 360 度回到春分点为一个回归年。

　　因此，廿四节气所反映的质象能量变化规律是地球绕太阳运动过程中，太阳的质象能量对地球的影响。而中国的农历既考虑了地球绕太阳的公转运动，又考虑了月球绕地球的公转运动，根据月相的周期变化以及四季的变化而确定。地球上的质象能量状态同时受到太阳和月亮的影响，此外还受到金木水火土五个行星以及更多星球的作用。中国的农历正是对这种综合作用影响的反映，表现的是地球上的质象能量变化规律。这种规律性，古代的圣悊以简驭万物之质象与物相，而用十二消息卦进行象喻。

　　运用泰卦象喻农历正月的质象能量状态、大壮卦象喻二月、夬卦象喻三月、乾卦象喻四月、姤卦象喻五月、遁卦象喻六月、否卦象喻七月、观卦象喻八月、剥卦象喻九月、坤卦象喻十月、复卦象喻十一月、临卦象喻十二月。

　　由于廿四节气所反映的太阳质象能量对地球的影响，只是十二消息卦所反映的地球上质象能量状态的重要影响因素中的一部分，在物相上表现出来的就是地球绕太阳的公转周期与月球绕地球的公转周期两者之间并非整数倍关系，因此，地球上每年廿四节气所对应的十二消息卦能量状态会在一定的范围内变动。

　　例如，2014 年立春是公历 2 月 4 日、农历正月初五，处于泰卦能量状态的开始生成期；2015 年立春是公历 2 月 4 日、农历十二月十六，处于临卦能量状态的进入形成期。但无论如何变动，每年立春的能量状态都不会超越临、泰这两卦的能量状态。

　　古代圣悊们通过长期的观察和实证发现，如果能够达到像地球一样恪守天道自然规律围绕太阳公转，也就是达到老子《德道经》的"地法天"的状态，那么无论地球上每年各节气的质象能量状态如何，都会出现相应的物候变化特征（即"七十二候"）。这些恒定的物候变化特征在《逸周书·时训解第五十二》和《礼记·月令》中都进行了记载，同时《逸周书·时训解第五十二》这份古籍还记载了这些物候变化特征当至不至时可能出现的一些量子纠缠效应[①]。这是对慧识悊学文化的记载和应用式解读。后世的研究者元代理学家吴澄所撰写的《月令七十二候集解》，由于受到自身道德修身实证层级的限制，难以摆脱物相的束缚进入到质象领域进行研究，而主要是对物相领域的观察和研究进行归纳总结，因而不可避免地存在智识的局限性和意识的封闭性。例如，《月令七十二候集解》在描述立春时说"立春，正月节"，这是对二十四节气与农历月份一般性对应关系的归纳总结，具有一定的指导性，但同时也存在固化、僵化的倾向。在这种一般性对应关系的基础上，由于一个月与两个节气

　　[①] 量子纠缠是指两个或者两个以上粒子组成的粒子系统中，粒子相互影响时产生的现象。最特殊的地方在于，即使这些粒子在空间中是相互分开的，它们也是可以相互影响的。本文是用量子纠缠来说明如果物候期出现了异常变化，就可以预测后面的时间内可以发生的一些事情。

的时间长度相近，而一个月所对应的卦象有六爻，两个节气加起来有六候，于是便有了后世的七十二候与十二消息卦七十二爻的对应关系图。例如，"立春，正月节"，即立春大致对应正月的前半个月，正月处于泰卦能量状态，前半个月就相应于泰卦的内卦三爻，而立春有三候，于是就有了立春一候"东风解冻"相应于泰卦初九爻。这种对应关系具有一定的参考价值，但是我们应该站在慧识悊学文化的高度，用"人法地，地法天，天法道，道法自然"的层级性来理解和解读其中空间之度与时间之数的动态变化规律，而避免僵化、封闭地进行解读。

《太古集·卷三》说："冬至之日，一阳始生而成复卦。大寒之日，二阳始生而成临卦。雨水（启蛰）之日，三阳始生而成泰卦。春分之日，四阳始生而成大壮卦。谷雨（古清明）之日，五阳始生而成夬卦。小满之日，纯阳而成乾卦。夏至之日，一阴始生而成姤卦。大暑之日，二阴始生而成遁卦。处暑之日，三阴始生而成否卦。秋分之日，四阴始生而成观卦。霜降之日，五阴始生而成剥卦。小雪之日纯阴，坤卦用事。所谓损之而益，益之而损也。"

人是天人合一的产物，人体的二十四节脊椎与廿四节气相对应，二十四节脊椎也能同步感受廿四节气能量的变化。受廿四节气的影响，一年四季人体的状况不同，生病的不同，用药也就有一些规律。例如医生就常常在春季用薄荷、荆芥，夏季用香薷、生姜，长夏用人参、白术，秋季用白芍、乌梅，冬季用黄芩。

第一节　《黄帝内经》中的疫情与预防

　　《素问·刺法论》说"天地迭移，三年化疫"，《素问》中就指出自然气候的反常可以引发疫病的流行。《黄帝内经·素问》"刺法论篇第七十二（遗篇）"记载："黄帝问曰：刚柔二干，失守其位，使天运之气皆虚乎？与民为病，可得平乎？岐伯曰：深乎哉问！明其奥旨，天地迭移，三年化疫，是谓根之可见，必有逃门。假令甲子刚柔失守，刚未正，柔孤而有亏，时序不令，即音律非从，如此三年，变大疫也。详其微甚，察其浅深，欲至而可刺，刺之当先补肾俞，次三日，可刺足太阴之所注。又有下位己卯不至，而甲子孤立者，次三年作土疠，其法补泻，一如甲子同法也。其刺已毕，又不须夜行及远行，令七日洁，清静斋戒，所有自来。肾有久痛者，可以寅时面向南，净神不乱思，闭气不息七遍，以引颈咽气顺之，如咽硬物，如此七遍后，饵舌下津令无数。假令丙寅刚柔失守，上刚干失守，下柔不可独主之，中水运非太过，不可执法而定之。布天有余，而失守上正，天地不合，即律吕音异，如此即天运失序，后三年变疫。详其微甚，差有大小，徐至即后三年，至甚即首三年，当先补心俞，次五日，可刺肾之所入。又有下位地甲子辛巳柔不附刚，亦名失守，即地运皆虚，后三年变水疠，即刺法皆如此矣。其刺如华，慎其大喜欲情于中，如不忌，即其气复散也，令静七日，心欲实，令少思。假令庚辰刚柔失守，上位失守，下位无合，乙庚金运，故非相招，布天未退，中运胜来，上下相错，谓之失守，姑洗林钟，商音不应也。如此则天运化易，三年变大疫。详天数，差的微甚，微即微，三年至，甚即甚，三年至，当先补肝俞，次三日，可刺肺之所行。刺毕，可静神七日，慎勿大怒，怒必真气却散之。又或在下地甲子乙未失守者，即乙柔干，即上庚独治之，亦名失守者，即天运孤主之，三年变疠，名曰金疠，其至待时也。详其地数之等差，亦推其微甚，可知迟速耳。诸位乙庚失守，刺法同。肝欲平，即勿怒。假令壬午刚柔失守，上壬未近正，下丁独然，即虽阳年，亏及不同，上下失守，相招其有期，差之微甚，各有其数也，律吕二角，失而不和，同音有日，微甚如见，三年大疫。当刺脾之俞，次三日，可刺肝之所出也。刺毕，静神七日，勿大醉歌乐，其气复散，又勿饱食，勿食生物，欲令脾实，气无滞饱，无久坐，食无太酸，无食一切生物，宜甘宜淡。又或地下甲子丁酉失守其位，未得中司，即气不当位，下不与壬奉合者，亦名失守，非名合德，故柔不附刚，即地运不合，三年变疠，其刺法亦如木疫之法。假令戊申刚柔失守，戊癸虽火运，阳年不太过也，上失其刚，柔地独主，其气不正，故有邪干，迭移其位，差有浅深，欲至将合，音律先同，如此天运失时，三年之中，火疫至矣，当刺肺之俞。刺毕，静神七日，勿大悲伤也，悲伤即肺动，而其气复散也，人欲实肺者，要在息气。又或地下甲子癸亥失守者，即柔失守位也，即上失其刚也。即亦名戊癸不相合德者也，即运与地虚，后三年变疠，即名火疠。是故立地五年，以明失守，以穷法刺，于是疫之与疠，即是上下刚柔之名也，穷归一体也。即刺疫法，只有五法，即总其诸位失守，故只归五行而统之也。黄帝曰：余闻五疫之至，皆相染易，无问大小，病状相似，不施救疗，如何可得不相移易者？岐伯曰：不相染者，正气存内，邪不可干，避其毒气，天牝从来，复得其往，气出于脑，即不邪干。气出于脑，即室先想心如日，欲将入于疫室，先想青气自肝而出，左行于东，化作林木；次想白气自肺而出，右行于西，化作戈甲；次想赤气自心而出，南行于上，化作焰明；次想黑气自肾而出，北行于下，化作水；次想黄气自脾而出，存于中央，化作土。五气护身之毕，以想头上如北斗之煌煌，然后可入于疫室。又一法，于春分之日，日未出而吐之。又一法，于雨水日后，三浴以药泄汗。又一法，小金丹方：辰砂二两，水磨雄黄一两，叶子雌黄一两，紫金半两，同入合中，外固，了地一尺筑地实，不用炉，不须药制，用火二十斤煅了也；七日终，候冷七日取，次日出合子埋药地中，七日取出，顺日研之三日，炼白沙蜜为丸，如梧桐子大，每日望东吸日华气一口，冰水一下丸，和气咽之，服十粒，无疫干也。是故刺法有全神养真之旨，亦法有修真之道，非治疾也。故要修养和神也，道贵常存，补神固根，精气不散，神守不分，然即神守而虽不去，亦能全真，人神不守，非达至真，至真之要，在乎天玄，神守天息，复入本元，命曰归宗。"

《黄帝内经》中以上的内容指出，由于五运六气的变化，天干、地支的阴阳二气变化不平衡，引起了五种瘟疫（金疫、木疫、水疫、火疫、土疫），岐伯制定了针灸的治疗方法，并指出针灸之后的注意事项，例如不能发怒，不能吃得太饱，不能吃生冷之物等。如何才能遭遇瘟疫而不被感染呢？岐伯提出了"正气存内，邪不可干"的理念，就是提升人体的正气，加强对瘟疫的抵抗力。医生如何才能接触病人而不被感染呢？岐伯提出了四种预防方法，一是观想法，观想自己的身体被五种正气"青气、赤气、白气、黄气、黑气"所保护，同时观想北斗七星发出光芒保护医生的身体；第二是吐纳法，在春分这一天太阳没有出来之前，将病气吐出去；第三在雨水节这一天用发汗的药洗浴发汗；第四是服用以朱砂、雄黄等为原料制作的药丸。常人如何才能做到"正气存内"呢？民间有一个方法就是搭接口腔内的"上鹊桥"，保持口腔内不断产生津液，并且缓缓吞咽，就具有良好的将疫毒拒之于外的功能。这是因为时疫的病毒是以鼻腔与相关器官的黏膜为入侵的门户，所谓"瘟从口入，疫从鼻侵"就是常见的途径。而疫从鼻侵又与鼻咽腔与口咽腔的湿度与抗体酶浓度和含量相关。保持搭接上鹊桥，也就是舌抵上腭，就会满口生津。口腔内的活性酶与湿度会使鼻黏膜、咽黏膜、口黏膜保持最佳防预状态，病毒容易在最佳的抗体湿度与被酶解的浅表环境中被消融解体。大部分素食、坚持经典诵读并实践舌抵上腭（搭接上鹊桥）者，全年或者一生都甚少罹患"感冒"之类各种时疫。舌抵上腭就是用舌向上弯曲，舌尖抵着上腭部。舌抵上腭之原则：嘴闭齿

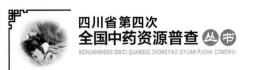
合，舌尖及舌面前部自然贴在上齿龈处。

古人认为， 瘟疫是两种不同的疾病，引发的因素也不同。《素问·刺法论》说："瘟之至也，非江海鳞甲之类而不生。疫之至也，非虫兽毛羽而不存。"古人认为：瘟是由接触和食用各种江河湖泊的水产和鳞甲类动物引起，疫病则是由接触和食用各种鸟兽昆虫引起。古人明确指出疾病的来源与杀害食用动物有关。如何预防瘟疫呢，古人认为"瘟疫之防也，非禁杀生止食尸而不可绝。" 如果能够做到禁止杀生，做到不再吃动物的尸体，才有可能完全摆脱瘟疫。

"瘟疫之治也，非汗下吐和之法不可中和。"对于瘟疫病的患者，中医不是直接在其身体里面去杀病毒、杀细菌，而是提升患者的排毒能力，就是从精与炁的层面调动患者的循环系统、防卫系统、气机和血液，第一，在早期通过解表发汗的方法，就能够很快地将病毒、细菌拒之于门外。因为人体的皮肤是一个最大的器官，很容易把体内的这些毒素、微生物排斥在体外。第二，对于发汗都没能够排出去的，则可以"下"，即从大便、小便里面排出去；第三，通过"吐"的办法，来达到一种新的平衡、中和状态。

第二节 《本草纲目》中瘟疫的预防

[辟穰]的药材如下：

〔草部〕苍术（山岚瘴气，温疾恶气，弭灾疹。烧烟熏，去鬼邪）、升麻（吐温疫时气毒疠）、苍耳（为末，水服，辟恶邪，不染疫疾）、虎耳（擂酒服，治瘟疫）、木香、辟虺雷、徐长卿、鬼督邮、藁本、女青、山柰、莔草（避毒疫温鬼邪气）、白茅香、茅香、兰草（并煎汤浴，辟疫气）艾纳香、兜纳香、蜘蛛香。

〔木部〕沉香、蜜香、檀香、降真香、苏合香、安息香、詹糖香、樟脑、返魂香、兜木香、皂荚、古厕木（并烧之，辟疫）、钓樟叶（置门上）、乌药、预知子、阿魏、乳香（腊月二十四日五更，取初汲水浸至元旦五更，人嚼一块，饮水三呷，一年无疫）、松叶（细切，酒服，日三，能辟五年瘟）、柏叶（时气瘟疫，社中东南枝，为末，日服）、桃枝、桃橛、桃符（并辟疫）、桃仁、茱萸（青盐炒过，每嚼一二十枚，预辟瘴疠）、三岁陈枣核中仁（常服百邪不干）。

〔谷菜〕椒柏酒屠苏酒（元旦饮之，辟瘟疠）、黑豆（布袋一斗，纳井中一夜取出，每服7粒，辟穰时气）、赤小豆（除夕正月朔望投井中，辟瘟病。正月七日，囊盛置井中，三日取出，男吞七粒，女吞二七，一年无病。元旦向东吞三七粒，一年无疫。立秋日面西吞七粒，不病痢）、豉（和白术浸酒常饮，除瘟疫病）、麻子仁（除夜同小豆投井中，辟疫）、蒜（时气温病，捣汁服。立春元旦，作五辛盘食，辟温疫）、蔓荆（立春后庚子日，饮汁，一年免时疫）、马齿苋（元旦食之，解疫气）、生姜（辟邪）、淡竹叶（解疫）。

〔服器〕初病人衣（蒸过，则一家不染）、草绳（度所住户中壁，屈结之，则不染）。

〔水土〕半天河水（饮之辟疫）、东壁土、冢上土石（五月五日取，埋户外，一家不患时气）。

〔石部〕丹砂（蜜丸，太岁日平旦，各吞三七丸，永无疫疾）、阳起石（解温疫冷气）、婆娑石（瘴疫，热闷头痛）。

〔鳞介〕蚺蛇肉、鲵鱼、牛鱼、鲍鱼头灰、贲龟、珠鳖、蚬肉（并食辟疫）。

〔禽兽〕雄鸡（冬至作腊，立春食之，辟疫）、东门上鸡头（辟疫禳恶）、雄鹊（冬至埋圊前，辟时疾温气）、石燕肉（炒浸酒饮，辟温疫岚瘴）、五灵脂（辟疫）、獭肉（煮服，主疫气温病及牛马疫）、狸肉（温鬼毒气，皮中如针刺）、麝香、灵猫阴、雄狐屎（烧之辟疫）、马骨及蹄（佩之辟疫）、貘皮（寝之辟疠）。

预防 [瘴疠] 的药材如下：

〔草部〕升麻（吐）、钗子股（吐）、葛根、草木樨、大黄（温瘴）、附子（冷瘴）、恒山（吐）、芫花（下）、金丝草、锦地罗、千金藤、伏鸡子根、解毒子、含水藤、千里及、肉豆蔻、苍术。

〔菜谷〕葱、茖葱、蒜、白蕺、苦茄、豉、红曲、烧酒。

〔果木〕茶、盐麸子、槟榔、乌梅、大腹皮、安息香、苏合香、阿魏、相思子（吐）。

〔石部〕丹砂、雄黄、砒石、婆娑石。

〔鳞部〕蚺蛇肉、鲮鲤甲、海豚鱼（作脯）、海鹞鱼（烧服）。

第三节　《串雅》中瘟疫的预防

（1）辟瘟丹：苍术为君，须加倍用，其余羌活、独活、白芷、香附、大黄、甘松、山柰、赤箭、雄黄各等分为细末，面糊丸，如弹子大，黄丹为衣，晒干焚之，可辟时气。

（2）普济丹：治一切瘟疫、时气、恶寒发热、昏迷头痛等症。制大黄一两五钱，生大黄一两五钱，僵蚕三钱。生姜汁捣糊为丸，重九分、七分、五分，凡三等。遇瘟疫时症，取无根井花水服之（即平旦井中取起第一汲之水），视病患之老幼强弱，为多寡之准。

（3）辟疫：凡入瘟疫之家，以麻油涂鼻孔中，然后入病家去，则不相传染；既出，或以纸捻探鼻深入，令嚏之方为佳。

（4）时疫大行：自家水缸内，每早投黑豆一把，全家无恙。

第四节　瘟疫预防的配方

（1）老君神明散（《活人书》卷十七）

[别名] 老君神明白术散、神明白散、神明白术散。

[处方]（苍）术1两，附子3两，乌头4两，桔梗2两半，细辛1两。

[制法] 上为末。

[功能主治] 辟瘟疫。主瘴气疫疠，温毒。

（2）屠苏酒（《本草纲目》卷二十五）

赤木、桂心七钱五分，防风一两，菝葜五钱，蜀椒、桔梗、大黄各五钱五分，乌头二钱五分，赤小豆十四枚。

203

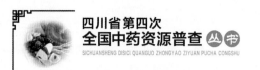

上以三角绛囊盛之，除夜悬井底，元旦取出，置酒中煎数沸，举家东向，从少至长，次第饮之，药渣投井中，岁饮此水，一世无病。

（3）屠苏酒（《串雅内外编》）

大黄一钱六分，桔梗（去芦）、川椒（去核）各一钱五分，白术、桂心各一钱八分，乌头（去皮尖）一钱，吴茱萸一钱二分，防风（去芦）一两。

上为咀片，绛囊盛悬井中或水缸中，除夕制，元旦寅时取出，以无灰酒煎四五沸，取饮，自幼至长。

（4）疫疠发肿方：大黑豆二合（炒熟），炙甘草一钱，水一盏煎汁，时时饮之。《夷坚志》云：靖康二年春，京师大疫。有异人书此方于壁间，用之立验也。

第五节　预防瘟疫的其他方法

（1）臭黄荆叶驱霍乱。盐亭县北部发生霍乱时，旧习三天不能动烟火之食物。用黄荆叶捣碎，冲开水搅拌，即成"凉粉"，作为三天不动烟火之食物。臭黄荆叶富含淀粉、芳香油，一充饥，二抑菌。

（2）岐伯生日（农历三月十七）这一天，盐亭县岐伯故里烧岐柏树枝，发出香郁的浓烟，人们依次从烟上跨过去，可以预防瘟疫。

（3）立夏节期间，在家里用路路通（枫果）熏香，可以辟瘴疫。路路通，其性能通十二经穴，善于治疗水肿之类的疾病。

（4）端午节五月初五这一天，门口挂菖蒲与陈艾，预防暑天湿热。

（5）岐伯故里一旦流行瘟疫，就点燃柏树皮火把驱瘟。又于高处树杆上点"天灯"照散瘟疫，在嫘祖故里留下了高灯镇之名。

（6）扯七根丝茅草预防瘟疫。"弥江河畔一丘坟，岐柏树下岐伯神，扯把青草能治病，看你心中诚不诚。"这个青草指的是禾本科植物"芸香草"，当地名丝茅草，具燥湿化痰作用，可治疗支气管炎。

第六节　文化艺术中的瘟疫治疗与预防

（1）大傩。《吕氏春秋·季冬》："命有司大傩旁磔。"高秀注："大傩，逐尽阴气为阳导也。今人腊岁前一日，击鼓驱疫，谓之逐疫。其仪：选中黄门子弟年十岁以上，十二岁以下，百二十人为伥子。皆赤帻皂制，执大鼗。方相氏黄金四目，蒙熊皮，玄衣朱裳，执戈以恶鬼于禁中……因作方相氏与十二兽舞。欢呼，周遍前后省三过，持炬火，送疫出端门；门外驺骑传炬出宫，司马阙门门外五营骑士传火弃洛水中。"李贤注引《汉旧仪》："颛顼氏有三子，生而亡去为疫鬼。一居江水，是为虐鬼；一居若水，是为魍魉域鬼；一居人宫室区隅，善惊人小儿。"又："方相帅百隶及童子，以桃弧、棘矢、土鼓，鼓且射之，以赤丸、五谷播洒之。"方相，驱疫辟邪之神。

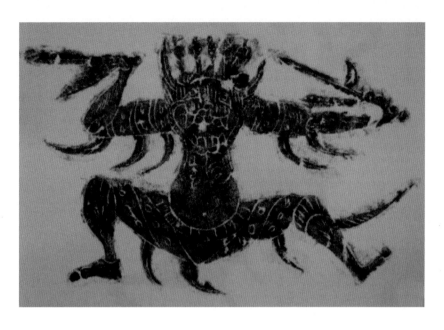

图14-1　大傩

（2）岐伯故里盐亭县发生瘟疫时有一个习俗叫"岐伯行乡"。如果一个地方的传染病实在严重，即用人装扮为岐伯，身着甲胄，手执金鞭，带螃蟹眼具，让人抬于龙椅上，执鞭游弋，以示扫荡瘟疫。其螃蟹眼具与三星堆立人铜像极为相似，是数千年的文化传承。岐舌国（今盐亭县西部）旧俗，凡家人有病人则请檀神装成岐伯，并让病人坐堂中，岐伯着甲胄，执宝剑，口中唱驱病之词，绕病人舞行。然后，"撒火粉"，就是把锯木面炒干，举火把，撒锯木面粉于火把上，木面粉立即燃烧成为火团，名曰"撒火粉"。"撒火粉"有灭菌驱病的作用，清洁了病人居住环境中的空气。盐亭县茶亭乡龙潭庙中至今还保留了这一驱病檀神之木像。通过开展这些活动来增强人民战胜疾病与瘟疫的信心，实现岐伯要求人们的"心安而不惧"。

第七节　峨眉山种痘神医

传说宋太宗时候，有一年，峨眉山上久旱不雨，天天红火大太阳晒得田里裂开的大口子，青蜞蚂也跳不过，庄稼颗粒无收。百姓们把草根、树皮、观音土当饭吃，饿死的人越来越多。随着灾荒，瘟疫也流行起来。许多小孩出现了一种奇怪的病症，开始全身发冷，头痛发烧，口干舌燥，接着脸上、手上、脚上长出许多红疙瘩，过不了几天，红疙瘩又变成黄豆一样大小的脓疱疮，又痛又痒，逐渐遍及全身，要是用手抓破，便流出黄水来。有的病人双目失明，有的还诱发其他病症引起死亡。这种病，大家叫它"痘瘟病"。过去峨眉山上从没有过这种病，因而许多名医都没法处方下药。眼看许多小孩死在"痘瘟病"里。天灾加病祸，使峨眉山到处添新坟，家家有哭声。俗话说：病急乱求方。老百姓见医药无效，就到山上寺庙里去烧香许愿，求菩萨保佑。

峨眉山上有座香火旺盛的大寺庙叫白水寺，每天到庙里敬香许愿的人成群结队。庙里有个和尚叫茂真，是个有德行的高僧。他看到许多娃娃害"痘瘟病"死了，很不忍心。他自幼出家，懂得一些医术。这一回，他也试着为病孩治疗，但都未见效。

有一天，茂真和尚刚念完早经，忽然一位大嫂抱着一个约莫四五岁的娃娃，哭哭啼啼，来到庙里向茂真和尚恳求道："茂真师父啊，快救救我的娃娃吧！"茂真和尚看那孩子长得还结实，但已经烧得满脸红赤，昏迷不醒，茂真和尚晓得又是害了"痘瘟病"，一时心头也拿不定主意，只好开了一剂清热退烧解毒的药方。正在这时，一位老大爷又抱着一个三岁的娃娃向茂真和尚求医。茂真见这个瘦弱的孩子害的还是"痘瘟病"，就开了同样的药方。第二天，他去看望那两个病孩时，瘦弱的那个已经死了，而身体较结实的那个病情却有了好转。没过几天，身上的痘疮水干结疤。又过了几天，竟然痊愈了。茂真和尚感到奇怪，为啥同样的病症，用同样的药方，壮实的孩子好了，瘦弱的孩子却死了？于是他走访了许多病家，发现身体里有种东西能克病魔，要真是那样，他们身体中的那种东西能不能帮助其他的病孩战胜痘瘟病呢？为了证实自己的想法，茂真和尚就从那些已经痊愈的小孩身上取下一些痘痂皮，研成细粉，先在自己身上试验。点了以后不几天，果然发起烧来，接着身上出现了痘疮。茂真马上开了几剂药吃，不几天就结疤了。他又把这个方法用在那些未发病的小孩身上，不几天也都长起痘疮来。他又开了几味经过试验治痘疮有特效的峨眉山草药给病孩吃。三天便结疤，七天便脱去痘痂痊愈了。不久，白水寺茂真和尚能医治小孩"痘瘟病"的名声便一下传开了。每天抱着娃娃来找茂真和尚治病的人来往不断，茂真有求必应，都被他治好了。

以后，茂真又经过许多次的观察，发现凡是经他点过痘毒的小儿，痘瘟病症状都很轻，不几天就好了，而且从此不再发，他才知道这种方法能避免小儿再发"痘瘟病"。

第八节　新冠病毒肺炎的中医药治疗与预防

2019年末，湖北武汉暴发了新冠病毒肺炎，病毒传染力强，持续时间久。2020年，国家卫生健康委员会和国家中医药管理局组织专家发布了《新型冠状病毒感染的肺炎诊疗方案（试行第九版）》。《新型冠状病毒感染的肺炎诊疗方案》中指出新冠病毒属于中医疫病范畴，病人因为感受疫戾之气，病位在肺，基本病机特点为"湿、热、毒、瘀"。

1. 医学观察期

临床表现1：乏力伴胃肠不适

推荐中成药：藿香正气胶囊（丸、水、口服液）

临床表现2：乏力伴发热

推荐中成药：金花清感颗粒、连花清瘟胶囊（颗粒）、疏风解毒胶囊（颗粒）

2. 临床治疗期（确诊病例）

（1）轻型

①湿热蕴肺证

临床表现：低热或不发热，微恶寒，乏力，头身困重，肌肉酸痛，干咳痰少，咽痛，口干不欲多饮，或伴有胸闷脘痞，无汗或汗出不畅，或见呕恶纳呆，便溏或大便黏滞不爽。舌淡红，苔白厚腻或薄黄，脉滑数或濡。

推荐处方：槟榔 10 克，草果 10 克，厚朴 10 克，知母 10 克，黄芩 10 克，柴胡 10 克，赤芍 10 克，连翘 15 克，青蒿 10 克（后下），苍术 10 克，大青叶 10 克，生甘草 5 克。

推荐中成药：金花清感颗粒、连花清瘟胶囊（颗粒）

②疫毒夹燥证

临床表现：恶寒，发热，肌肉酸痛，流涕，干咳，咽痛，咽痒，口干，咽干，便秘，舌淡，少津，苔薄白或干，脉浮紧。

推荐处方：宣肺润燥解毒方

基础方剂：麻黄 6 克，杏仁 10 克，柴胡 12 克，沙参（川明参）15 克，麦冬 15 克，玄参 15 克，白芷 10 克，羌活 15 克，升麻 8 克，桑叶 15 克，黄芩 10 克，桑白皮 15 克，生石膏 20 克。

服法：每日 1 剂，水煎 400 毫升，分 2 次服用，早晚各 1 次。

推荐中成药：金花清感颗粒、连花清瘟胶囊（颗粒）

（2）普通型

湿毒郁肺证

临床表现：发热，咳嗽痰少，或有黄痰，憋闷气促，腹胀，便秘不畅。舌质暗红，舌体胖，苔黄腻或黄燥，脉滑数或弦滑。

推荐处方：宣肺败毒方。基础方剂：麻黄 6 克，炒苦杏仁 15 克，生石膏 30 克，薏苡仁 30 克，麸炒苍术 10 克，广藿香 15 克，青蒿 12 克，虎杖 20 克，马鞭草 30 克，芦根 30 克，葶苈子 15 克，化橘红 15 克，甘草 10 克。

服法：每日 1 剂，水煎 400 毫升，分 2 次服用，早晚各 1 次。

推荐中成药：宣肺败毒颗粒

（3）重型

①疫毒闭肺证

临床表现：发热面红，咳嗽，痰黄黏少，或痰中带血，喘憋气促，疲乏倦怠，口干苦黏，恶心不食，大便不畅，小便短赤。舌红，苔黄腻，脉滑数。

推荐中成药：化湿败毒颗粒

②气营两燔证

临床表现：大热烦渴，喘憋气促，谵语神昏，视物错瞀，或发斑疹，或吐血、衄血，或四肢抽搐。舌绛少苔或无苔，脉沉细数，或浮大而数。

推荐中成药：喜炎平注射液、血必净注射液、热毒宁注射液、痰热清注射液、醒脑静注射液。中药注射剂可与中药汤剂联合使用。

（4）危重型

内闭外脱证

临床表现：呼吸困难、动辄气喘或需要机械通气，伴神昏，烦躁，汗出肢冷，舌质紫暗，苔厚腻或燥，脉浮大无根。

推荐处方：人参 15 克，黑顺片 10 克（先煎），山茱萸 15 克，送服苏合香丸或安宫牛黄丸。

推荐中成药：血必净注射液、热毒宁注射液、痰热清注射液、醒脑静注射液、参附注射液、生脉注射液、参麦注射液。中药注射剂可与中药汤剂联合使用。

儿童中药治疗方面，《方案》指出，儿童患者的中医证候特点、核心病机与成人基本一致，治疗参照成人中医治疗方案，结合儿童患者临床症候和小儿生理特点，辨证酌量使用。可选择儿童适用中成药辨证使用。

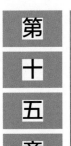

第十五章　中医的非药物治疗方法

第一节　针　灸

　　针灸是针法和灸法的总称。针灸由"针"和"灸"组成，是东方医学的重要组成部分，其内容包括针灸理论、腧穴、针灸技术以及相关器具。针灸在形成、应用和发展的过程中，具有鲜明的中华民族文化与地域特征，是基于中华民族文化和科学传统产生的宝贵遗产。2006年中国中医科学院申报的针灸，被国务院列入第一批国家级非物质文化遗产名录。

　　针法是在中医理论的指导下，通过把针具（通常指毫针）按照一定的角度刺入患者体内，运用捻转与提插等针刺手法来对人体特定部位进行刺激从而治疗疾病的方法。刺入点称为人体腧穴，简称穴位。

　　灸法是以预制的灸炷或灸草在体表一定的穴位上烧灼、熏熨，利用热的刺激来预防和治疗疾病的方法。通常以艾草最为常用，故而称为"艾灸"，另有隔药灸、柳条灸、灯芯灸、桑枝灸等方法。如今人们生活中经常用到的多是艾灸。

第二节 揪 痧

揪痧疗法灵活，可根据病情选择施治部位，一般选择颈部、背部等地方。自己可以给自己揪，故揪痧是一种非常实用的自我疗法。

将中指和食指弯曲如钩状，蘸水夹揪皮肤，造成局部瘀血。这种夹揪皮肤使皮肤出现血痕的除痧方法，称揪痧疗法。施行本法时不需要任何器具，只需用手指即可。

一般是揪脖子。揪脖子简单易行，对着镜子就可以对自己进行揪痧操作。揪痧时，夹起脖子侧皮肤向前拧扯，然后急速放开还原，依上述手法连续重复往返数次，以所扯皮肤发红或者发紫发黑（发痧的严重程度表现）但没有皮肤破损为止。蘸唾液相比蘸水揪则更容易出痧并可以减少揪痧时的疼痛感。

（1）痧痕一般5~7天自动消退，在前一次揪痧所留下的痧痕没完全消退前不要急于再揪，否则容易使痧痕长时间不消退，给自己增加不必要的烦恼。

（2）揪痧时和刚揪完痧后揪处皮肤会出现火辣辣的疼痛感，并且痧条摸上去会有鼓鼓的感觉，这些反应属正常现象。

（3）一般发痧严重者痧条会出现紫黑色的疱。

第三节 刮 痧

刮痧是以中医经络腧穴理论为指导，通过特制的刮痧器具和相应的手法，蘸取一定的介质（如菜籽油），在体表进行反复刮动、摩擦，使皮肤局部出现红色粟粒状或暗红色出血点等"出痧"变化，从而达到活血透痧的方法。因其简、便、廉、效的特点，临床应用广泛，适合医疗及家庭保健。还可配合针灸、拔罐、刺络放血等疗法使用，加强活血化瘀、驱邪排毒的效果。刮痧多用于感冒初起的治疗。

一般刮痧多是在背部上面，也有肩部、头部、胸部等。背部由上向下刮拭。一般先刮后背正中线的督脉，再刮两侧的膀胱经和夹脊穴。肩部应从颈部分别向两侧肩峰处刮拭。用全息刮痧法时，先对穴区内督脉及两侧膀胱经附近的敏感压痛点采用局部按揉法，再从上向下刮拭穴区内的经脉。

第四节 拔 罐

拔罐疗法（俗称"火罐"）是以罐为工具，利用燃烧、挤压等方法排除罐内空气，造成负压，使罐吸附于体表特定部位（患处、穴位），产生广泛刺激，形成局部充血或瘀血现象，而达到防病治病、强壮身体为目的的一种治疗方法。拔火罐与针灸一样，也是一种常见的物理疗法。

第五节　按　摩

按摩是以中医的脏腑、经络学说为理论基础，用手在人身上推、按、捏、揉，以促进血液循环，疏通经络穴位，调整人体功能的一种物理方法。

按摩法的历史悠久，《黄帝内经·素问·血气形志》："形数惊恐，经络不通，病生于不仁，治之以按摩醪药。"《医宗金鉴·正骨心法要旨·外治法》："按摩法：按者，谓以手往下抑之也。摩者，谓徐徐揉摩之也……按其经络，以通郁闭之气；摩其壅聚，以散瘀结之肿，其患可愈。"

按摩常用的手法如：推法、擦法、揉法、揉捏法、搓法、按法、摩法、拍击法、抖法、运拉法、拿法、滚法、刮法、掐法、弹筋法（提弹法）、拔法（分筋法）、理筋法（顺筋法）。按摩可以治疗与预防疾病，如感冒、消化不良、疼痛等，《唐六典》载："按摩可除八疾，'风、寒、暑、湿、饥、饱、劳、逸'"。

第六节　三伏贴

冬病夏治，是中国传统医学的一个重要特色，就是利用夏季气温高、机体阳气充沛的有利时机，调整人体的阴阳平衡，使一些宿疾得以恢复。"冬病夏治"是根据 "春夏养阳，秋冬养阴"的理论，利用夏季人体阳气最旺盛之际，治疗某些属于虚性、寒性的疾病，最大限度地以阳克寒，达到标本兼治、预防保健的作用。冬病夏治的方法很多，如针刺、艾灸、理疗、按摩、穴位贴敷以及内服温养阳气的中药和食物等。经历代中医学家的反复实践、反复研究，证明于炎热夏季用中药穴位贴敷治疗冬天发作或容易发作的疾病疗效显著。使用"三伏贴"可以预防多种慢性疾病如哮喘、气管炎、风湿关节炎、高血压、感冒等。"三伏贴"的中药材包括白芥子、延胡索、细辛、甘遂、鹅不食草、干姜、仙灵脾、小茴香、肉桂等，"三伏贴"常取的穴位包括大椎穴、肺俞穴、膏肓穴、中府穴、膻中穴等。

第十六章

养身功夫

第一节　彭祖养生导引术

　　彭祖养生导引术，内外兼修，动静结合。全套功法紧紧围绕平衡阴阳、疏通经络、通调五脏的宗旨编排，动功、静功都以此为目标，遵循"三重三不"原则，即注重顺应天道，趋利避害；注重扶正祛邪，健身祛病；注重持之以恒，益寿延年。不追求所谓神通异能，不提倡运用此术为别人治病，不主张超越自然规律。为习练方便，分为三部分：第一部分是彭祖养生导引术，第二部分是彭祖长寿内功，第三部分是彭祖益寿健身操。第一、二两部分重在用气用意不用力，而第三部分的拍打则适度用力，这是健身气功与体操的根本区别。三个部分既相互关联，又相对独立。根据个人实际，可三部分依次操练，亦可单独选练其中一部分或两部分甚至只拆练其中几式。无论单练还是合练，对健身祛病、益寿延年

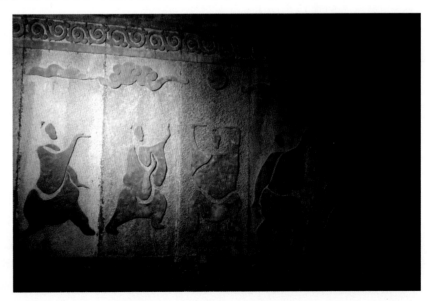

图16-1　彭祖导引术（方清茂/摄）

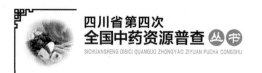
都大有裨益。

彭祖养生导引术动作简单，易学易练，男女老少均可修习。只要掌握要领，坚持不懈，体弱者可回复强健，慢性病患者可祛病康复，持之以恒，可延性续命，颐养天年。

一、主要内容及功效

预备式：调形——两脚平行，与肩同宽，头正身直，虚领顶颈，目光收回，眼帘微垂，下巴微收，舌抵上腭，含胸拔背，两臂下垂，沉肩坠肘，两腿微曲，气沉丹田。意想全身放松，自然呼吸逐渐过渡到深细匀长的逆腹式呼吸。

（一）摄清洗髓，降浊排病

接预备式松静站立，意想我即宇宙，宇宙即我，圆圆融融，通彻透明；宇宙真阳清气灌注全身，清洗全身，全身如沐甘霖；体内病气、浊气被冲洗下行，从两脚掌排入地下，穿透地球，过滤干净，心中默数呼吸，36~49息后，停止洗髓排病，意想手臂无限伸长，由体侧缓缓向上抬，手心向上，采摄宇宙真阳清气，向头顶聚拢从百会灌下，降至下丹田，两手手心同步翻转向下，指尖似接非接，从面前下降至下丹田，血压高者可意想血压降至正常。反复8次后左手在外右手在内叠放于下丹田处。

功效：道家养生理论认为，以心形意、以意导气、以气运身，使气血顺着人体的十二经脉、奇经八脉常用穴位进行运转循环，从而把天地间精华采进来，把人体内部病气排出去。这样，就使人体内部不断充实"真气""正气"，增强自身防病的能力，达到强身健体、延年益寿的效果。此式即通过调形、调意、调息，进入松静状态，将自身小宇宙与自然大宇宙调适到同频共振的和谐状态，摄取宇宙清气，清洗体内病气、浊气；舒筋活血，平衡阴阳，以正祛邪，调理全身。在步骤上从放松下手，从站桩开始，便于集中意念，尽快进入松静状态。

（二）熊经搂气，健脑强脊

接上式，吸气的同时两臂从身体两侧缓缓抬起，与眼睛同高时手心向前，意想两臂向左右伸出无限远，搂采真阳清气；依次向头部、颈部、胸部、腰部各搂气8次，意想所搂宇宙真气从头部、颈部、胸部、腹部，自前面入由后面出，穿过身体，两手搂气所划之圆穿过头部、颈部、胸部、腹部时相切，穿过身体时开始呼气并带出病气、浊气，在宇宙过滤干净；周而复始做8次，然后回复成预备式。

功效：此式是易筋洗髓并重之法。通过动作、呼吸、意念作用于任督二脉的关键部位，用宇宙真气置换体内病气、浊气，健脑益智，锻炼肩、肘关节和脊椎关节，强脊益髓，培补元气，扶正祛邪。

（三）托天接地，平衡阴阳

接上式，舒缓吸气的同时两手向前、向上推举，掌心向上，手指相对，两手举过头顶如托天状，意想全身毛孔吸纳天阳真气；继而呼气的同时，两掌由上方呈弧形向下伸，弯腰，至脚前如按地，同时意想天地相合；两手掌伸至脚前，抓成空心拳，吸气，意想采摄混元真气，缓缓直起腰来，两拳提至胸前，变拳为掌，左手在里，右手在外相叠，意想将真气灌入膻中（中丹田）；呼气，两掌心向下，指尖似接非接，下按，意想真气沉至下丹田。如此8次。还原成预备式。

功效：《洗髓易筋经》指出："天地本乎阴阳，阴阳主乎动静。人身，一阴阳也；阴阳，一动静也。动静合宜，气血和畅，百病不生，乃得尽其天年""运定之法，以动化静，以静运动，合乎阴阳，顺乎五行，发其生机，神其变化，故能通和上下，分经阴阳，去旧生新，充实五脏，驱外感之诸邪，消内生之百病，补不足，泄有余，消长之道，妙应无穷"。此式使人体阴阳之气与天地阴阳之气和谐一致，使人体场和宇宙场协调同步，抓住了人体和谐的核心——天地合一。具体效果在于调理五脏六腑，锻炼心、脑血管，平衡阴阳，调节血压，伸拉脊椎，锻炼两腿、两臂韧带与关节，同时锻炼意念调控能力，有效排除杂念。

（四）开合吐纳，舒胸理肺

左脚向右前方迈出，脚尖点地成虚步，重心放在右脚；两臂自体侧向上抬举，同时吸气，掌心相对，至胸前略与肩平时呼气，两掌相向靠拢但不可相贴，稍顿片刻，待呼尽后，缓缓吸气，两手缓缓拉开若抽丝状，藕断丝连，两手宽度过肩，身体微向后仰。然后两手慢慢向胸前合拢并呼气，掌心相对，两掌间如按弹簧，劳宫穴如有物相触，两手合之接近，继而再拉开，开时吸气，合时呼气，如此开合连做8次。然后两手下垂，收回左脚，迈出右脚，开合八次，之后，两手下垂还原成预备姿势。

功效：通过吐故纳新以扩大肺活量，提高肺泡吸氧排浊能力。在行功过程中，手掌劳宫穴和手指会有麻胀感，对手三阴经和三阳经起疏导作用，同时锻炼末梢神经灵敏度。

（五）摇橹划船，活血强心

左脚向左前作大弓箭步，左腿弓膝，右腿蹬直，两手由拳变掌，掌心向外，向前推出，身体随之前倾，推掌的同时缓缓吸气；至两臂伸直时，两掌握拳如抓物状拉回并呼气，如此摇橹划船状推拉八次。换右腿弓，左腿蹬，如前做8次。动作快慢宜随个人气息长短灵活掌握。回到预备姿势。

功效：舒展肢体，锻炼肩、肘、腕、指和腰腿关节、韧带；握拳与伸开手指，如同心脏收缩与舒张，可增强心脏功能；同时，活动十指，刺激手三阳和手三阴起始穴位，有利于打通经脉。

（六）马步运掌，壮腰健肾

身体下蹲成马步，气沉丹田。两手握拳，拳心向上，置于左右腰际；起右手由左肩处变掌向右缓缓划弧搂气，同时吸气，意想搂大自然真阳之气；以腰为轴，掌心由向内转向外，至转不动时顺势收掌，掌心贴捂命门，意想将真气灌入命门。呼气，换左手从右胯处，上抬至右肩处掌心渐向外向左向后缓缓划弧搂气，至转不动时顺势收掌，掌心贴捂命门，意想将所搂阳气灌入命门。左右交替，重复八次。回复成预备姿势。

功效：马步为武术健身的基本功，可稳固下盘，舒筋活血，搂真阳入命门，可增强命门纳气能力，壮腰健肾，固本培元；运掌时舒缓的转动，可锻炼肩、臂特别是腰腿关节、肌肉、经络。

（七）鸟伸起落，固本培元

接上式，两手手心向下由体侧缓缓向上平举的同时吸气，意在小指。两手略高于肩时，缓缓下按同时呼气，似按水中浮球，身体在两手下按时缓缓下蹲至两腿屈膝成90度（最低屈膝45度），两手下按至大腿两侧止。吸气为升，呼气为降，一升2降，如鸟儿展翅上翔下落，连续做8次。恢复成预备姿势。

功效：通过升降吐纳，练后天补先天，培养丹田真气，固本培元。其机理在于运动手三阳及手三阴和足三阳、足三阴12条经络，使体内真气升上降下，培补元气。同时锻炼肩臂和腰腿关节。

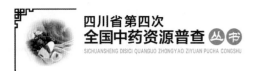

（八）按摩胸腹，舒肝健脾

解掉束腰皮带（布带可不解），站、坐、仰卧均可，两脚分开与肩同宽，全身放松，气沉丹田。依次作如下按摩：

（1）接上式以左手掌（或两手相叠）逆时针绕肚脐揉摩 21 次；再以右手掌（或两手相叠）顺时针绕肚脐揉摩 21 次；

（2）以两手食中无名三指顺时针方向揉摩膻中 21 圈；

（3）从膻中边揉边下行至耻骨上缘；

（4）由膻中向下推摩至耻骨上缘 21 次；

（5）两手拇指相接，其余 4 指并拢，自前胸天突穴位置，用指肚向下推拿 36~100 次。

功效：揉摩脐腹，帮助肠胃蠕动，调动内气聚集下丹田；揉摩膻中穴，补后天之气；推揉腹正中线，疏通任脉；推按疏通任脉两边的足少阴肾经、足阳明胃经、足厥阴肝经和足太阴脾经及带脉，可舒肝活血、健脾和胃、调理三焦、理气纠偏，调治大部分与五脏六腑相关的慢性疾病。

第一至三式侧重全身的整体调理，第四至八式分别侧重于肺、心、肾、肝、脾五脏调理。

二、站桩与内养法

中华气功源远流长，门类繁多，古代养生家多以气功作为益寿延年之要术，成功的例子数不胜数。其中站桩气功易学易练，效果极佳，尤其对年老体弱和慢性疾病如神经衰弱、高血压、心脑血管病、关节炎、肠胃病等，能起到有病治病、无病强身的作用。

（一）彭祖养生筑基桩

身体站立，两足分开与肩同宽，虚领顶颈，含胸拔背，沉肩坠肘，舌抵上颚，两腿微曲，两手如黑熊抱桩状，意守丹田（脐下一寸三分），全身放松。从头至足，如浴甘霖，平心静气，排除杂念，目光先平视，然后视线慢慢内收，两眼似闭非闭。初练以自然呼吸为主，逐渐过渡到深细匀长的逆腹式呼吸，使丹田真气自然充盈。

初练时间不宜太长，太长容易滋生杂念。一般以每次 7~8 分钟为宜，根据体力和实际达到的松静程度，逐渐延长时间，能站 20~30 分钟，即有理想效果。

（二）彭祖长寿内养功

坐、卧、站、行均可，放松全身，放下忧愁、烦恼、欲求，排除杂念，做到心静如止水。先意守丹田片刻，然后行吐纳之术：先吸后呼，吸气时闭口，呼气时若读"吹、嘘、呵、呼、呬、嘻"，每字 6~36 息，不可过多，以免造成损伤。亦可遵循下述口诀配合动作习练："肝嘘睁眼如怒目，心呵头顶叉手臂。脾呼撮口气息匀，肺呬胸前开合频。肾吹双手抱膝头，嘻嘻托天理三焦"。起初呼念六字时可发出呼气声，渐渐过渡到深、细、匀、长而无声。六字吐纳完毕，继续意守丹田片刻，时间长短不限，然后收功。

此六字分别调理肝、心、脾、肺、肾、三焦。根据阴阳五行和经络学理论，肝与胆、心与小肠、脾与胃、肺与大肠、肾与膀胱、三焦与心包经各自互为阴阳表里，调理五脏的同时，也能够调理六腑。若患者依此法，皆须恭敬，用心为之，无有不瘥，乃愈病长生之术。此法即《庄子·刻意》中所载的"吹呴呼吸，吐故纳新，熊经鸟伸"之术。

丹田真气充盈后，可行导引之法，即吸气时以意领气，将气上提到膻中（两乳之间）略微停，呼气下降。丹田如此一吸一呼一升一降，渐至腹内肠蠕动如雷鸣，达到腹实胸宽中气稳固之境界。丹田为先天气宫，膻中为后天气汇。真气下降至丹田，先天与后天会合，以后天补先天，充实本源，真气旺盛，邪不能侵，延缓衰老，益寿延年。

养气以舒服为度。宜遵循循序渐进原则，开始 7~8 分钟，根据个人具体情况，可逐渐延长时间至30 分钟甚至一两个小时不等。

三、彭祖益寿健身操

在练功后应做些整理运动，使练功不致有流弊或发生偏差等副作用，所以也叫"收功八法"。同时，整理运动也是健身强身养生延年的独立功法。因此有人单练彭祖益寿健身操，同样可以达到保健养生目的。彭祖益寿健身操对练功而言，能收到去火保健的效果，更可起到舒筋活血的作用，使人感到轻松愉快。

（一）浴面拍头，收功驻颜

将两手擦热，由下向上摩搓面部若干次，意想皱纹舒展，面色红润；两手微曲成空心掌由前向后拍打头部 3~6 遍；双手十指从前额发际向后至后发际梳头 21 次；用大拇指点压风池穴 36 次。

这一组头面功夫为主要收功动作，不仅可防止偏差，而且可去除皱纹，使面色红润，色斑消退，青春长驻并预防感冒。

（二）震鸣天鼓，醒脑复聪

两掌心捂住耳朵，手指放在脑后，两手手指弹击后脑若干次，似鼓声咚咚作响；突然放开两手。如此反复 3 次。

此法可使思维敏锐，头脑清晰，增强记忆力。

（三）浴鼻搓耳，调理全身

将两手拇指外侧搓热，从上往下摩擦鼻梁两侧 36 次，指尖点压迎香穴 36 次；耳朵外形像肾脏，全耳遍布全身内外各器官反射点，大拇指上下按摩两耳后降压沟 21 次或两手揉搓两耳 36 遍，可收按摩全身内外脏器之功效，同时防感冒、祛风寒、通鼻窍、调节血压、消炎止痛、疏通经络。

（四）搓颈擦椎，活血御邪

左手搓右边颈动脉，右手搓左边颈动脉，各 21 次；用手掌摩擦颈后大椎部位 21 次。搓摩脖颈，防止颈部疾病；摩擦大椎，防治感冒，阻止外邪入侵。

（五）叩齿搅海，吞咽琼浆

牙齿上下互叩，反复 36 次以上。牙齿为骨之梢，牙齿互叩，使骨节震动，肌肉压缩，气降下盘，腹实胸宽，有固肾健脑、调节血压、活血醒脑之效。舌尖轻抵上腭，在口腔顺逆时针各转若干圈，名"赤龙搅海"，然后鼓荡漱口，使津液满口，分三次咽下，吞咽时咕咕有声。津液为人身之珍宝，养生学称为玉液琼浆或玉液金津，乃体液之精华，能帮助消化，消炎镇静，补益气血，增加精力。故唾液下注于丹田，有以后天补先天的作用。

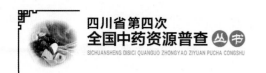
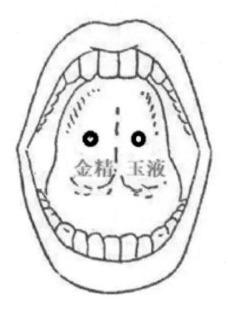

图16-2　口腔中的金精玉液

（六）拍打两臂，疏通经络

两足分开，与肩同宽。右手拍打左臂，左于拍打右臂，自肩至手，分四面一掌接一掌地拍打，以能忍受为度。用两手空心掌从上到下全面拍打胸腹和后背，运动五脏六腑，打通手三阳和手三阴经脉气血。

（七）两手擦（拍）腰，强腰健肾

两手掌拍打后腰或上下摩擦36~72次，搓至发热更好。肾为先天之本，肾健则本固枝荣。故按摩两肾可使腰部肌肉增强活力，防治腰痛，即使到老年腰板也能挺得直。

（八）拍打两腿，疏通经络

两手分别拍打两腿，从大腿根至脚踝分四面一掌接一掌地拍打，以能够忍受为度。坚持每天两次，可打通足三阴和足三阳6条经脉。

中医学认为"通则不痛，痛则不通"。通过拍打，打通经络，就能祛除病痛，增强体质。

对每节功法所规定次数，除"六字诀"每字不可超过36息外，其他均不必过于执着拘泥。习练过程中个别人如果出现幻觉、幻视、幻听等情形，勿喜、勿惧、勿恋、勿追，及时觉醒，搓手、浴面、空心掌拍头等，做好收功八法，可保证不出偏差。

第二节　净明动功

一、净明动功的源起

净明动功出于道教中派祖师黄元吉，因元代民族融合，该派动功又曾传往藏地，并成为藏地幻轮拳与金刚拳的有机补充。但在汉地，反而是在净明派道士及俗家弟子中秘密流传。

20 世纪 30 年代，李仲愚得其先祖父的表兄海慧禅师（禅师俗姓范，四川彭县（今彭州市）云华山人。青年时代外出游历，初遇一位精通中医药学，对《周易》《内经》及道家学术很有研究的道家净明派高人，传净明动功及丹道之学，后又几番到西藏、印度精修密法，又得净明动功的西藏传承）传授此动功，习练之后，获益匪浅，故又依医理，特别是人体经络理论进行了系统的分析和归纳，使十式净明动功成为一个有机的整体。十式动功，可按顺序练习，也可不按顺序练习；可全套合练，亦可仅练一、二式。该套动功，以经络为宗，自然呼吸而呼吸自深，不谈脏腑而脏腑和谐。因此，无论男女老幼，有病无病皆可习练，非常简便。

若切实深入习练各节动功不难发现，本功既可外通于各类武功，得自卫、卫人之用，而内力增长，又为强身延年奠定了生理基础。其功效绝不在"八段锦""五禽戏"等之下，其心法，更通于菩提达摩的"易筋经"。此外，该套动功通过李仲愚老师 60 余年的临床验证，在医疗保健、奇难杂症康复、内功纠偏、恢复肢体躯干功能、却病延年等方面都有十分神奇的效果。

二、净明动功十式的名称、动作要领与养生功效

整套动功的要领是心意明净，身体松静，自然呼吸，动作匀、缓、细、长，重意不重力。

预备式——怀抱太极：如双手环抱太极，收摄心志。双手上提至胸前，掌心相对，如抱球状（或两掌一上一下做个抱球状亦可）。双膝微弯，其象空静安宁。每次站 2~3 分钟。

第一式——碧海捞明月：喻人站立碧海边，捞取水中静定明月，领纳吸收，以洗涤脏腑机体。自然站立，下垂之双臂自然向前抬举伸直，而后缓缓上举，至五指朝天，双臂从两侧画弧线放下，弯腰直腿，至双掌触地，而后双臂前伸，渐渐升起，如此反复是为正式。反式则两臂向后抬举双臂至顶，双臂从身前画弧，弯腰直腿至手指接触地面，再转腕如分水，双臂从后向上举。正反式各练习 7~21 遍。

碧海捞明月能通调手三阴经和冲脉。手三阴经包括手厥阴心包经、手少阴心经和手太阴肺经。冲脉起于会阴穴而丽于阳明经，二经脉（冲脉、阳明经）在人体起着十分重要的作用。冲脉为经脉之海，阳明为五脏六腑之海，经脉之病皆可从冲脉、阳明经统治。

该式对呼吸、循环、内分泌系统均能起到良好的调节作用，改善咳嗽、气喘、胸胀胸闷、心累、心跳、心律不齐等症状，并对防治冠心病、肺心病、肺部结核、肺气肿等作用明显。对神经、消化及生殖系统疾病的疗效显著，特别对各类神经官能症、抑郁、失眠、烦闷不安、气功偏差、狂躁等神经性疾病，以及大便秘结、小便频数、月经不调等，有相当好的效果。该式还对各类颈椎病均有良好的辅助治疗作用。

第二式——清溪转辘轳：喻清溪旁转辘轳之水。运腰背及双臂之力，形如转辘状，圆转自如。双臂缓缓从胸前抬起，抬举至头顶，而后收缩手掌，由耳后玉枕关绕至胸前，顺胸腹抹下，弯腰直腿，至双手掌达脚背，再双臂上举，为正式。反之，双臂由胸前压下至脚背，而后随小腿大腿抹腹抹前胸至耳后上举过头，再双臂下压至脚背。正反式各练习 7~21 遍。

清溪转辘轳通调任督二脉。任脉总任诸阴，内寓心包、心经、胃经、小肠经、大肠经、三焦经及膀胱经之募穴，前联神阙，内联五脏，人身营血皆任脉为之总任。督脉上通脑海，下达尾闾，内联五脏，总督人身阳气，人体各系统、脏腑、器官、组织乃至细胞之各种功能，均来自督脉。因此，任督二脉为阴阳经之总纲，督脉主生，任脉主化；督脉主长，任脉主成。生化成长皆任督二脉主之，任督二脉之流转，即形成人身之小周天。

该式对于调整任督二脉、振奋任督脉的能量、调整人体机能、增强免疫、祛病延年均有极大好处，特别是对自汗、无汗、盗汗、心累、心悸、气喘、胸胁闷胀、肠胃不和、二便不规则、月经失调及性功能障碍等，均有很好的疗效。

第三式——随风轻荡桨：喻人在船上荡桨水面，沉稳自在。双臂弯曲与肩齐平，从左胸向右外推

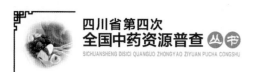
出，双腿随之弯为左弓右蹬，双臂往左转动一圈，至胸前则稍停片刻，双手半握拳，上身微后仰，双膝微弯，再经胸前向右推出，至不能再推时，双手向左收回胸前，转动一周。反之，由右向左前推出，从左侧至右侧，亦一周。如是正反各练习7~21遍。

随风轻荡桨通调手三阳经，即手阳明大肠经、手太阳小肠经和手少阳三焦经。大肠为传导之官，变化出焉，禀阳明燥金之气，吸大肠中水分而入于血行，传糟粕于体外，与手太阴肺相表里，与足阳明胃相呼应。燥金之气化不足，则大便溏泄；而燥金气化太过，则大便干燥秘结，实则里急后重，虚则脱肛坠肠。小肠为受盛之官，化物出焉。心为火脏，小肠为火腑，二者相为表里，遥相呼应：心主血脉，而小肠则消化食物吸收营养于脉中。三焦为决渎之官，水道出焉，凡人体淋巴系统及各脏腑、器官、组织甚至细胞之间的间隙均为三焦所司，为人身最大之腑。以人身分段论，从头至胸为上焦，胸下至脐为中焦，脐以下到会阴为下焦。

该式对人体皮肤、头项、腰背之病，以及口腔、食管、呼吸器官和咽喉疾病均有良好的疗效。

第四式——飘拂过仙都：喻临风飘拂，随过仙都，自由潇洒。双腿分开，双脚间距过肩，双臂上屈，手心向面，从左至右，先右手摆动，转身往外划半圈，至不能再转时，即向左转身，摆动左手，双臂随腰部转动而缓慢旋转。反式，亦双手掌向面，两手交错，右手往左划圈，左手往右划圈，如是正反各练习7~21遍。

飘拂过仙都通调阳跷脉和阳维脉。"阳跷脉者，起于跟中，循外踝上行，入风池"，为诸阳所发之地；阳维起于诸阳之会。凡人体肢体无力、关节松弛，均可因习练此式而改善。同时，该式与许多内拳法相通，故久习之更可用于实战，防身护生。

第五式——整冠入云汉：喻整冠直入云霄，绵里透刚，质朴灵动。双臂由自然下垂而双手臂上屈至腰胁间，立掌斜向上（齐肩或肩稍上）推出，至不能再推，而转举向上，使掌心向天，尽力托举。而后双臂侧平放下与肩平（掌亦平）。再做展翅之形，展动双臂15°~30°，反复3次，最后双臂自然下垂至腿外侧。如是正反各练习7~21遍。

整冠入云汉能通调足三阳经，即足太阳膀胱经、足少阳胆经和足阳明胃经。膀胱为州都之官，津液藏焉；肾为水脏，膀胱为水腑，太阳为阳经之最大者，故主人身卫外功能，通皮毛，与肺气相合。胆为中正之官，决断出焉。胆经不仅与胆有直接关系，亦与手少阳三焦经共同统御人身淋巴系统及全身腠理；而少阳为枢，居人身躯体、脏腑器官、组织、细胞的半表半里，其大至淋巴系统、胶原系统、网状内皮系统，小至细胞间质，皆为少阳所司。胃为仓廪之官，五味出焉。足阳明胃经与足太阴脾经相表里，为后天之本，通于地气，取地产之五味养五脏，为中焦营气之祖。该式对膀胱、生殖系统、胃、胆之疾，均有疗效，还能防治感冒、咳嗽、头痛、耳鸣、胁痛，以及脏腑热症、肠胃炎、淋巴结炎等。特别对于人体前、后、侧不明原因的疼痛，有极佳的疗效。

第六式——跨虹觅兔乌：喻跨彩虹之间，寻觅太阳与月亮，执着而空静。人自然站立，双脚分开与肩同宽或稍过肩宽，双臂上举，使头在双臂之间，随身从左往下顺时针方向，伸膝俯身，使手能触脚背，并保持头在双臂间。再往右转而至顶，为正式。相反方向即为反式。正反式可各练习7~21遍。

跨虹觅兔乌通调阴维脉和阴跷脉。"阴跷脉者，亦起于跟中，循内踝上行，至咽喉交贯冲脉"。"阴维起于诸阴交也"。诸阳会于头，诸阴交胸。阴阳相维则营卫和谐。阴阳不能维持一身，则营卫不谐，神思不爽，怅然失志，身体懈怠，不能自收持矣。凡五脏之不能生克制化，六腑气机功能出现的障碍，均可以习练该式而得到改善。

第七式——铁臂摧胡虏：喻铁臂无情，摧灭胡虏，正气凛然。先马步站桩，再手握拳至腰侧。左臂立掌向胸前，平臂或斜与肩平推出，至不能再推，则向左前转圈收至腰侧半握拳。右掌继而往胸前推出，至不能再推，由向右侧转动收至腰侧半握拳。双手反复，各练习7~21遍。

铁臂摧胡虏通调奇经八脉，故能调整人身五脏六腑的功能，提高免疫能力，预防全身各系统的疾病。而该式最利全身精气，特别是命门之真气，故生长全身力气。另外，全部武学的桩功，可以说都根源于此。

第八式——三军灌醍醐：喻醍醐灌顶，一而再，再而三，三军所向，整齐庄严。人自然站立，双手由下而上抬举至头，然后双手分别向双侧转圈，下至小腹，双手交叉后，再将双手抬举至头，再向双侧转圈，收回至腹，双手由后反向抬举低头，双臂伸直，从前方压下，至手触脚背而还原。此式因有双臂的前边后边转圈，故无正反式，亦可练习7~21遍。

三军灌醍醐通调十二正经，可调整人身整个内分泌系统，使全身体液恢复正常。该式涉及腺体、津液及整个体液的疾病，且对男女性功能障碍等，都有帮助。另外还有补男子精液的特殊作用。

第九式——双龙盘金桂：喻双龙抱柱，柱为龙之基，龙为柱之用。抱神履和，轻柔沉稳。双臂自然下垂，手半握拳转动腰身，带动双臂双拳左右上下绕身躯叩打腰、背、胸颈、腋下等处，如是反复7~21遍，而至还原。

双龙盘金桂通调带脉。带脉与任脉、督脉、冲脉及阳明经的关系非常密切，带脉直接沟通先天肾及后天脾，同时约束冲、任、督及足三阴经、三阳经，将神阙穴与命门穴联通，故能和营卫、益元神、长智慧。

第十式——雀跃震神州：喻麻雀喜极，于晨间霞光中，在树枝上升腾跳跃，与树身及周围事物融为一体。人自然站立，双脚并拢，松肩曲肘，全身放松，脚掌不离地，仅通过双膝弯曲与伸直的运动，带动双臂双手做升、降、开、阖的运动。雀跃震神州通调三焦、卫气营血，疏通十二脏腑、十二经和奇经八脉，故有益脾补肾、宣肺、疏肝、强心健脑、强智怡神的作用，也可视为十式动功的总持。

还原式——怀抱太极：站怀抱太极桩（如预备式）1~2分钟，调心调气后收功。若能在收功之时，舌卷口腔，并以唾液在口腔内鼓激36次，至津液满口，则分三口咽下，每咽一口，均以意念送入丹田。如此3遍，分咽津液共9口，随之用双手指叩头，双手浴面、擦颈、按摩胸腹、揉腰眼，再自由活动，其效果更好。

第三节　峨眉十二庄

峨眉十二庄是峨眉临济气功派的核心功法之一。

古谓四通八达的道路曰庄。峨眉十二庄的创源地为四川省峨眉山。据传为峨眉山高僧白云禅师开派，属峨眉临济宗气功中的12套修持气脉内景功夫练法。祛病强身者可据此锻炼文势与小练形法及大练形法；体健者可直接锻炼文武两势之大练形法。一可借此功夫为他人诊治疾患，二可借此功力御敌制敌。本节介绍的练习方法，偏重于武势大练形法兼具文势大练形法。从架子外象言，包括天地人三部练法；从体之气脉讲，则重在精神，贵在元气，以通人身20部气脉为用。

大练形与小练形的关系，即整体与局部的相互辩证关系。大练形为整体性运动，锻炼时气血无处不到，充满周身；小练形则具有针对性，引气机"单刀直入"，是单练某脏腑及病所的方法。

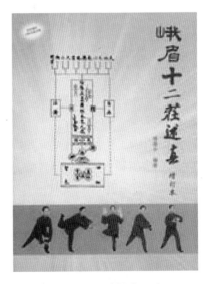

图16-3　峨眉十二庄

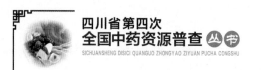

十二庄讲究动静功修炼。其排列顺序是：天地之心，龙鹤风云，大小幽明，练功的入手途径，始于道家而归于佛家的四智如来境界。

十二庄分别以12个字标名，又可分别称为天字庄、地字庄、之字庄、心字庄、龙字庄（即游龙庄）、鹤字庄（即鹤翔庄）、风字庄（即旋风庄）、云字庄（即拿云庄）、大字庄、小字庄、幽字庄、明（冥）字庄。其中间四庄以词冠庄称，前后8庄皆以字冠庄名。十二庄字虽可互为反正（如天地，龙鹤、大小、之心、风云、幽明等）和互相联系（如天龙，地鹤、之风、心云、天大、地小、心幽、云冥等），但是在练功或应用时须按序相连。

十二庄博大精深，融汇中医、气功、武学、禅修等方法，千锤百炼，由浅入深，益处包括：强健机能，保持愉悦，对各种慢性疾病具有神奇的理疗保健作用，习武练功者可迅速加深功境。坚持修炼，可证禅无我境界，身心离苦，得生活艺术大自在。

天地庄功主要是以升降为用（其中以任督二脉升降为主），气脉修炼的结果，是以反正为用。即天字庄在升降作用中，又主要以升来体会，其主要作用是益气升阳；地字庄主要以降来体验，主要作用是益阴潜阳。两庄合练，升降反正，天地二气交泰于身，则气运得调平衡。练大小二庄须懂小字庄口诀是大字庄口诀的基础。二庄架子与诀法呈相对性，即大字庄讲安静，小字庄讲急动。二庄的功法体现的是动静相对，而气脉神意则呈相因相显的作用。

天字大字两庄庄架基本相同。天字庄主动，重在真气升降；大字庄主静，重在精神内守。两庄都以抱元守一为锻炼原则，以达到阴阳气机的平衡。健康人阴阳气脉自然流注，本来是平衡的，练功的意义何在呢？可从三点考虑：

（1）在平衡中强化。

（2）使病理上的不平衡达到平衡。

（3）由于同时锻炼了气脉、筋骨、脉络、皮肉、腠理，使原来不随意的气脉运行，成为可以用意识控制的，如"运气""布气""收气"等。小字庄的运用，大小相辅，反正相佐，可产生"降龙又伏虎"的技能。小字庄在十二庄中，是以降气为主。小字庄分内外两种用法：内练抱元守一，即练功夫时把神意专注在架子的小动作上，可治心念散乱，不致外驰；外用以对敌，是专讲用小的方法制人，研究单双攻破，长短制化，上中下三盘统运。用小字诀来统摄浑身的解数，全身皆法，招招触发，于不知不觉间，使敌受伤不察。至于三步以上的功夫，所谓降伏心魔，是"色心兼治"的方法。

第四节　峨眉天罡指穴法

峨眉天罡指穴法是峨眉养生学派导引点穴术中的外景导引术，主要内容为导引按摩的适应证、禁忌证、功用和要求，以及167个常用穴位、8首歌诀的阐释，36种操作手法及人体各部位的内功导引按摩的辨证运用等。天罡指穴法养气功夫主要包括以下几种：

（1）"剑指"。在民间称为"二龙抢珠"。用于武功，刺人咽喉和挖人眼珠，是一门绝招。剑指的组成，将小指、无名指扣在掌心，又将大指扣压在无名指尖上，一扣一弹，形成一太极圈，又称为"珠"。中食两指尽量张开，即能开气和发功。两指可以伸屈活动。

（2）朝天一炷香。又称一指禅劲。"朝天一炷香"的形成，是将小指、无名指、中指扣在掌心，大指尖扣压在中指尖上，成为圆珠和香炉，食指伸直为一炷香。

（3）通臂劲。由一炷香的架子，仍变为"剑指"，然后掌臂缓向前伸，即为通臂劲。通臂有伸缩两诀：伸通的诀在中指，只要意守中指，即会自然地伸通出去；缩的诀不在手，而在肘，只要意守肘尖，则会自然缩回来。伸缩以循环三次为度。最后缩回后掌指直立，将左肩抬起，向背后挥一个太极圈。

（4）须弥掌。为《峨眉十二庄》天字第一庄里第八式架子，操作方法：先起离经指（即中指），用蛹动的方法向上立起，带动其余四指和手掌，把指掌竖立，五指并拢，笔直朝天与手臂成90度为标准。这种架子的内容，着眼在内外两字上，即掌心向外挺，手指向内收。要注意气机有阴阳的分别。立掌的时候，气机走在阴面，从腕下胀起一直到掌心，关窍在腕上"天河界"（即腕关节），钥匙在手背上，发劲在手下臂的"蛤蟆穴"（经外奇穴）。"天河界"离"蛤蟆穴"大约四寸，气机发动"蛤蟆穴"像铁箍一样把天河界箍住，膨胀特甚。

（5）平指劲。歌诀：四指平联踞位高，单将大指下边跷。双掌下云吞吐，好似葫芦镇六妖。歌诀是讲平指劲的架子和手法的。平指劲由《峨眉十二庄》天字庄中的屈指描太极演变而来。它的变化和龙衔劲相同，不过这一架势主要用的是柔劲，既能取阳经，又可取阴经，所以在导引、按跷术中，它的用处就较龙衔劲广泛得多。平指劲的架势，是把指伸直与腕肘成直线，食指、中指、无名指和小指的本节（即指关节）屈曲，而各指的二、三节则伸直，并联在上，拇指在下，它的腹面和食指面相对，即能通电发功。要注意座腕、开神门穴。

（6）鹤嘴劲。歌诀：鹤嘴吞蛇又啄鱼，喙松颈活翅分离，用时翅嘴相因果，反复圈儿八法宜。歌诀总说鹤嘴劲的基本手法和它的运用和变化。按：鹤嘴劲由《峨眉十二庄》天字庄中的"屈指描太极"一式演变而来，它的基本手势是以拇指和食指的腹面相并拢组成鹤嘴，同时将中指、无名指和小指伸张，组成鹤翅。在鹤嘴劲中，又分喙与颈二部，前端拇、食两指是喙，后端手腕是颈。整个运动起来，在人身上取穴进行导引时就好像白鹤啄食的形态，所以形容为"吞蛇"或"啄鱼"。二者用法也有区别，吞蛇用劲大而散开，啄鱼用劲小而集中，上下横竖的方面也有不同。鹤嘴劲的关窍，重点在鹤翅上，而不在鹤嘴。当鹤翅张开，也就是中指、无名指、小指伸展的时候，鹤嘴上的指劲发出就大，而鹤翅收敛，也就是中指、无名指、小指弯曲松弛的时候，鹤嘴上的指劲就会变小或消失。因此，鹤嘴和鹤翅是互为因果、互为协调的，这一手式在导引点穴法中使用范围较广泛，必须熟练和灵活运用。鹤嘴劲在操作的时候，手法有八种变化，即合法、吞法、吐法、揉法、披法、弹法、震透法和反鹤嘴推法。

（7）鹰爪劲。诀曰平指分合。意思是说，平指劲化鹰爪劲的方法，只要意守大小两指，放开手指便是鹰爪了。鹤嘴劲收回翅和嘴劲，还原成平指，张开五指便是鹰爪劲了。由此，平指劲、鹤嘴劲、鹰爪劲三式，可以循环演练，这叫熟能生巧。歌诀：鹰爪弛张左右分，阴阳背腹统乾坤，清升浊降任冲督，一揽三家进火温。鹰爪劲也是天字庄中的一个正式架子，其架势是把手掌竖直与腕成直角，再把五指伸直并拢，然后向两侧尽量分张开去如同鹰爪伸张姿势，所以名为鹰爪劲。鹰爪功的关窍，在五指向两侧张开的八卦穴（以掌心劳宫穴为中心的后天八卦），穴开则身动发劲，向中心并拢则劲自消。操作时要把真气运到掌心上使之发热，再用真气热力去熨热所取的穴位。鹰爪劲另一种运气的方法是意守小指，将指尖微曲，即会指胀发麻，然后挨指运气，只有小指首先发动能起到这样的作用，其余四指都不能。为什么？小指应心，心法应小指，这叫"意动气行，念动神到"。

（8）虎爪劲。歌诀：迎面山头白虎吼，双双爪下爪尖抖。用时劲隙在肘端，千斤坠着中央走。歌诀着重讲虎爪劲的架势、手法和技巧。它的架势是五指伸直，各指的末梢两节呈现强度屈曲，用指尖取穴，导引好像虎爪的形状，所以名为虎爪劲。虎爪劲的关窍是在肘尖，而不在指尖，发劲的方法是先将五指摆好虎爪架子以后，两掌及前臂伸出，屈肘，掌心相对，竖直朝天，此时肘尖自然下垂，发出下坠的力量，名为"千斤坠"，是发劲的枢纽在"千斤坠"的架子。手背、腕、前臂与手指第一节，要形成一条直线，这样劲达到茧眼（手指第一二节间的两侧），由肘至茧眼是静劲，也就是劲从内发，架子要固定不动；而手指的第二、三节的指关节是动劲，也就是要进行蠕动，尤其是指尖要动得灵活小巧。在具体操作时，虎爪劲手法有如下变化：用手指的腹劲时，先用耙法，随即用钩法和抓法，即先用手指的腹部耙贴在经穴上，随后向下抓向后钩。如此钩抓要动得快，走得慢，不断反复操作，由臂向肘钩抓，此法多用在四肢的三阳经穴上，比顶要柔和一些。用手指的顶劲时，先用钩法，再用弹法和裹法，裹法只限在武功中用之，在一般导引术中并不使用。钩弹法多用在头上，导引按跷，此手法不必贴紧头皮而要放松，用"千斤坠"的内劲进行按跷，手指一钩一弹，先从两侧少阳经起，不断钩弹向头顶交会，以疏通三阳经和足厥阴肝经气脉。虎爪劲不论用在头部或四肢，都以"动快走慢"为原则，这种操作又名"齿寒法"，犹如极冷时牙齿打战一样。歌诀：虎爪擒拿威力猛，千斤闸着解消耸。运气开声吐白虹，教他臂折倒栽踵。

第五节　静坐健身法

　　郭沫若的身体并不强健，幼年时曾患过一场重病，青年时期东渡日本留学又患过伤寒。然而郭老却享86岁高寿，长寿的奥秘何在？一个重要原因在于他数十年如一日地坚持静坐健身法，发挥了养生强身、延年益寿的重要作用。

　　郭老的静坐，要追溯到20世纪初期。1914年初，他东渡日本，当年考上东京第一高等学校。由于用脑过度，在一高预科毕业后，他患了严重的神经衰弱症，出现心悸、乏力、睡眠不宁，且夜多噩梦，一夜只能睡两三个小时，昔日过目不忘的记忆力几乎消失，往往读书读到第二行就忘了第一行，并感到头昏不堪，筋疲力尽。当时的郭沫若非常苦恼、悲观、消沉，难以自持。

　　1915年9月中旬，郭沫若在东京旧书店里偶然买到一部《王文成公全集》（王文成公即明代大理学家王阳明）。读到王阳明先生以"静坐"养病健身的故事后，他就开始试着学起来，每天清晨起床与晚上临睡时各静坐30分钟，并且每日读《王文成公全集》10页。就这样，不到半个月，奇迹发生了，郭沫若的睡眠大有好转，睡得香甜，梦也少了，胃口恢复如常，渐渐地竟连骑马都不感到累了。"静坐"在郭沫若身上产生了神奇的效果。郭老认为，静坐不仅可以使大脑得到充分的调整和休息，还可以防病健身，修养性情。他曾说："静坐于修养上是真有功效，我很赞成朋友们静坐。我们以静坐为手段，不以静坐为目的。"

　　静坐养生法要求如下：

　　第一，取跌坐姿势或端坐姿势，头朝前，眼微闭，唇略合，牙不咬；前胸不张，后背微圆，两手放置大腿上；上腹内凹，臀部后突，两膝不并，脚位分离。

　　第二，呼气长而缓，吸气短而促。行于不经意之间，要特别讲究运气用力，即求自然，不用力，注意力放在脐下的下丹田，脑中无杂念可想。

　　第三，静坐安排在清晨和临睡之前为宜，一次静坐一般为30分钟，地点不限。

第六节 经络拍打法

　　经络养生现在越来越流行。经络通畅对身体健康非常重要。人体有十二经络，有奇经八脉，经络的通畅，是气血通畅的前提。经络不通可以用拍打法进行疏通，在四川省宣汉县土家族中就流传有"打通任督二脉"的方法。"通则不痛，痛则不通"，经络拍打法就是按照十二经络的路径，一般从胸腹开始向四肢拍打，以排除病气、邪气，减轻经络不通引起的疼痛。十二经络在每天的十二个时辰有自己的运行时间，如胃经的运行时间为辰时（早上 7~9 点），此时拍打的效果最好。任督二脉则顺着经脉的方向，向上或者向下拍打。人体的主要穴位如天门穴、膻中穴、神阙穴、劳宫穴、涌泉穴也可以用拍打法进行疏通。

参考文献

［1］（清）孙星衍，孙冯翼.神农本草经[M].太原：山西科学技术出版社，2018.

［2］（宋）唐慎微.证类本草[M].上海：上海古籍出版社，1991.

［3］苏颂，等.图经本草[M].胡乃长，等辑注.福州：福建科学技术出版社，1987.

［4］李时珍.本草纲目[M].上海：上海科学技术出版社，1990.

［5］陶弘景.本草经集注[M].北京：学苑出版社，2013.

［6］刘文泰.本草品汇精要[M].北京：人民卫生出版社，1990.

［7］陈仁山.药物出产辨[M].北京：新医药出版社，1977.

［8］四川地方志编辑委员会.四川历代方志集成[M].北京：国家图书馆出版社，2017.

［9］（嘉庆）四川地方志编辑委员会.三台县志[M].北京：国家图书馆出版社，2017.

［10］（清）吴仪洛.本草从新[M].太原：山西科学技术出版社，2015.

［11］（清）蒋超.峨眉山志[M].成都：四川科学技术出版社，1997.

［12］峨眉县志编委会，峨眉县志[M].成都：四川人民出版社，1991.

［13］黄曼君.郭沫若传[M].北京：人民出版社，2013.

［14］四川省通江县志编纂委员会.通江县志[M].成都：四川人民出版社，1998.

［15］四川省剑阁县志编纂委员会.剑阁县志[M].成都：巴蜀书社，1992.

［16］北川县志编纂委员会.北川县志[M].北京：方志出版社，1996.

［17］（民国）汶川县史志办.汶川县志[M].成都：四川民族出版社，2013.

［18］万德光.四川道地中药材志[M].成都：四川科学技术出版社，2005.

［19］方清茂，赵军宁.四川省中药资源志要[M].成都：四川科学技术出版社，2020.

［20］赵军宁，方清茂.四川省道地药材生产区划[M].成都：四川科学技术出版社，2020.

［21］熊春锦.中华节气文化修身要略[M].北京：中央编译出版社，2016.

［22］熊春锦.德道行天下（第一册）[M].北京：中央编译出版社，2013.

［23］谭徐明.都江堰史[M].北京：水利水电出版社，2009.

［24］王纯五.青城山志[M].成都：巴蜀书社，2004.

［25］熊春锦校注.老子·德道经[M].北京：中央编译出版社，2010.

［26］熊春锦校注.黄帝四经[M].北京：中国言实出版社，2012.

［27］国家药典委员会.中华人民共和国药典（一部）[S].北京：化学工业出版社，2020.

［28］中国科学院中国植物志编辑委员会.中国植物志（第五十五卷）[M].北京：科学出版社，1985.

［29］赵文.李仲愚[M].北京：中国中医药出版社，2018.

［30］王志平.简明彭祖养生长寿健身术及其功效解析[J].武夷学院学报，2014，33（4）：104.

［31］熊春锦.道医学[M].北京：团结出版社，2009.

［32］杨明江. 鹤鸣山志[M]. 成都：四川人民出版社，2018.

［33］邬建卫. 彭祖健身术[M]. 成都：四川科学技术出版社，2009.

［34］范勇. 三星堆·开启中华文明之门[M]. 成都：天地出版社，2021.

［35］黄剑华. 金沙考古[M]. 成都：四川科学技术出版社，2018.

［36］天全县志编辑委员会. 天全县志[M]. 成都：四川科学技术出版社，1997.

［37］陈中华. 药王论养生 [M]. 西安：陕西出版集团·三秦出版社，2011.

［38］熊春锦. 四时之春[M]. 北京：中央编译出版社，2016.

［39］巨赞. 峨眉临济气功[M]. 北京：北京体育学院出版社，1989.

［40］（清）赵学敏. 串雅内外编[M]. 北京：人民卫生出版社，2007.

［41］熊春锦. 德道行天下（第四册）[M]. 北京：中国言实出版社，2011.

［42］峨眉县文化馆. 峨眉山民间故事[M]. 成都：四川人民出版社，1981.

［43］无慧. 西川异人严君平[M]. 成都：四川人民出版社，2021.

［44］（乾隆）彭山县志[M]. 海口：海南出版社，2001.

［45］刘建，蒲志孝. 蒲辅周[M]. 北京：中国中医药出版社，2018.

［46］朱浩熙. 彭祖传奇[M]. 北京：作家出版社，2016.

［47］罗先明. 大医精诚——孙思邈传[M]. 北京：作家出版社，2020.

［48］傅文录. 火神派学习与临证实践[M]. 北京：学苑出版社，2008.

［49］马建，虞亚明. 郑怀贤[M]. 北京：中国中医药出版社，2018.

［50］刁本恕. 王静安[M]. 北京：中国中医药出版社，2018.

［51］王建. 凌一揆[M]. 北京：中国中医药出版社，2018.

［52］张松辉. 抱朴子内篇[M]. 北京：中华书局，2001.

［53］张松辉. 抱朴子外篇[M]. 北京：中华书局，2001.

［54］王秀梅校注. 诗经[M]. 北京：中华书局，2015.

［55］（宋）张君房. 云笈七签[M]. 北京：中央编译出版社，2017.

［56］粟艳. 陈抟及其后学研究[M]. 北京：社会科学文献出版社，2019.

［57］蒋永志. 道源仙踪——青城山一二〇名道与隐逸[M]. 成都：四川科学技术出版社，2017.

［58］（民国）罗骏声纂，都江堰市地方志办公室编. 灌县志[M]. 成都：巴蜀书社，2018.

［59］熊春锦. 东方治理学[M]. 北京：中央编译出版社，2016.

［60］（清）顾禄. 清嘉录[M]. 南京：江苏凤凰文艺出版社，2019.

［61］（晋）葛洪. 神仙传校释 [M]. 胡守为校. 北京：中华书局，2020.

［62］黄寿祺，张善文. 周易译注[M]. 北京：中华书局，2018.

［63］（咸丰）天全州志[M]. 北京：开明出版社，1999.

［64］段渝. 发现三星堆[M]. 北京：中华书局，2021.

［65］董沛文. 张三丰太极修炼秘诀[M]. 北京：华夏出版社，2017.

［66］何一民. 神鸟起舞[M]. 成都：四川大学出版社，2021.

［67］陈明昌. 圣迹仙宗青羊宫[M]. 北京：华夏出版社，2014 .

［68］四川省仁寿县志编纂委员会. 仁寿县志[M]. 成都：四川人民出版社，2010.

［69］吕不韦. 吕氏春秋[M]. 陆玖注. 北京：中华书局，2011.

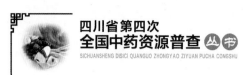
［70］（美）倪德卫.《竹书纪年》解谜[M].魏可钦，解芳，等译.邵东方，校.上海：上海古籍出版社，2018.

［71］李冰研究中心.天府文化之源——都江堰[M].成都：西南交通大学出版社，2019.

［72］四川省荣县县志编纂委员会.荣县志[M].成都：四川大学出版社，1999.

［73］四川省盐亭县志编纂委员会.盐亭县志[M].成都：四川文艺出版社，1999.

［74］陈书谦，窦存芳，郭磊.蒙顶山茶文化口述史[M].北京：中国农业出版社，2019.

［75］林语堂.苏东坡传[M].长沙：湖南人民出版社，2018.

［76］王含阳.青城药功[M].谢克庆，注.成都：四川科学技术出版社，2015.

［77］四川省宜宾县志编纂委员会.宜宾县志[M].北京：方志出版社，1990.

［78］孙元泰.剑阁县志[M].北京：方志出版社，1990.

［79］许萍萍，阿沛.中国传统节日绘本故事系列[M].北京：中国人口出版社，2020.

［80］傅伟中.峨眉临济气功（峨眉十二庄述真）[M].北京：北京体育学院出版社，1990.

［81］邱丙军.中国人的二十四节气[M].北京：化学工业出版社，2018.

［82］卢崇汉.扶阳讲记[M].北京：中国中医药出版社，2006.

［83］（清）王培荀.听雨楼随笔[M].魏尧西，点校.成都：巴蜀书社，1987.

［84］曹洪欣.黄帝内经[M].北京：线装书局，2012.